家庭实用中医疗法图解系列

在家看图做 指压

李　戈　主编

U0346541

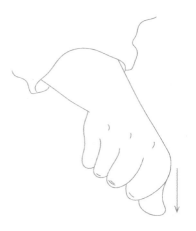

中国中医药出版社
·北京·

图书在版编目（CIP）数据

在家看图做指压 / 李戈主编 . — 2 版 . —北京：中国中医药出版社，2017.5

（家庭实用中医疗法图解系列）

ISBN 978 – 7 – 5132 – 4085 – 7

Ⅰ . ①在…　Ⅱ . ①李…　Ⅲ . ①穴位按压疗法–图解
Ⅳ . ① R245.9-64

中国版本图书馆 CIP 数据核字（2017）第 057558 号

中国中医药出版社出版
北京市朝阳区北三环东路 28 号易亨大厦 16 层
邮政编码　100013
传真　010 64405750
廊坊市晶艺印务有限公司印刷
各地新华书店经销

开本 880 × 1230　1/32　印张 6.875　字数 163 千字
2017 年 5 月第 2 版　2017 年 5 月第 1 次印刷
书号　ISBN 978 – 7 – 5132 – 4085 – 7

定价　25.00 元
网址　www.cptcm.com

如有印装质量问题请与本社出版部调换
版权专有　侵权必究

社长热线　010 64405720
购书热线　010 64065415　010 64065413
微信服务号　zgzyycbs

书店网址　csln.net/qksd/
官方微博　http：//e.weibo.com/cptcm
淘宝天猫网址　http：//zgzyycbs.tmall.com

《在家看图做指压》编委会

主　编 李　戈

副主编 毕晓艳　王佛有

编　委

白雅君　张　超　李艳红　王伟艳　孙明月
宋　伟　杨菊臣　石虎兆　张　新　余海娟
李红波　尹　翔　李程林　田原昌　张　霞
李　林　郭宝来　靳海波　王远飞　杨卓伊

内容提要

本书分为三篇，共十九章内容，详细介绍了指压疗法基础知识；头痛、手指麻木、失眠、腹痛、便秘、高血压、心脏病、糖尿病、颈椎病、肩周炎、肩膀僵硬酸痛、腰背痛、阳痿及慢性前列腺炎的家庭指压疗法；身体各部位的指压减肥法。全书配有图片410余幅，让您在家轻轻松松看图学会指压按摩。

前言

指压疗法即穴位按摩疗法。指压是在人体体表穴位和特定的刺激线上，运用压、掐、揉、补、泻等不同的手法，达到通经活血、祛病健身的功效。

指压按摩的特点是不需要药物和设备，手法施术简便，容易学习和掌握；治疗效果较为显著且安全，适应证广泛，随时随地均可施治；不仅可以给他人治病，还能用于自我治疗。由于指压疗法的特点，在民间深受欢迎。但是对于某些病症在进行指压疗法的同时，还需要配合其他疗法，方能取得更好的效果。

本书在阐述指压疗法基本知识的基础上，着重介绍了指压疗法治疗常见病的方法，以及现代人很热衷的指压减肥疗法。本书内容丰富，图文并茂，让您在家轻轻松松学习指压疗法，不仅能在日常生活中应对常见病，而且在平时多做指压按摩对身体也能起到一定的保健作用。

编者

2012年8月

目录

1

第一篇

指压疗法基础知识

2 第二篇 常见病指压疗法

3 第三篇

指压减肥法

1

第一篇

指压疗法基础知识

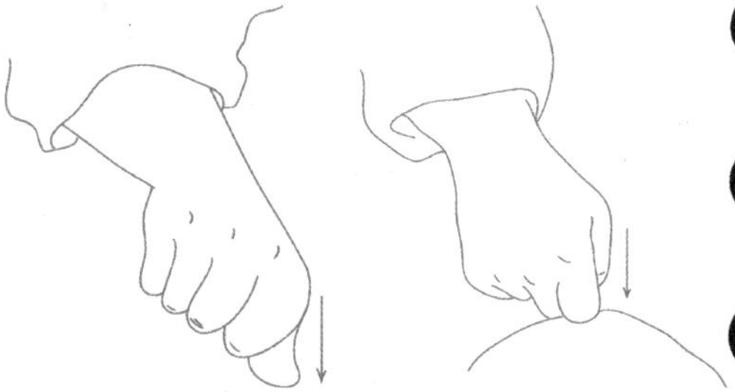

指压疗法概述

指压基本手法

指压疗法的基本操作

第一章　指压疗法概述

指压疗法的由来

指压疗法是用手在患者身体的特定部位或适当的穴位上，运用一定指力的刺激而治疗疾病的一种方法。它以中医经络学说为指导，以针灸取穴原则为依据，以手代针，通过对相应穴位的压、掐等手法所产生的如针感、得气效果，达到调和气血、疏通经络、补虚泻实、散瘀解肌、驱邪除病的目的。

指压疗法是适用范围甚广的民间疗法之一，因其具有不用器具、不用药物、操作简单、易懂易学、不花钱、见效快、疗效好的特点，便于患者及家属掌握使用，因而深受人们的欢迎。

指压疗法的作用机制

人体由脏腑、经络及各种器官组织构成，脏腑产生气血，通过经络来营养全身。经络内与脏腑相连，外与穴位相通，指压疗法正是通过按压体表特定部位或适当的穴位，使指压处产生酸、麻、重、胀、热、蚁行、微痛等经气反应，而这些反应则通过经络传导至脏腑，改变脏腑的病理状态，使人体恢复正常的生理功能。中医认为，指压疗法主要是通过调和阴阳、扶正祛邪、活血通络这三方面来发挥其防病治病的作用。

❶ 调和阴阳

阴阳是中医理论的基本核心。人体在正常的情况下，保持着阴阳相对平衡的状态。如果因七情六淫以及跌仆损伤等因素使阴阳的平衡遭到破坏时，就会导致“阴胜则阳病，阳胜则阴病”等病理变化，从而产生“阳胜则热，阴胜则寒”等临床证候。治疗的关键就在于根据证候的属性来调节阴阳的偏胜偏衰，使机体转归于“阴平阳秘”，恢复其正常的生理功能，从而达到治愈疾病的目的。

指压调和阴阳的作用，基本上是通过腧穴配伍和点穴手法治疗来实现的。例如：由肾阴虚、肝阳上亢而引起的高血压头痛，治当育阴潜阳，取太溪穴用补法，配太冲穴用泻法，以调整阴阳的平衡。

现代医学认为，指压可以调整神经系统的功能，改善病变部位的血液循环和新陈代谢，促使病变部位组织细胞恢复再生能力，使发生障碍的功能恢复正常，达到治愈疾病的目的。指压过程中造成的刺激可以通过穴位内的神经末梢向中枢传导，从而使体内神经系统产生一系列的调节作用。

相关研究表明，在人昏厥的时候，指压手法重而快地反复切按人中、涌泉等穴可以使患者苏醒，这说明压力大、频率快的指压疗法可引起神经兴奋；而在人们失眠的时候，轻压慢按神门、三阴交等穴可促使患者入睡，则说明压力小、频率慢的指压疗法可使神经兴奋得到抑制。

指压疗法通过手指按压人体局部组织，就可以引起局部血液循环加速，进而使局部血液供应良好，而且神经肌肉组织得到充足营养，局部的病灶也得到清除。另外，指压疗法还可引起全身血液循环的改变，调节舒缩血管功能，从而调整呼吸、消化、循环、泌尿、生殖、内分泌、运动、神经等系统的功能，在治疗感冒、腹泻、心悸、泌尿系结石、痛经等疾病方面都有很好的治疗效果。在日常生活中，如果经常按压足三里、关元、气海等穴，可以增强人体免疫能力。因此，指压疗法不仅可以用于治病，还可以用于预防疾病及保健。

❷ 扶正祛邪

扶正就是提高身体抗病能力，祛邪就是祛除致病因素。疾病的发生、发展及其转变的过程，即正气与邪气相互之间争斗的过程。如果正气旺盛，邪气则不能致病，如果正气虚弱，这时邪气就会乘虚而入，进而导致疾病的产生。得病之后如正气能战胜邪气，那么邪气就会消退，疾病就会痊愈；但是正不敌邪，那么病情就会继续恶化。指压能通过手法的补泻来补充正气和祛除邪气，从而达到扶正祛邪的作用。

❸ 活血通络

中医认为，人体的一切器官组织全靠气血的濡养。气血在人体内的运行是以经络作为途径，经络是气血运行的通道，整个经络系统内，气血可以到处流通，信息可以相互传递和反馈，因此只要通过按压不同的穴位，就能达到治疗人体各种病变的目的。人体肌肉、韧带、骨骼受到损伤，在局部则产生淤血，使经络气血流通不畅。如果淤血不消，则出现“不通则病”的现象。此时，若不及时治疗，或是治疗不彻底，损伤组织可形成不同程度的粘连、纤维化或疤痕化，以致不断地发出有害的冲动，加重疼痛、压痛和肌肉收缩紧张，继而又可在周围组织引起继发性疼痛病灶，形成新陈代谢障碍。指压疗法就是依据脏腑、经络理论，通过较为简单的手段来诊断和分析病情，选取与治疗有关的穴位，采用各种相应的操作手法，通过经络来调整人体的脏腑及各组织器官的功能，使人体恢复健康，从而达到治愈疾病的目的。通过指压疗法刺激患病部位上的特殊反应点，能够起到活血化瘀、疏通经脉的作用，从而起到气血调和，运行通畅，除病强身的效果，还能增强抗病能力，起到防病保健、扶正祛邪的作用。

第二章　指压基本手法

压　法

一般来说，身体虚弱的患者大多宜用压法，属补法。

压法是用拇指面按压治疗部位，或用食指或拇指屈曲成尖状指关节压在穴位上不断地点压（图 2–1、图 2–2、图 2–3）。

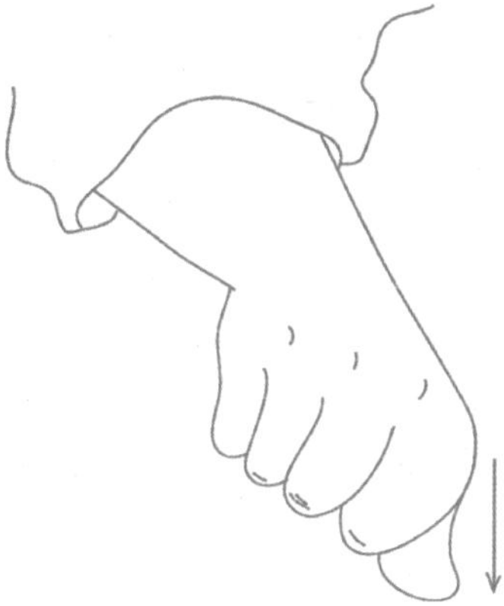

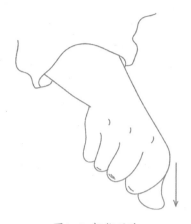

图2-1 拇指压法

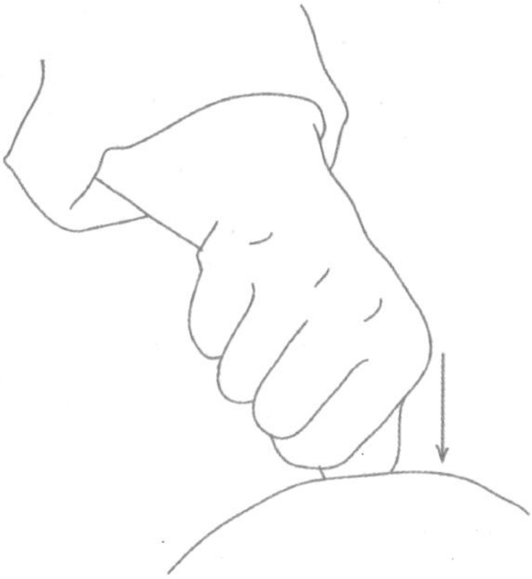

图2-2 屈拇指压法

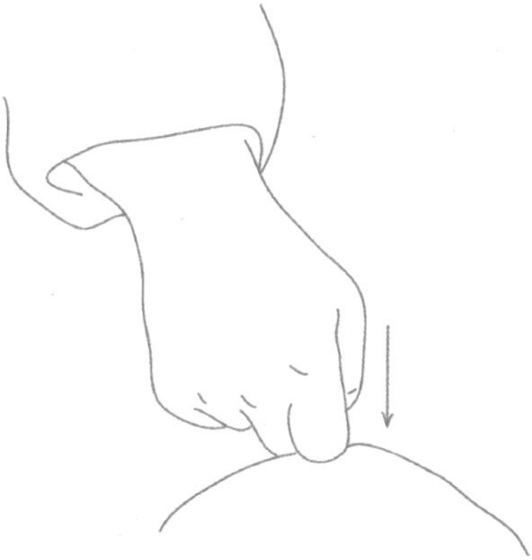

图2-3 屈食指压法

掐 法

身体强壮的患者或急性疾病，大多宜用掐法，属泻法。

掐法是用拇指指甲深掐在穴位上，并稍微用力，频频摇动手指，以加强刺激量（图 2-4、图 2-5、图 2-6）。

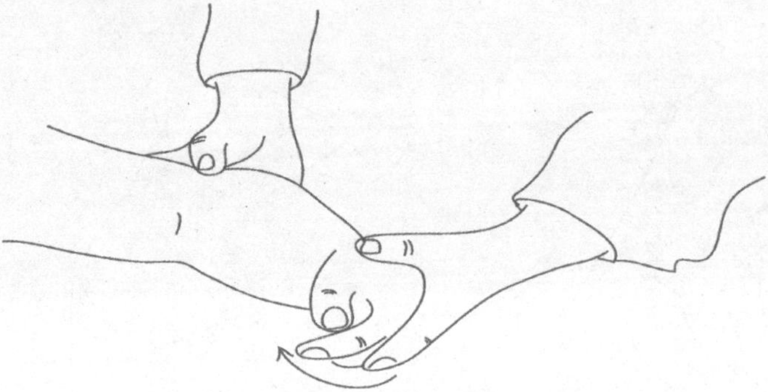

图2-4 拇指指甲深掐在穴位上

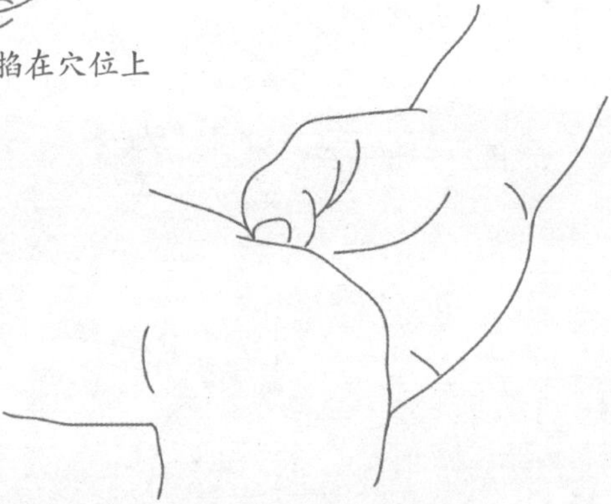

图2-5 稍微用力掐穴位

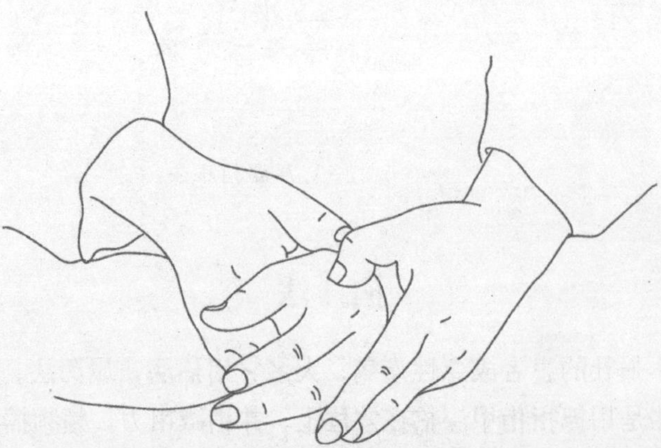

图2-6 掐穴位的同时摇动手指

揉 法

揉法是按摩疗法中的一种手法，在本疗法中很少单独应用，一般多在操作完成后配合使用。

揉法是在穴位上用指腹或手掌轻轻揉按（图 2–7、图 2–8）。

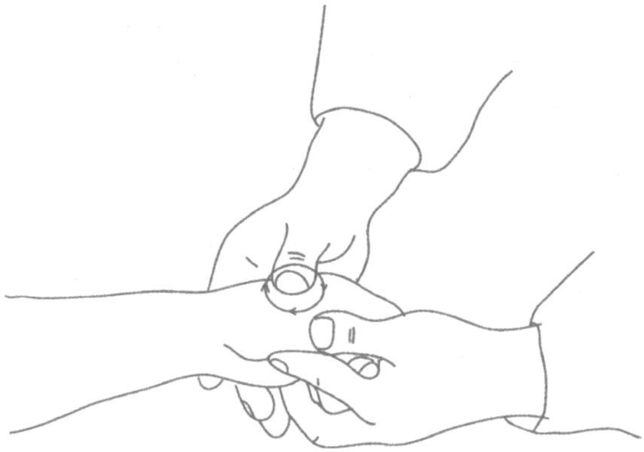

图2–7 指揉法

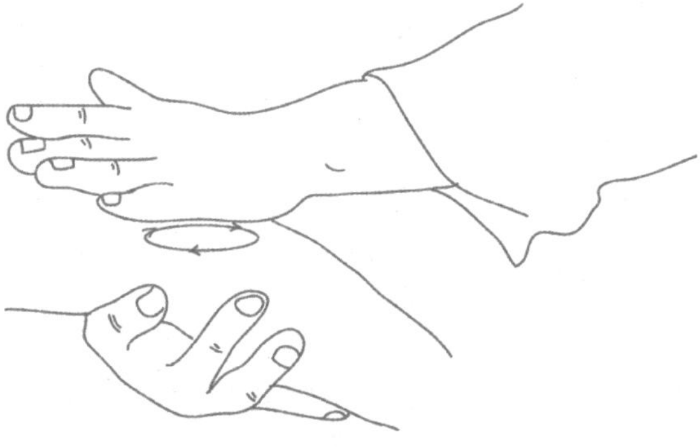

图2–8 掌揉法

补　法

补法是在选定的穴位上用拇指尖稍微用力点压的轻刺激，适用于虚证（图 2–9、图 2–10、图 2–11）。

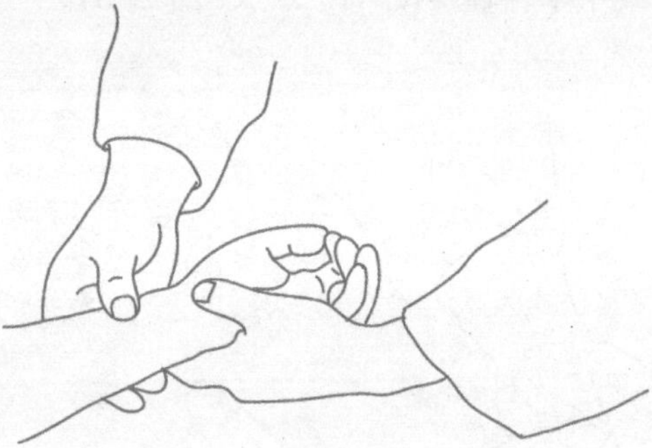

图2–9 拇指尖放于穴位上

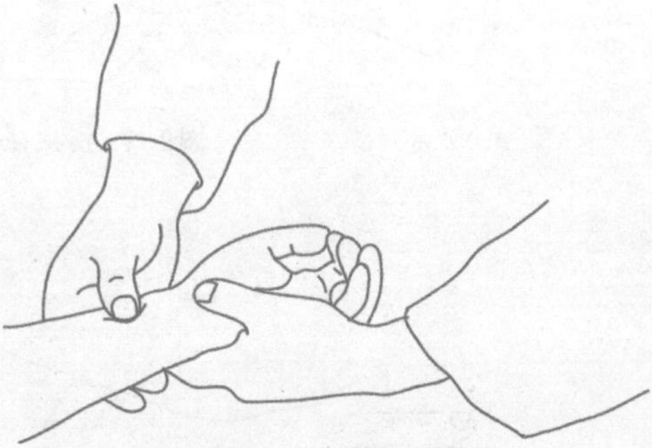

图2–10 用力点压

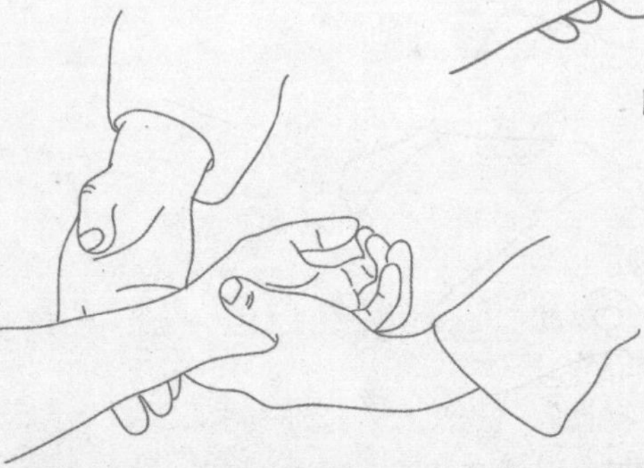

图2–11 拇指松开

泻 法

泻法是在股间或肌肉丰厚处或在皮肤敏感部位的穴位上用重力点压不动的方法，适用于实证（图 2–12）。

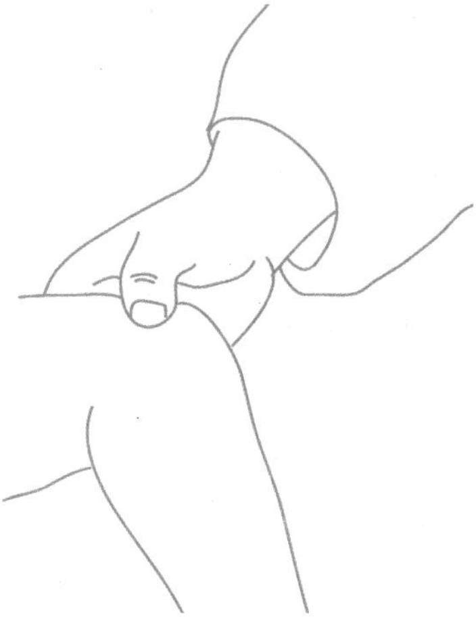

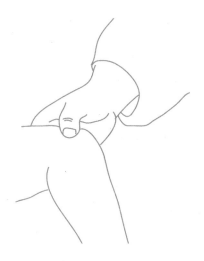

图2–12 指尖放在穴位上用力点压不动

第三章 指压疗法的基本操作

基本操作手法

一般情况下，指压都用拇指按压穴位，只有在治疗面部和腹部疾病时才用其他手指或以掌代指。

❶ 拇指法

先将手臂自然弯曲，再将拇指充分伸直，然后将拇指的指腹或指尖压在穴位上，渐渐加重压力（图 3–1、图 3–2、图 3–3）。

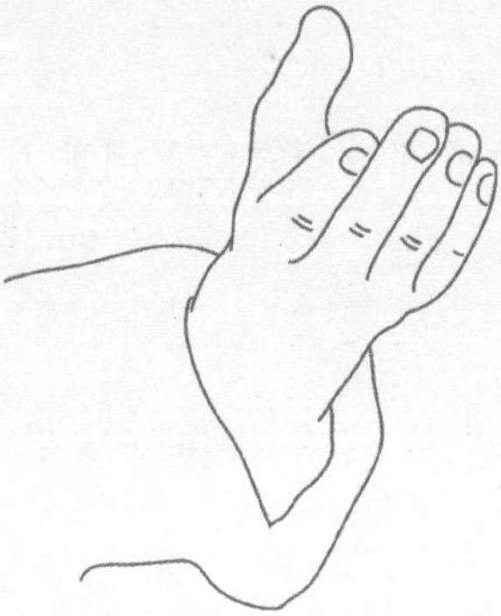

图3-1 拇指充分伸直

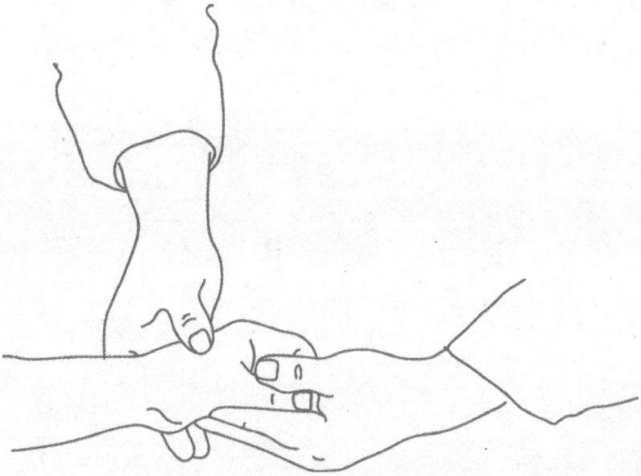

图3-2 拇指指腹或指尖压在穴位上

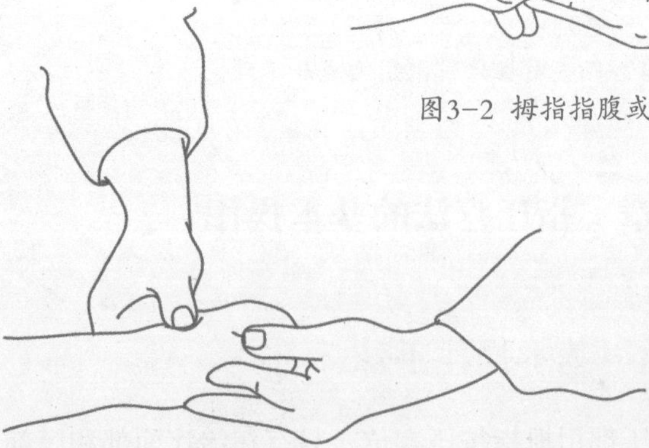

3-3 拇指渐渐加重压力

❷ 其他手指法

用其他手指的指腹或者稍上的部位，轻轻地置于穴位上按压（图3-4、图 3-5）。

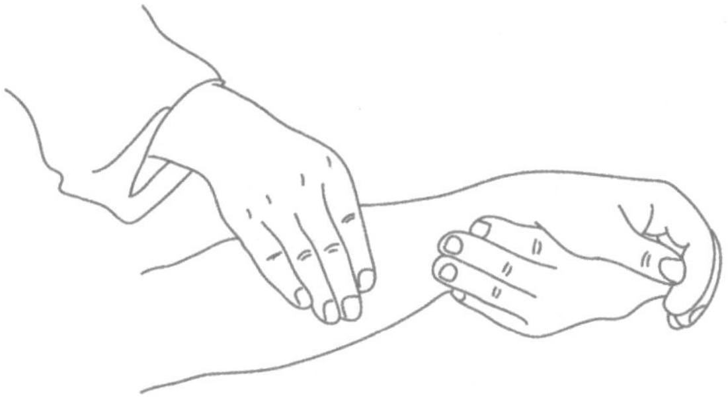

图3-4 其他手指指腹置于穴位上

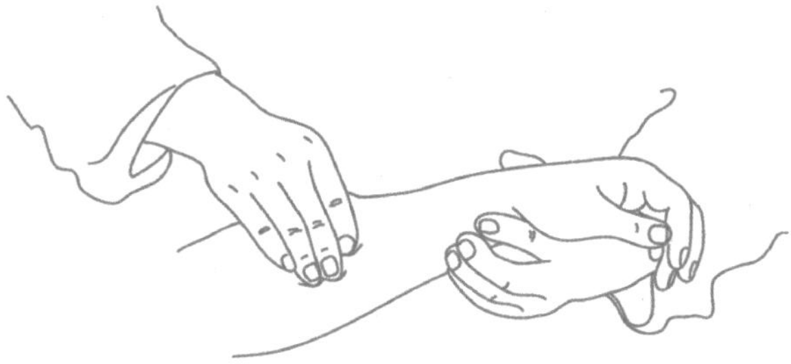

图3-5 手指加力按压

❸ 手指重叠法

先将一手拇指置于穴位上，再将另一手拇指按于其上，进行按压（图3-6、图3-7）。

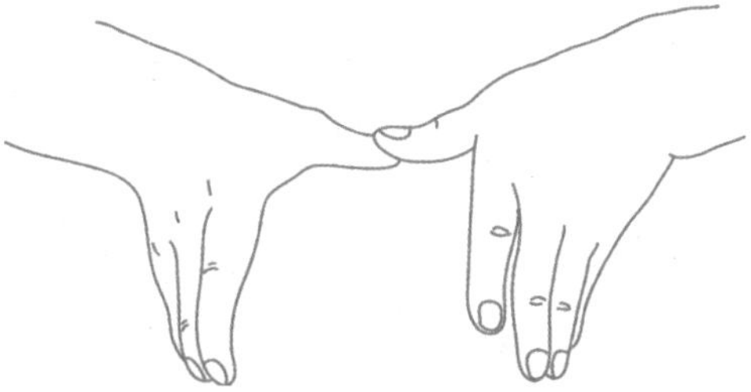

图3-6 手指重叠法手部动作

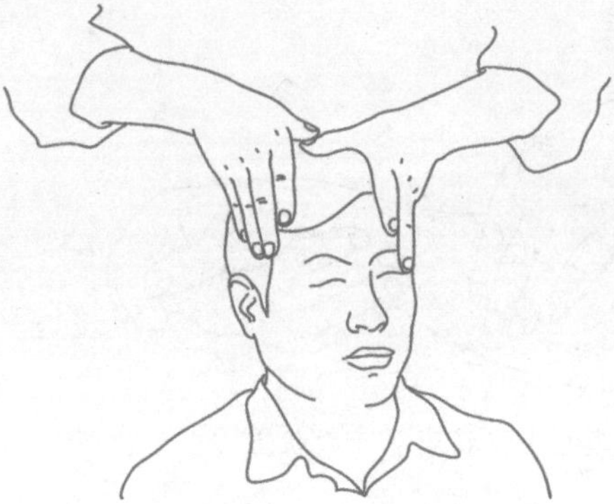

图3-7 拇指重叠在穴位上按压

❹ 手掌法

手掌法是用手掌代替手指按压的方法（图 3-8、图 3-9）。

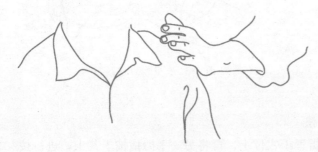

图3-8 单掌按压法

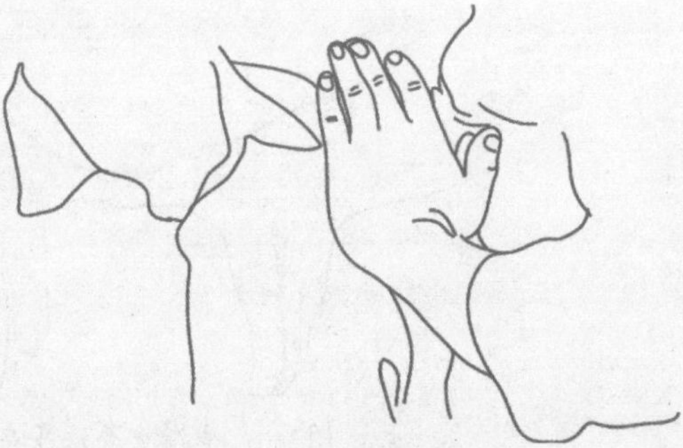

图3-9 双掌按压法

❺ 代指法

有时用手指或手掌按压效果不好，或力度不够，亦或按压面积太小，而需用其他物品来代替手指或手掌治疗，这种方法就是代指法（图 3-10、图 3-11）

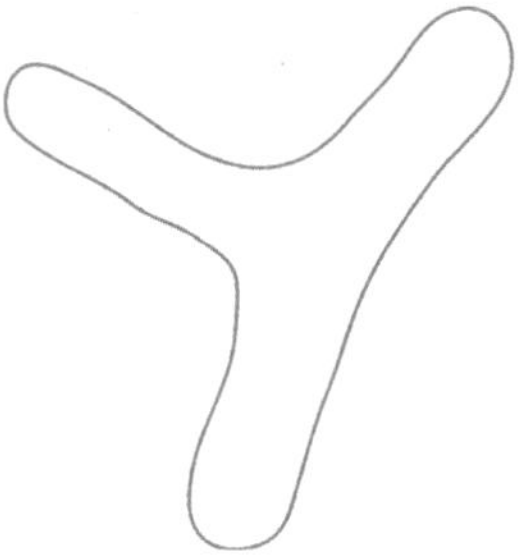

图3-10 按摩器

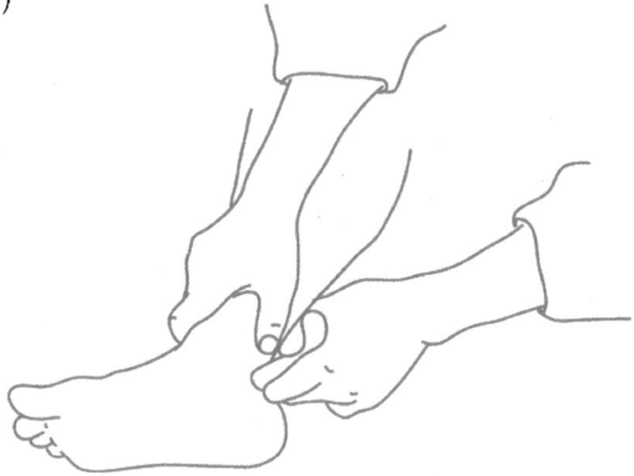

图3-11 代指法

基本操作要领

这里介绍的基本操作要领，也就是指压手法应用于身体各部位时的基本规律、基本要求，对其掌握的如何，直接影响到手法的疗效。

❶ 头部

按压头部时需屈拇指，以指关节置于穴位上，用中等力量以垂直方向按压 10 秒钟（图 3-12）。

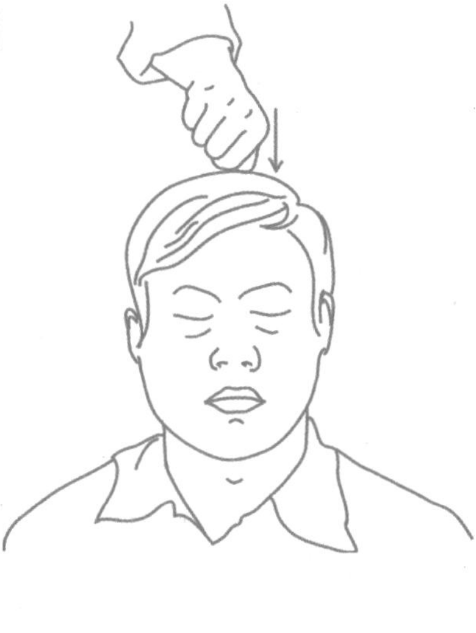

图3-12 屈拇指按压

五指做圆锥状，以五指指尖为触面，分别在头顶部、头侧部、前额部用中等力量，以垂直方向，按压5秒钟后，即迅速将手抽回（图3-13、图3-14、图3-15、图3-16）。

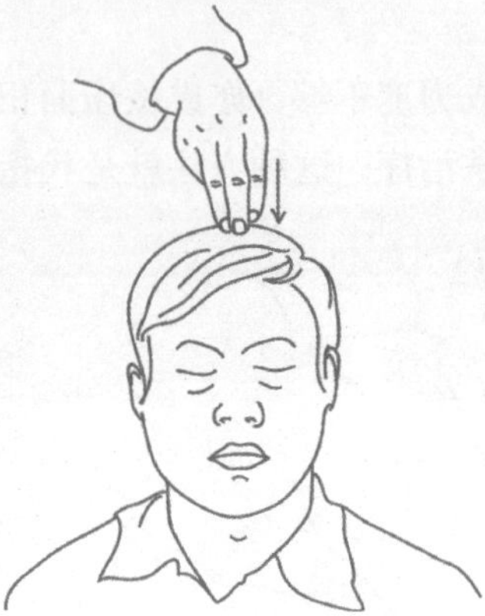
图3-13　五指按压头顶

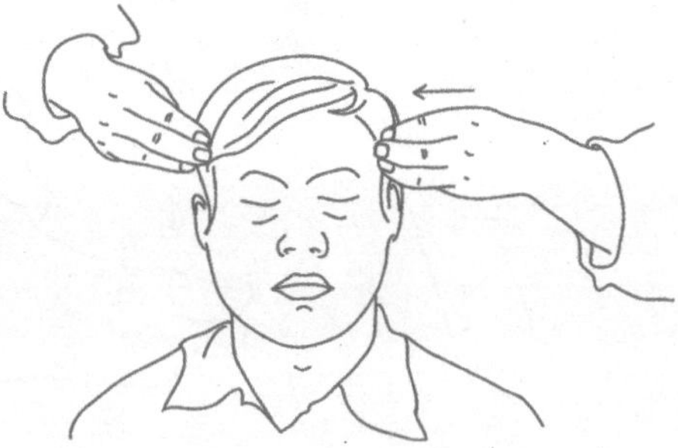
图3-14　五指按压头侧

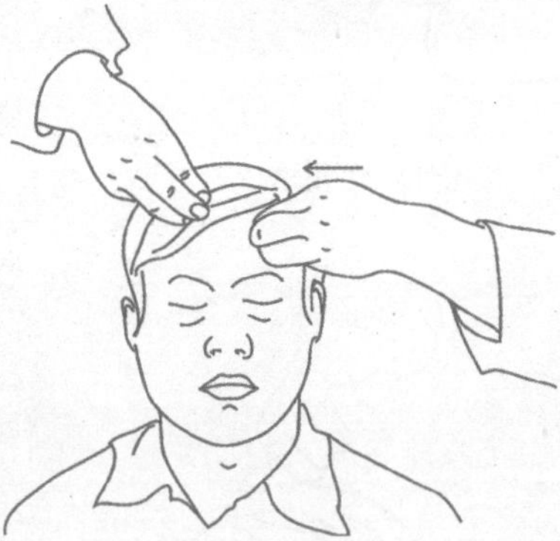
图3-15　五指按压前额

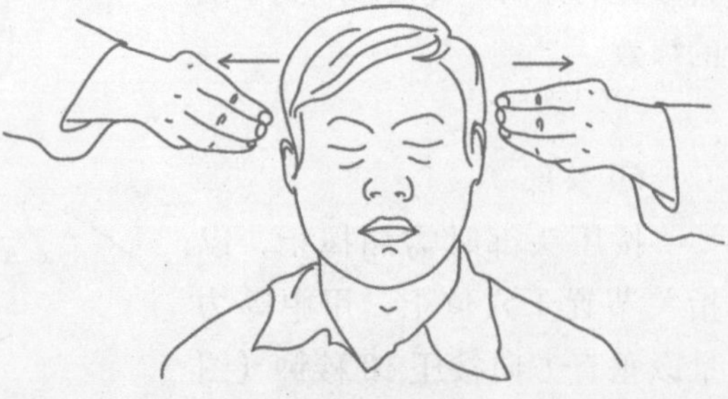
图3-16　按压完毕双手迅速收回

❷ 面部

指压眼球上下左右的穴位时，须将中指指腹置于上下眼睑的相应部位，轻压 15 秒（图 3-17、图 3-18）。

指压上眼睑时，须将力量往下压（图 3-19）。

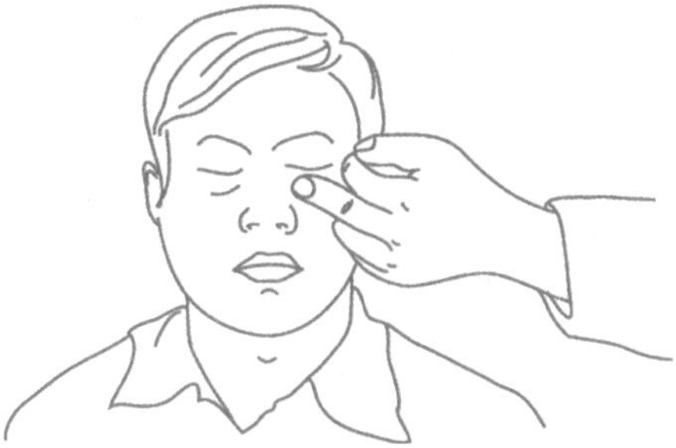

图3-17 指压下眼睑

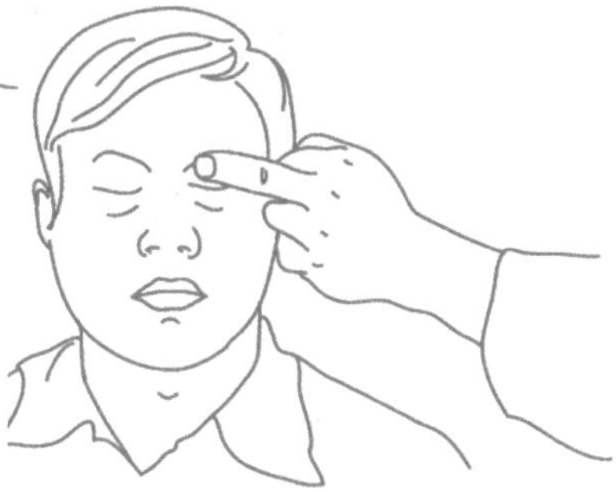

图3-18 指压上眼睑

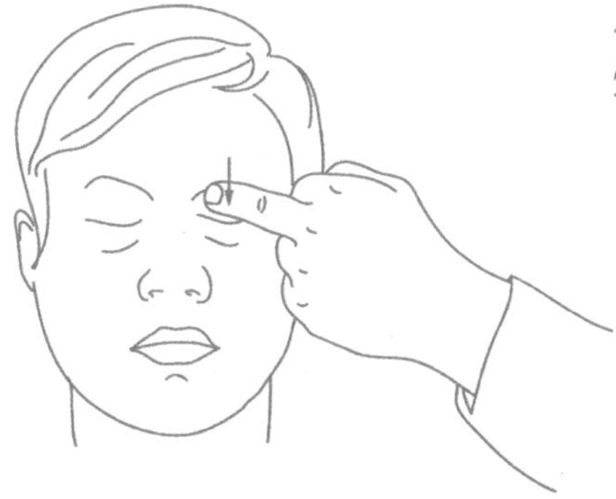

图3-19 指压上眼睑时用力往下压

指压下颌时，须将拇指置于下颌的下方，食指、中指的指腹置于下颌的上方，三指同时以一般的力量按压 15 秒钟(图 3-20、图 3-21)。

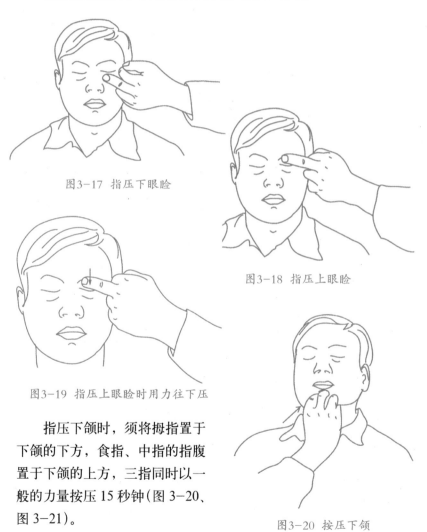

图3-20 按压下颌

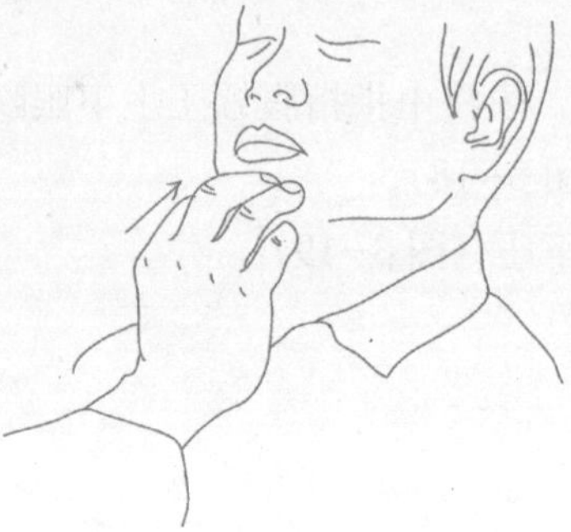

图3-21 按压下颌

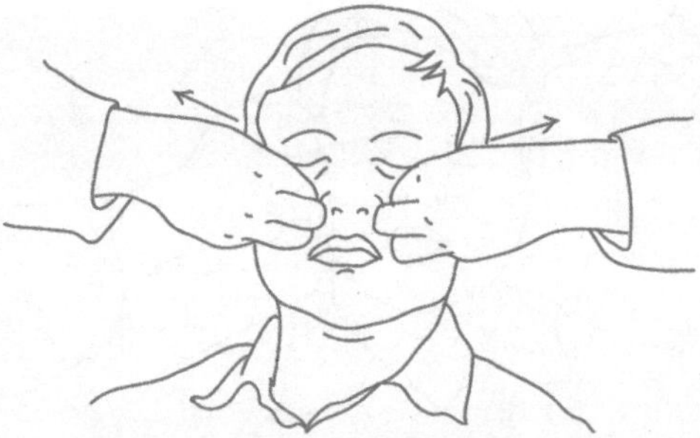

图3-22 按压面颊

指压面颊上的穴位时，须将五指做圆锥状，以五指指尖为触面，置于脸的中央，稍用力向外侧按压5秒钟后，即迅速将手抽回（图3-22）。

❸ 侧颈部

指压胸锁乳突肌时，须将拇指充分弯曲，指尖置于其肌外侧的穴位上，轻柔缓慢地朝水平方向按压15秒钟（图3-23、图3-24）。

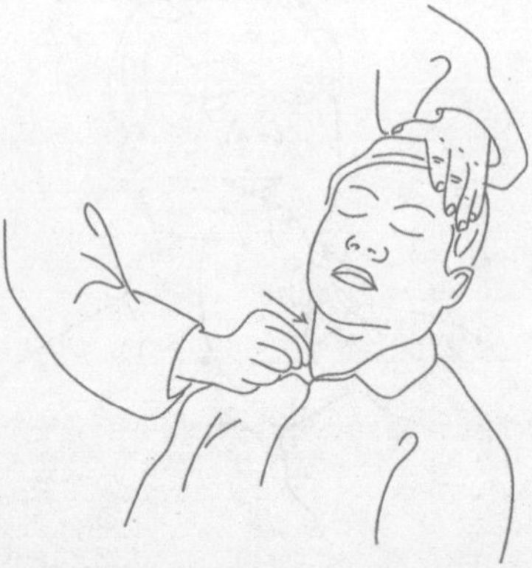

图3-23 拇指指尖置于颈侧穴位上

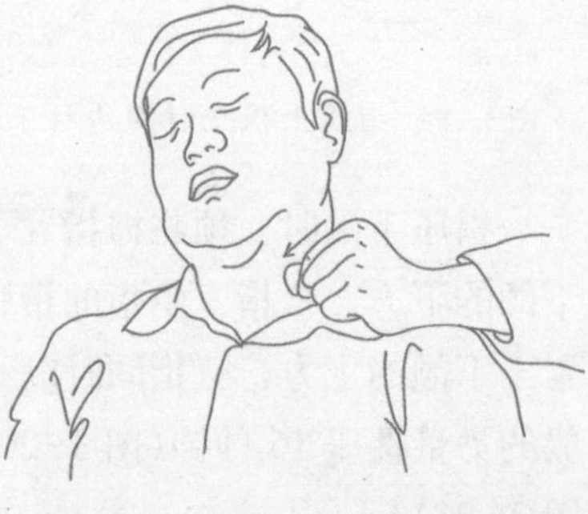

图3-24 朝水平方向按压

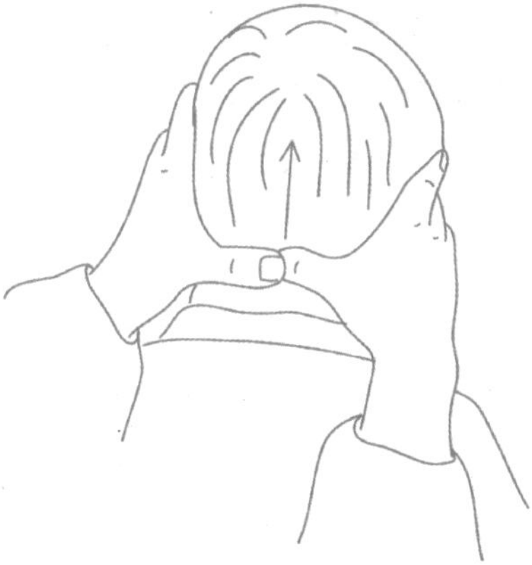

图3-25 指压颈窝凹陷点

❹ 后颈部

指压颈窝的凹陷点时，用手指重叠法，以中等力量，朝头顶方向按压 10 秒钟（图 3-25、图 3-26）。

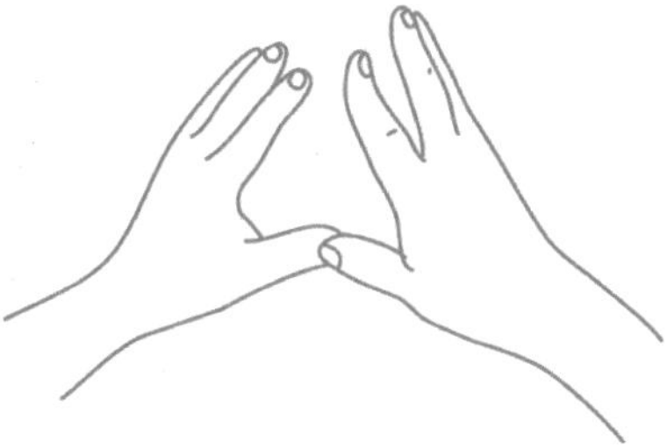

图3-26 指压手法

指压颈窝凹陷处左右旁开处的穴位时，须将左右拇指指面置于穴位上，用中等力量按压 10 秒钟（图 3-27）。

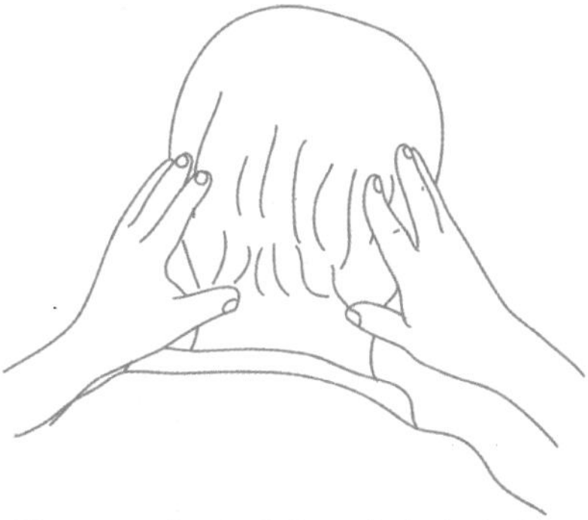

图3-27 指压颈窝凹陷处左右旁开处的穴位

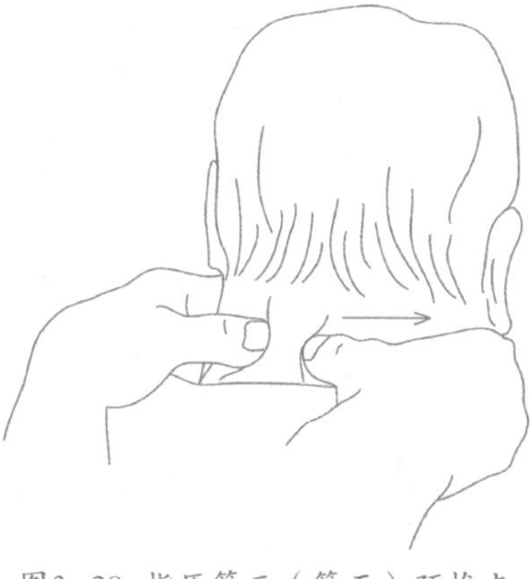

图3-28 指压第三（第五）颈椎点

指压第三颈椎点或第五颈椎点时，须将左右拇指指尖置于穴位上，以中等力量，朝水平方向按压 10 秒钟（图 3-28）。

❺ 肩部

指压三角肌前中央点时，须将拇指指面置于穴位上，以中等力量朝水平方向按压 10 秒钟（图 3–29、图 3–30）。

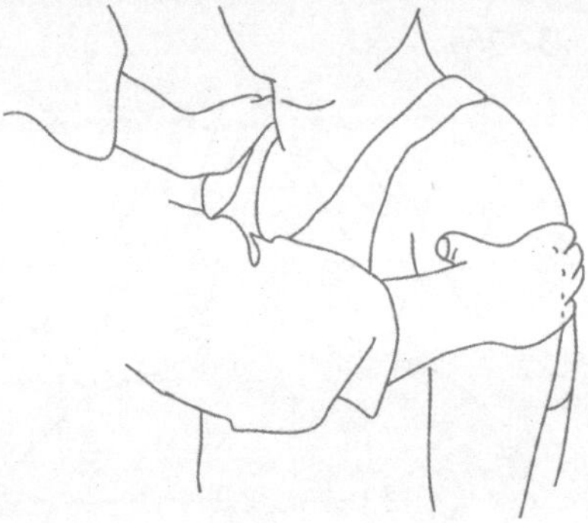

图3–29 将拇指指面置于三角肌前中央点

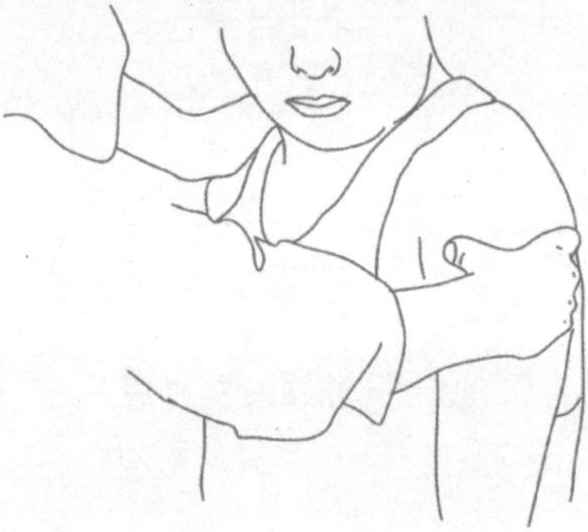

图3–30 朝水平方向按压

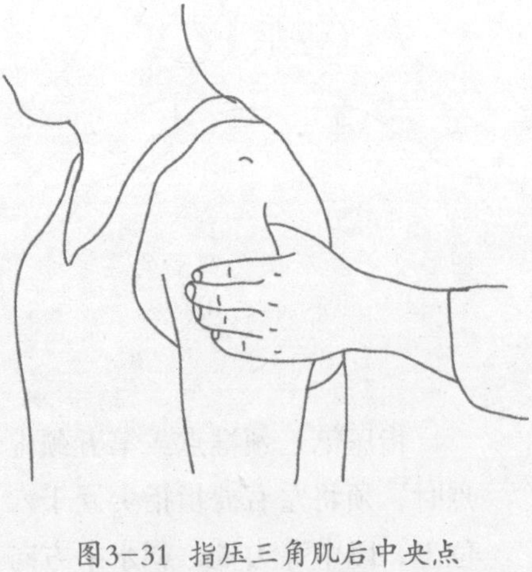

图3–31 指压三角肌后中央点

指压三角肌后中央点时，须将拇指指尖置于穴位上，以中等力量朝水平方向按压 10 秒钟（图 3–31）。

指压肩根点时，须将拇指指尖置于穴位上，以中等力量朝垂直方向按压 10 秒钟（图 3–32）。

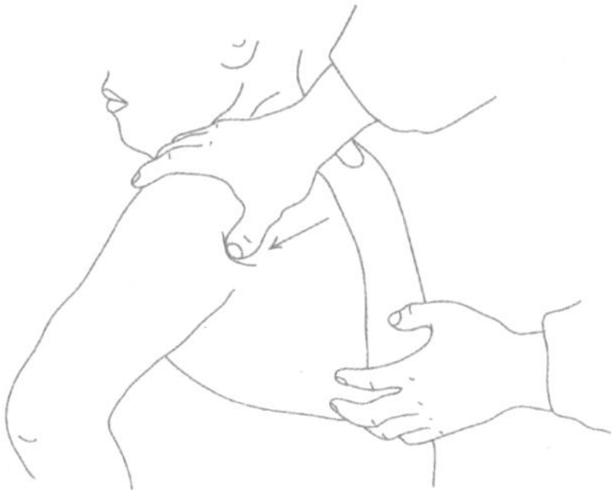

图3–32 指压肩根

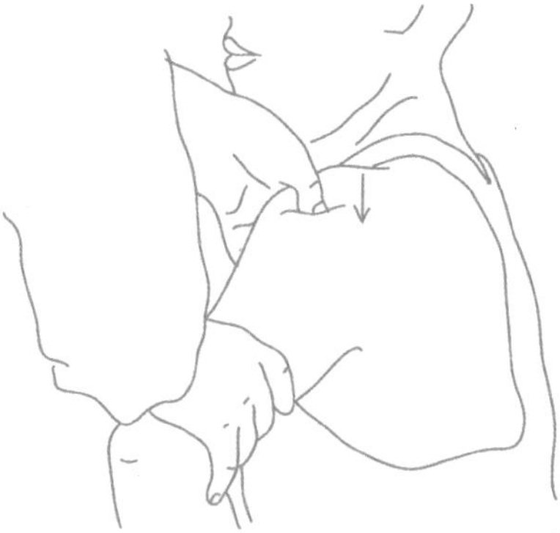

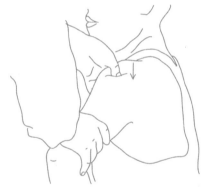

图3–33 指压肩部

指压肩部中央点时，须将拇指指尖置于穴位上，以中等力量朝垂直方向按压 10 秒钟（图 3–33）。

❻ 上肢

指压手臂内侧时，须将拇指指尖置于穴位之上，以中等力量朝水平方向按压 10 秒钟（图 3–34）。

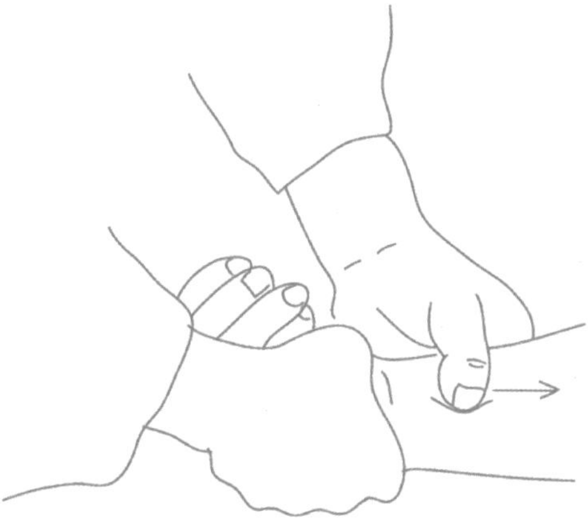

图3–34 指压手臂内侧

指压三角肌下缘时，须屈拇指以指关节置于穴位上，用中等力量朝水平方向按压10秒钟(图3–35)。

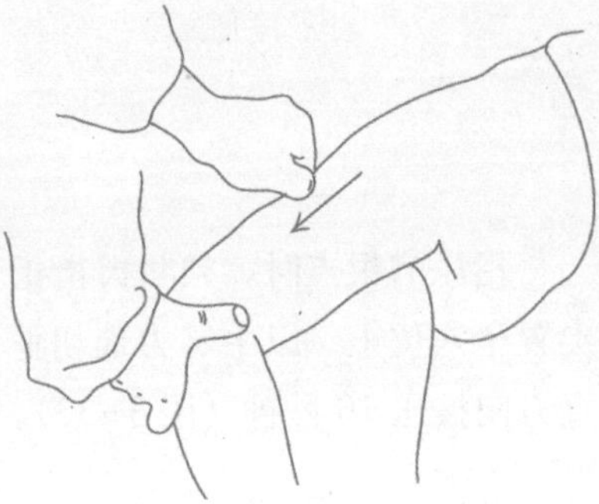

图3–35 指压三角肌下缘

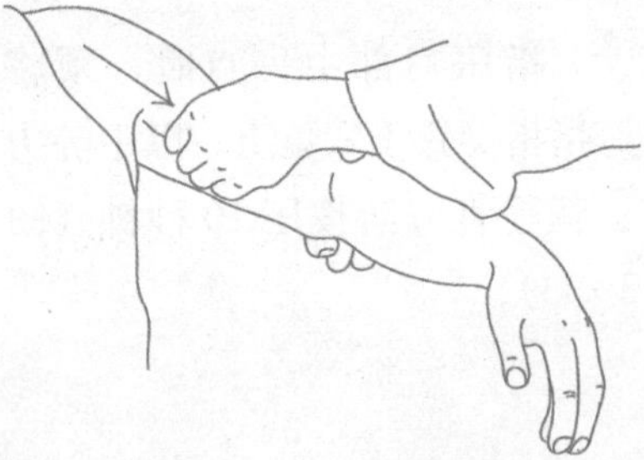

图3–36 指压肱二头肌上端

指压肱二头肌时，须用拇指与其他四指夹住欲压的部位，用中等力量朝水平方向分别在上、中、下三点各按压10秒钟（图3–36、图3–37、图3–38)。

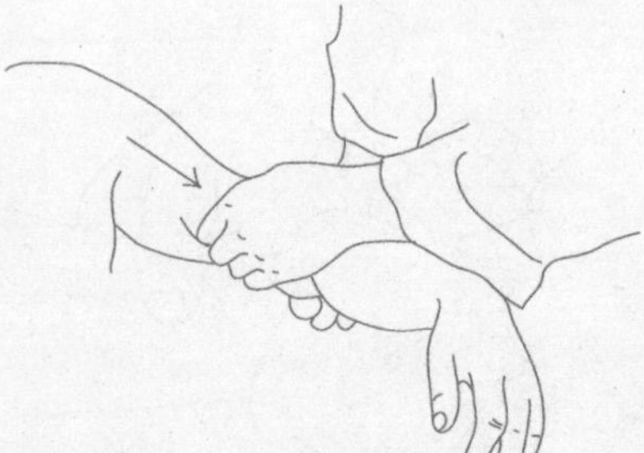

图3–37 指压肱二头肌中间

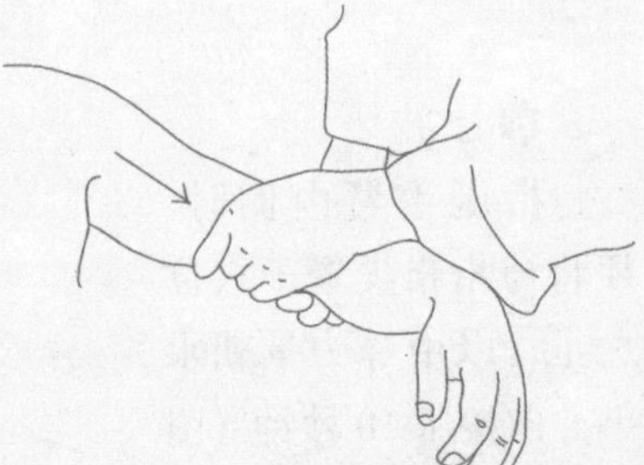

图3–38 指压肱二头肌下端

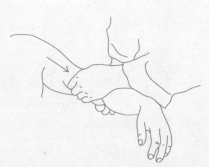

指压桡侧及尺侧的穴位时，以拇指指尖或指腹置于穴位上，用中等力量朝水平方向按压 10 秒钟（图 3–39、图 3–40）。

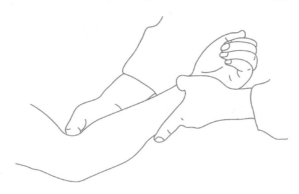

图3–39 指压桡侧穴位

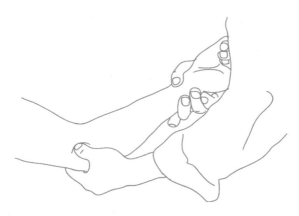

图3–40 指压尺侧穴位

指压腕部的穴位时，须将被指压者的手掌稍微伸直，以拇指指尖或指腹置于穴位上，用中等力量朝水平方向按压 10 秒钟（图 3–40）。

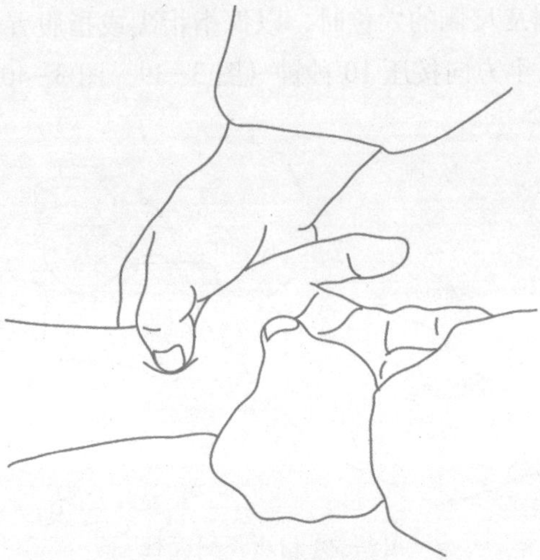

图3-41 指压腕部穴位

指压掌上的穴位时，以拇指指尖或指腹置于穴位上，用中等力量朝垂直方向按压 10 秒钟（图 3-42）。

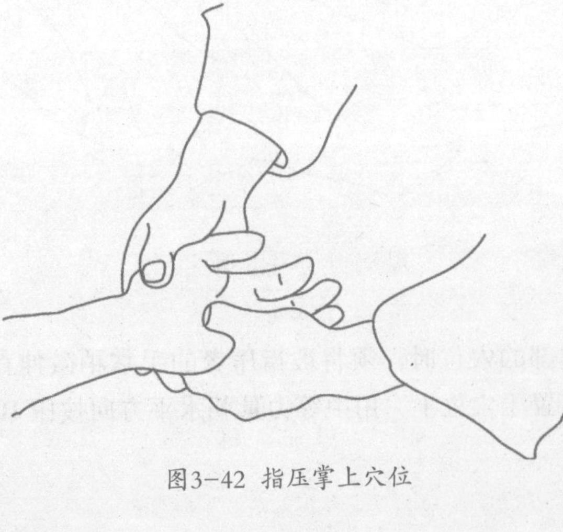

图3-42 指压掌上穴位

❼ 手部

指压指关节侧面时，须以拇指指尖或指腹与食指的指纹部夹住两侧的穴位，用中等力量朝水平方向按压 10 秒钟（图 3–43）。

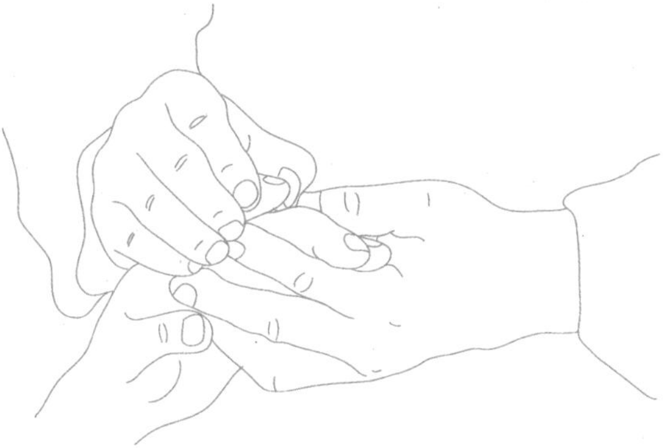

图3–43 指压指关节侧面

指压指关节的穴位，须以拇指指尖或指腹与食指的指纹部上下按住穴位，用中等力量朝垂直方向按压 10 秒钟（图 3–44）。

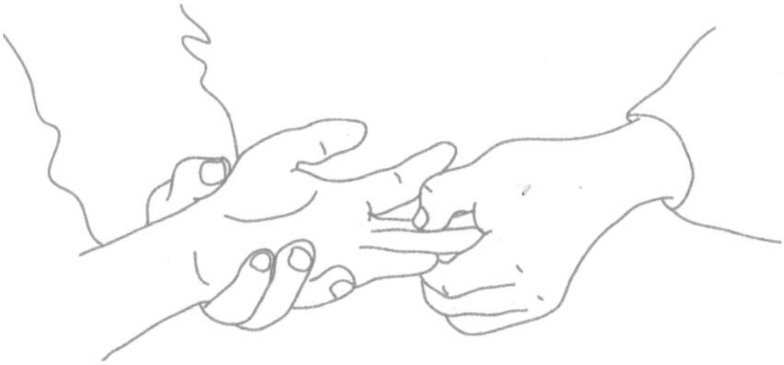

图3–44 指压指关节

❽ 背部

指压第七颈椎点，即大椎穴（图 3–45）、第十胸椎点，即中枢穴（图 3–46），须将两手拇指充分弯曲，同时以指尖或指腹置于穴位上，用中等力量朝垂直方向按压 10 秒钟（图 3–47）。

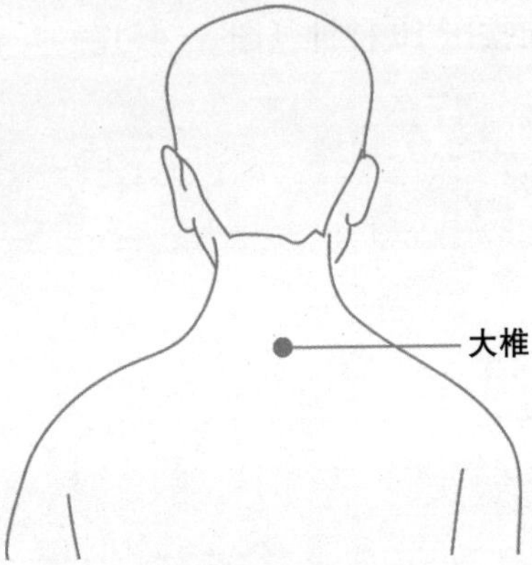

图3-45 大椎穴位置

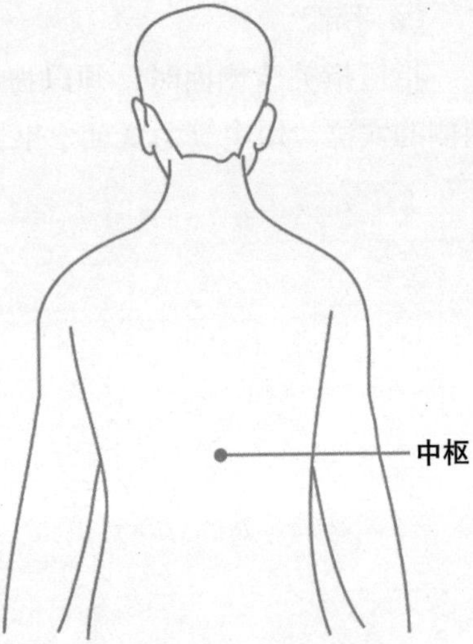

图3-46 中枢穴位置

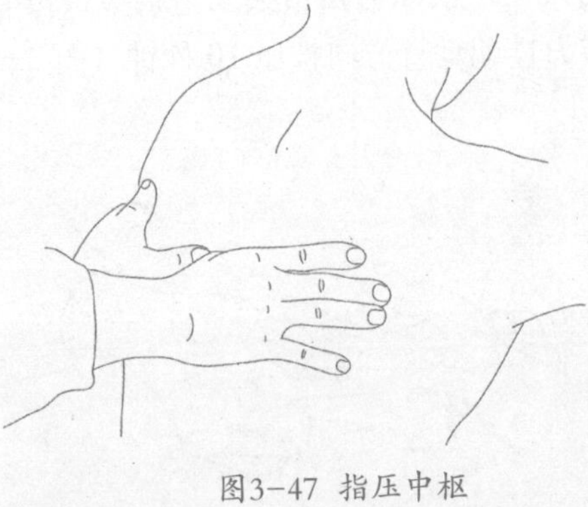

图3-47 指压中枢

❾ 腰部

指压第二腰椎棘突下凹陷处，即命门穴（图 3-48），须将两手拇指充分弯曲，同时以指尖或指腹置于穴位上，用中等力量朝脊椎方向按压 10 秒钟（图 3-49）。

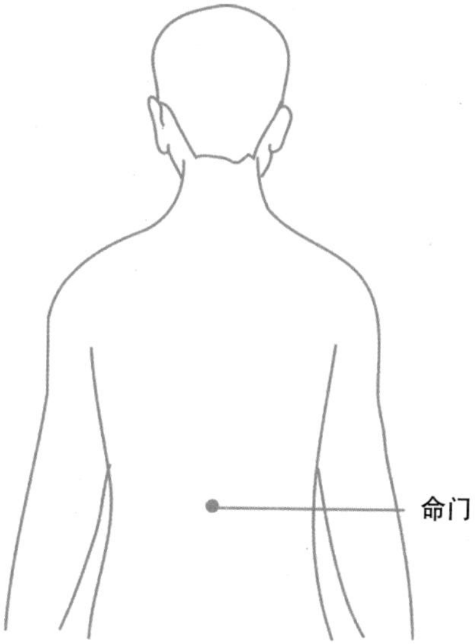

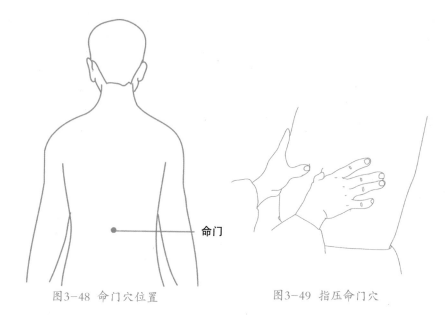

图3-48 命门穴位置

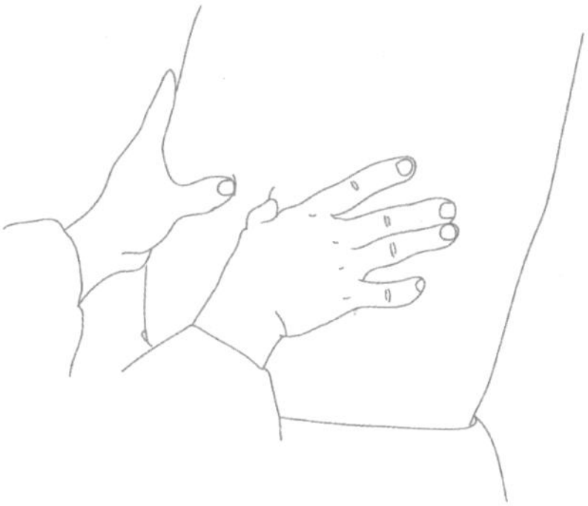
图3-49 指压命门穴

⑩ 臀部

指压臀中央和臀中央上下左右各 4cm 的穴位时（以环跳穴为例）（图 3-50），须将拇指充分弯曲，同时以指尖或指腹置于穴位上，用中等力量朝垂直方向按压 10 秒钟（图 3-51）。

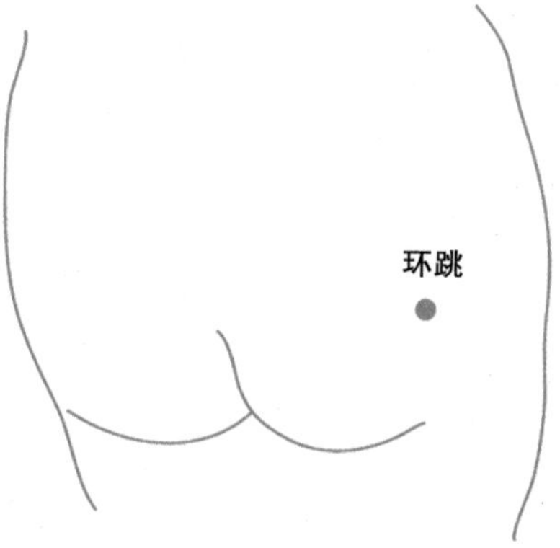

图3-50 环跳穴位置

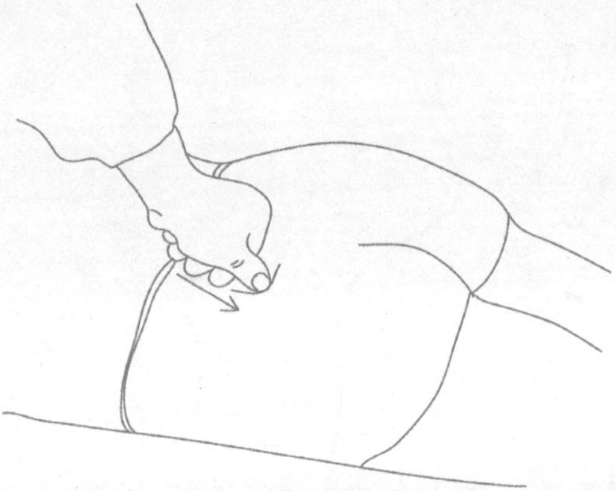

图3-51 指压环跳

指压大转子点或臀部与大腿相接的穴位承扶穴时（图 3-52），须将拇指充分弯曲，同时以指尖或指腹置于穴位上，用较大的力量朝水平方向按压 10 秒钟（图 3-53）。

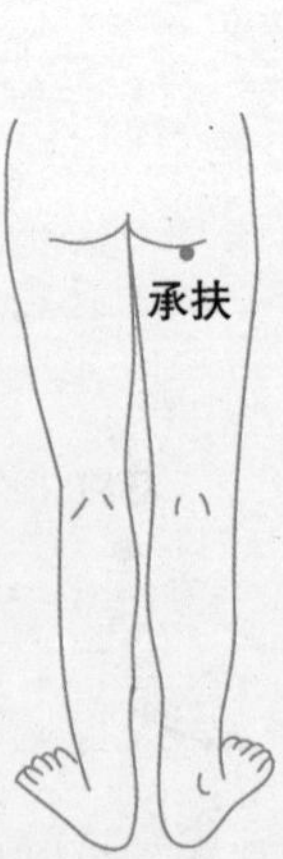

图3-52 承扶穴位置

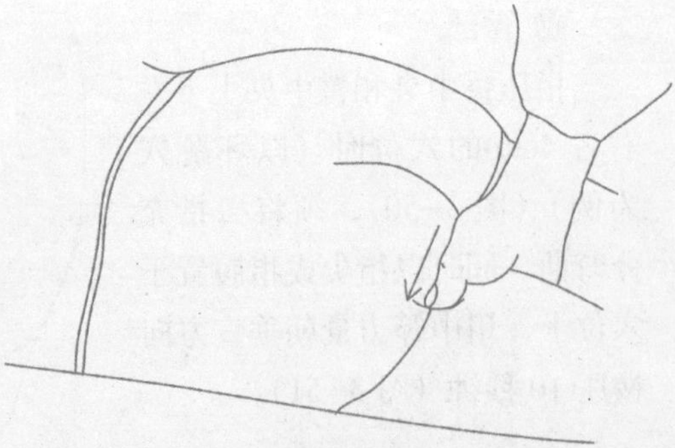

图3-53 指压承扶穴

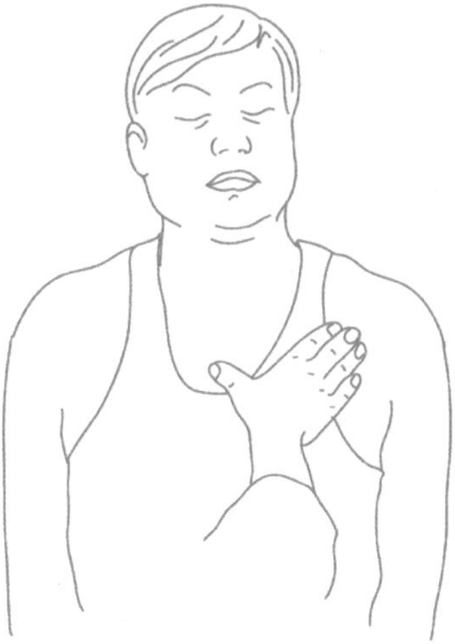

图3-54 指压胸部

⑪ 胸部

胸骨两侧可分开或同时进行指压，指压时须将拇指指尖或指腹置于穴位上，用中等力量朝垂直方向按压10秒钟（图3-54）。

指压乳房周围的穴位时，须将五指略张开（图3-55），呈圆锥状置于穴位上，轻柔、缓慢地加大力量，沿向上的方向抓起，然后轻轻放开（图3-56）。

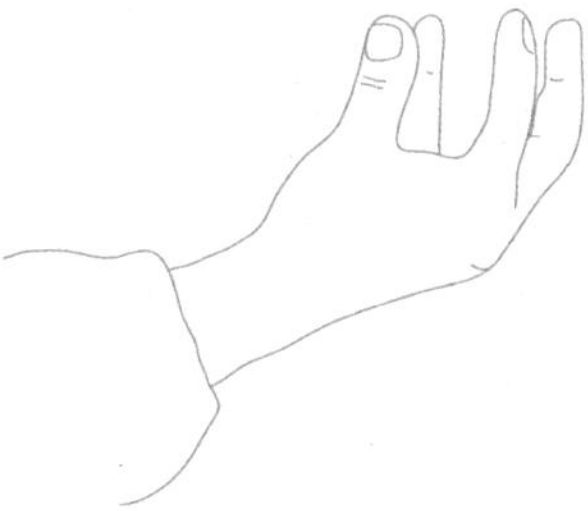

图3-55 指压乳房的手法

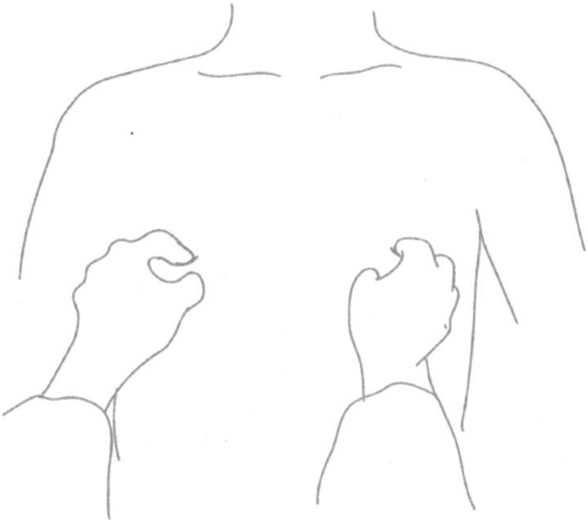

图3-56 指压乳房周围穴位

⑫ 腹部

指压下腹部的穴位时，须将两手拇指指腹，分别置于左右侧腹部，再沿水平方向轻柔，缓慢地按压 15 秒钟（图 3–57）。

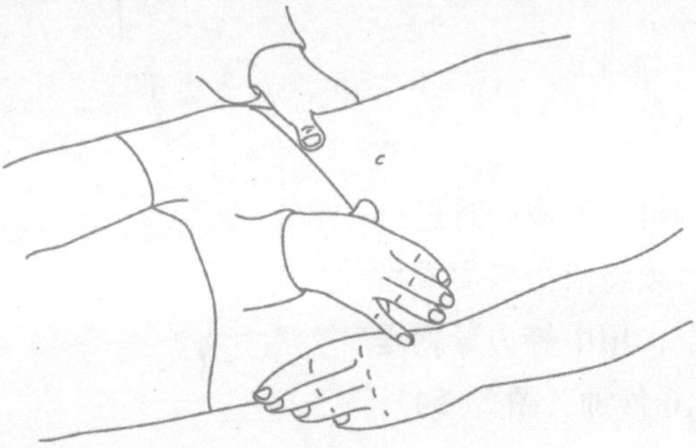

图3–57 指压下腹部

⑬ 下肢

指压大腿上的穴位时，须将拇指的关节置于穴位上，用中等力量朝垂直方向按压 10 秒钟（图 3–58）。

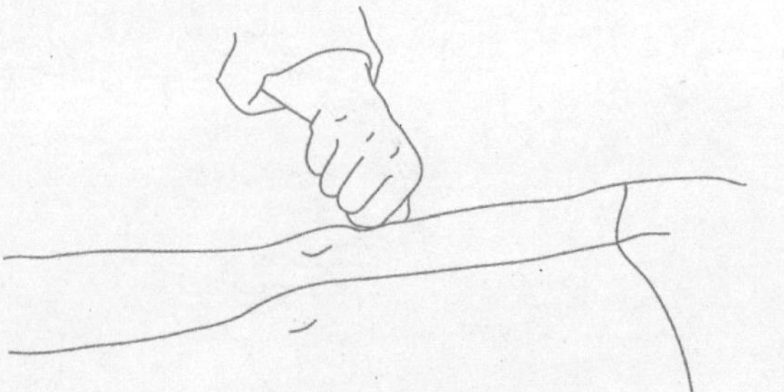

图3–58 指压大腿部穴位

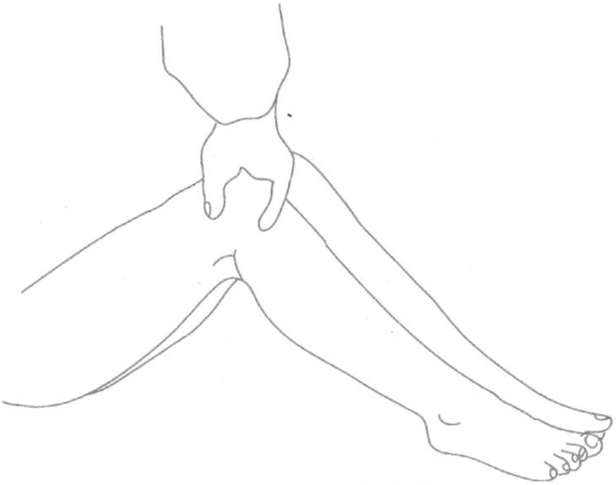

图3-59 指压膝关节

指压膝关节髌骨四周的穴位时，须将五指略张开，以五指分按膝盖髌骨四周，以中等力量向中心部位按压10秒钟（图3-59）。

压小腿前部穴位时，须将两手拇指呈十字形重叠，用中等力量朝垂直方向按压10秒钟（图3-60）。

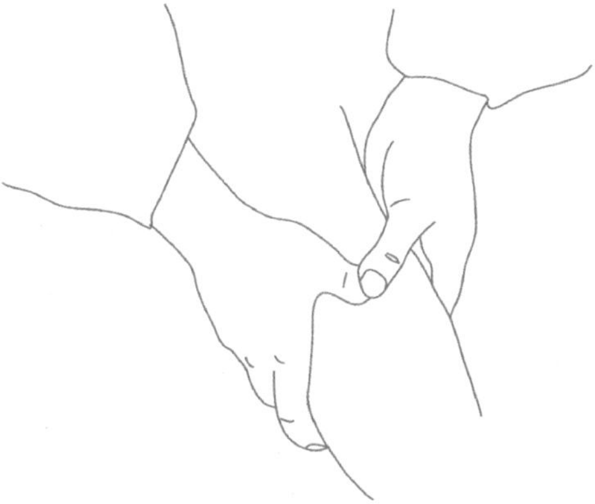

图3-60 指压小腿前部穴位

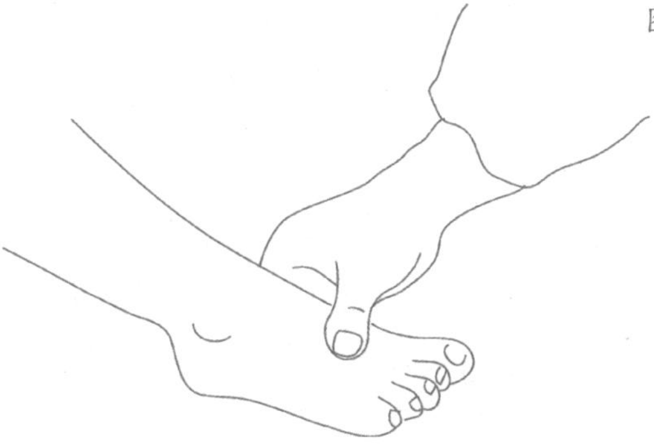

图3-61 指压脚部穴位

指压小腿和趾骨间的穴位时，以拇指指尖或指腹置于穴位上，用中等力量按压10秒钟（图3-61）。

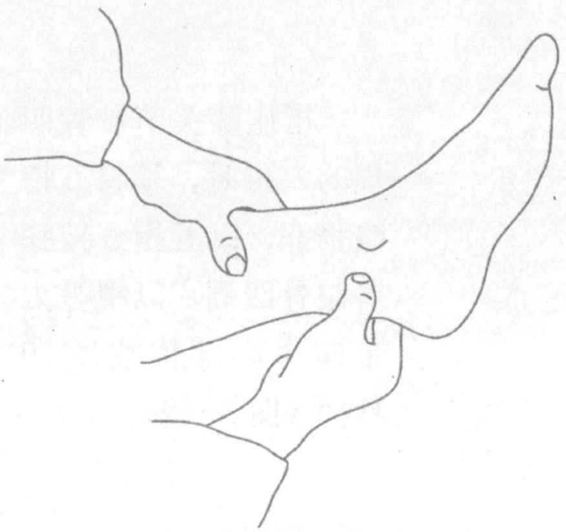

指压跟腱上的穴位时，须用拇指和食指的指尖抓住跟腱，以中等力量朝水平方向按压10秒钟（图3−62）。

图3−62 指压跟腱部穴位

注意事项

❶ 选准穴位

患者取坐位或卧位暴露出局部皮肤，一次只宜选出一到三个穴位，不宜太多。

❷ 手法和时间要适度

指压时间一般不宜过长，压法和补法，每一个部位不超过半分钟，掐法和泻法以1分半钟为宜。手法要求虚轻实重，时间要求虚短实长。

❸ 要区别对象，全神贯注

手法要根据患者体质和患病时间长短及病情轻重的不同而运用相应手法进行治疗。腹部应慎用本疗法，因为腹腔是体内脏器所在，以免压伤，如果应用，也要注意手法和力度，要随时注意观察患者的面部表情和面色的变化。如果不是昏迷的患者，应及时询问患者的感觉，如出现异常情况，应及时调整手法或改换穴位，或中止治疗。

如患者出大汗、面色苍白，可能是手法过重所致，应立即按治晕针、昏倒的穴位，如十宣、劳宫、人中等，采用掐、压法急救（图 3–63、图 3–64）。

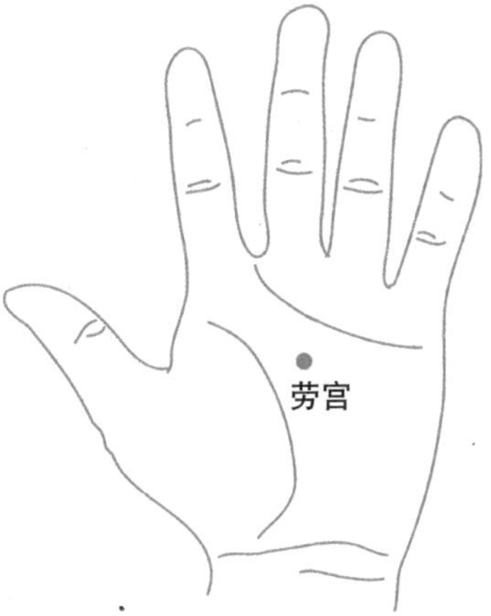

图3–63 劳宫穴位置

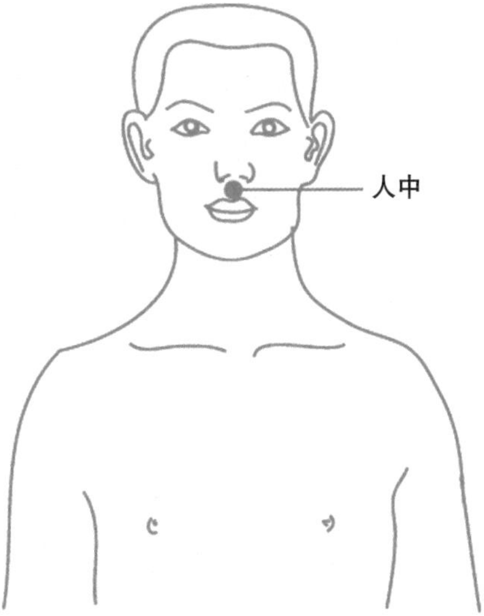

图3–64 人中穴位置

❹ 熟练操作手法

为不断提高疗效，平时要多练习腕力和指力，熟练操作手法，术时运用自如才能达到预期的效果。

❺ 修整指甲

术者指甲要注意修整圆滑，指甲不宜过长或过短，过长容易刺伤皮肤，过短又会影响治疗效果。同时，指甲部分要及时洗净，保持清洁，还要保持温暖，如寒凉天气，可先用温热水浸洗双手，提高手温。

❻ 慎用者

凡高热、急性传染病以及皮肤病患者，应慎用本疗法。

第四章 指压常用穴位

手太阴肺经常用穴位

手太阴肺经经脉循行于腹部中焦，向下与大肠联络。然后沿着胃的上口向上通过膈肌入胸，归属于肺脏。由肺沿气管上行，继而横行出于腋窝下面，再行经于上肢掌面桡侧至手，上于拇指端桡侧少商穴。由腕后分出的一个支脉，走向食指端，与大肠经相通(图 4-1、表 4-1)。

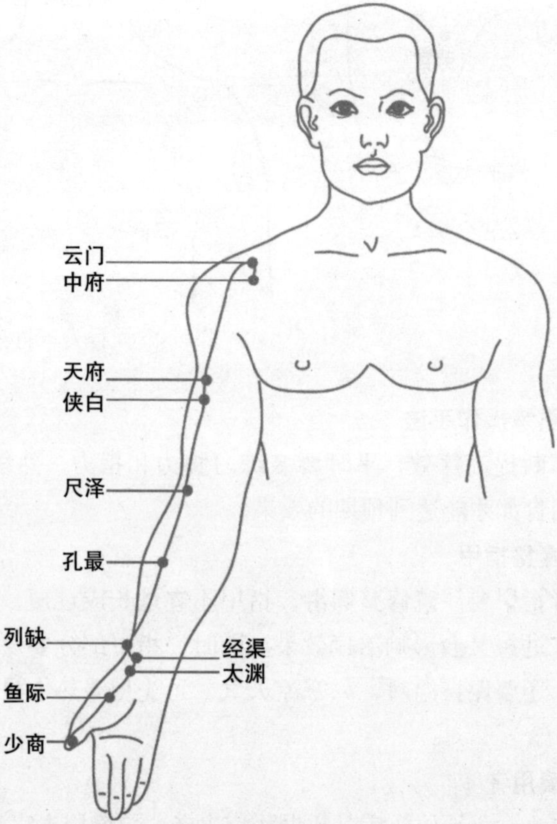

图4-1 手太阴肺经常用穴位

表 4-1　手太阴肺经常用穴位

穴位名称	定位	主治
云门	在胸部，横平第1肋间隙，锁骨下窝外侧，前正中线旁开6寸	胸痛，咳嗽，气喘，肩背痛
中府	在胸部，锁骨下窝凹陷处，肩胛骨喙突内缘，前正中线旁开6寸	咳嗽，气喘，胸胁痛，肩背痛，心绞痛，胸中烦满，肋间神经痛
天府	在臂前区，腋前纹头下3寸，肱二头肌桡侧缘处	胸痛，咳嗽，气喘，鼻出血，甲状腺肿大，上臂内侧痛
侠白	在臂前区，腋前纹头下4寸，肱二头肌桡侧缘处	咳嗽，气短，干呕，烦满，心痛，上臂内侧痛
尺泽	在肘区，肘横纹上，肱二头肌腱桡侧缘凹陷处	咳嗽，气喘，咽喉肿痛，胸膜炎，丹毒，腹胀，吐泻，肘关节劳损
孔最	在前臂前区，腕掌侧远端横纹上7寸，尺泽与太渊连线上	咳嗽，气喘，咽喉肿痛，失音，痔疮，肘臂痛，麻木，肋间神经痛
列缺	在前臂，腕掌侧远端横纹上1.5寸，拇短伸肌腱与拇长展肌腱之间，拇长展肌腱沟的凹陷处	桡神经麻痹，腕关节痛，感冒，神经性头痛，面神经麻痹，落枕，荨麻疹，无脉症，尿血，咳喘，咽痛
经渠	在前臂前区，腕掌侧远端横纹上1寸，桡骨茎突与桡动脉之间	咳嗽，气喘，喉痹，胸部胀满，掌中热，胸背痛
太渊	在腕前区，桡骨茎突与舟状骨之间，拇长展肌腱尺侧凹陷中	感冒，咳嗽，支气管炎，百日咳，肺结核，心绞痛，肋间神经痛，无脉症，腕关节痛
鱼际	在手外侧，第1掌指关节后凹陷处，约第一掌骨中点桡侧，赤白肉际处	支气管炎，肺炎，咽喉肿痛，鼻炎，乳腺炎，小儿单纯性消化不良
少商	在手指，拇指末节桡侧，指甲根角侧上方0.1寸（指寸）	咳喘，咽痛，鼻衄，中暑呕吐，热病，小儿抽搐，肺炎，腮腺炎，感冒，精神分裂症，中风昏迷

手阳明大肠经常用穴位

手阳明大肠经经脉循行从手食指指端桡侧商阳穴（承接肺经）起始，沿着食指桡侧、第一掌骨间隙至腕，继而沿前臂和臂的背面桡侧上行至颈，与督脉大椎穴交会后，再向前行至缺盆（锁骨上大窝）入胸，和肺脏联络，向下通过膈肌入腹，归属于本腑大肠。

由缺盆分出的支脉经颈部至面颊，进入下齿中，再出来挟口环唇，左右相交于人中穴后，止于对侧鼻孔旁迎香穴，并借助于支脉与胃经相通。（图 4–2、表 4–2）

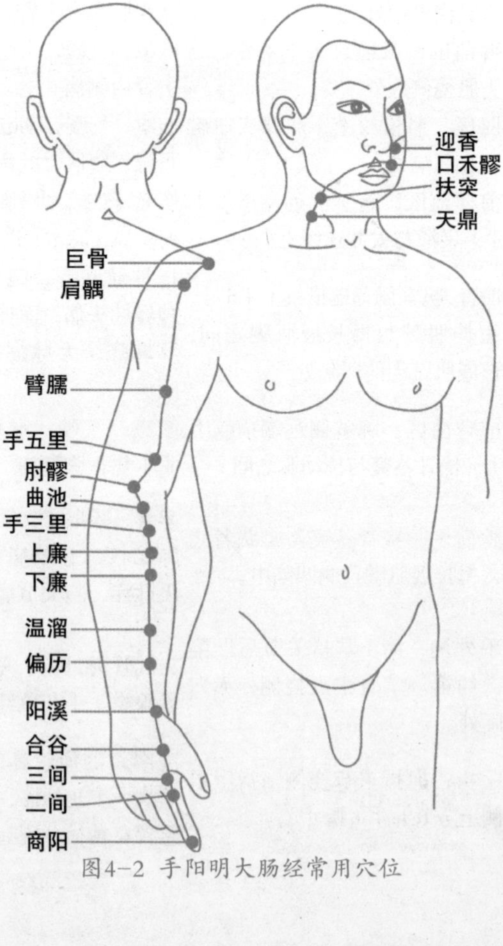

图4–2 手阳明大肠经常用穴位

表 4-2 手阳明大肠经常用穴位

穴位名称	定位	主治
商 阳	在手指，食指末节桡侧，指甲根角侧上方 0.1 寸（指寸）	咽喉肿痛，耳聋，牙痛，颌肿，小儿惊风，手指麻木，高热昏迷
二 间	在手指，第 2 掌指关节桡侧远端赤白肉际处	目昏，鼻衄，牙痛，口歪，喉痹，面神经炎，三叉神经痛
三 间	在手背，第 2 掌指关节桡侧近端凹陷处	目眦急痛，下牙痛，咽喉肿痛，气喘，胸闷，腹满肠鸣，手指及手背红肿
合 谷	在手背，第 2 掌骨桡侧的中点处	头痛目眩，目赤肿痛，鼻衄，鼻塞，牙痛，耳聋耳鸣，咽喉肿痛，胃脘痛，便秘，月经不调，痛经，经闭
阳 溪	在腕区，腕背侧远端横纹桡侧，拇指翘起，拇短伸肌腱与拇长伸肌腱之间的凹陷处	头痛，目赤肿痛，牙痛，耳聋，耳鸣，咽喉肿痛，面神经炎，腕关节炎与腱鞘炎
偏 历	在前臂，腕背侧远端横纹上 3 寸，阳溪与曲池连线上	目赤，鼻衄，耳聋，耳鸣，咽喉肿痛，肩臂腕风湿痛与水肿
温 溜	在前臂，腕背侧远端横纹上 5 寸，阳溪与曲池连线上	寒热头痛，面赤肿，咽喉肿痛，疔疮，肩背痛，腕臂痛，肠鸣腹痛
下 廉	在前臂，肘横纹下 4 寸，阳溪与曲池连线上	头痛，眩晕，目痛，上肢不遂，手肘肩无力，腹痛，腹胀
上 廉	在前臂，肘横纹下 3 寸，阳溪与曲池连线上	头痛，肠鸣腹痛，肩肘酸痛，手臂麻木，肠炎，膀胱炎，乳腺炎
手三里	在前臂，肘横纹下 2 寸，阳溪与曲池连线上	牙痛颊肿，感冒，手臂肿痛，上肢不遂，中风偏瘫，腹痛，腹泻

续表

穴位名称	定位	主治
曲 池	在肘区，尺泽与肱骨外上髁连线的中点处	咳嗽，气喘，咽喉肿痛，高血压，牙痛，手臂肿痛，腹痛，吐泻
肘 髎	在肘区，肱骨外上髁上缘，髁上嵴的前缘	肘臂酸痛，上肢麻木，挛急，嗜卧
手五里	在臂部，肘横纹上 3 寸，曲池与肩髃连线上	肘臂神经痛，上肢不遂，肩周炎，颈淋巴结炎，甲状腺肿
臂 臑	在臂部，曲池上 7 寸，三角肌前缘处，曲池与肩髃连线上	肩臂痛，颈项拘挛，中风偏瘫，甲状腺肿，瘰疬，目疾
肩 髃	在三角肌区，肩峰外侧缘前端与肱骨大结节两骨间凹陷处	肩臂痛，手臂挛急，半身不遂，上肢瘫痪，风热瘾疹
巨 骨	在肩胛区，锁骨肩峰端与肩胛冈之间凹陷处	肩臂痛，抬举不利，背痛，颈淋巴结炎，甲状腺肿
天 鼎	在颈部，横平环状软骨，胸锁乳突肌后缘，扶突与缺盆连线中点处	咳嗽，气喘，咽喉肿痛，癔症性失语，神经性呃逆
扶 突	在胸锁乳突肌区，横平喉结，胸锁乳突肌前，胸骨缘和锁骨缘之间	咳嗽，气喘，咽喉肿痛，癔症性失语，呃逆，肩臂痛，偏瘫
口禾髎	在面部，横平人中沟上 1/3 与下 2/3 交点，鼻孔外缘直下	鼻塞流涕，鼻衄，口歪，牙关紧闭，面神经炎
迎 香	在面部，鼻翼外缘中点旁，鼻唇沟处	鼻塞，鼻衄，鼻渊，口歪，面痒，面浮肿

手少阴心经常用穴位

手少阴心经始于心中承接脾经，出属于心系（出入心脏的大血管等组织），弯向下行，通过膈肌进入腹腔，与小肠相连络。

从心系分出的支脉，沿食管和咽上行至颅内，联系目系（出入于眼球后部的神经、血管等组织）。

另一支脉从心系直上到肺脏，然后斜向下行至腋窝，继则沿着臂的内侧后缘和前臂掌面的小指侧下行至手，止于手小指端桡侧少冲穴。（图 4–3、表 4–3）

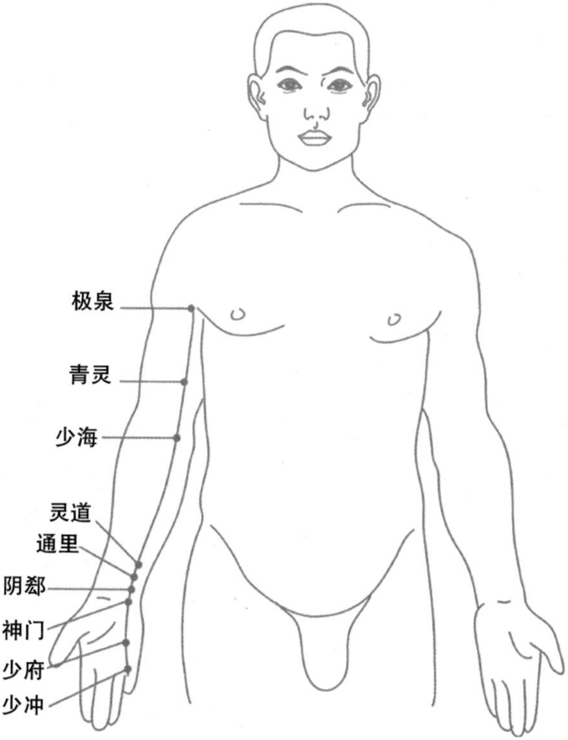

图4–3 手少阴心经常用穴位

表 4-3 手少阴心经常用穴位

穴位名称	定位	主治
极 泉	在腋区，腋窝中央，腋动脉搏动处	胸胁胀痛，心痛，瘰疬，肘臂冷痛，四肢不举
青 灵	在臂前区，极泉与少海的连线上，肘横纹上 3 寸，肱二头肌的内侧沟中	头痛，目黄，胸胁痛，肘臂痛
少 海	在肘前区，横平肘横纹，肱骨内上髁前缘	心痛，癫狂，肘臂挛痛，麻木，头项痛，腋胁痛
灵 道	在前臂掌侧，腕横纹上 1.5 寸，尺侧腕屈肌腱的桡侧缘	心痛，心悸，癔症，肘臂挛痛，手麻不仁，头项痛
通 里	在前臂掌侧，腕横纹上 1 寸，尺侧腕屈肌腱的桡侧缘	心痛，心悸，怔忡，癔症，舌强不语，神经衰弱，腕臂痛
阴 郄	在前臂掌侧，腕横纹上 0.5 寸，尺侧腕屈肌腱的桡侧缘	心痛，心悸，盗汗，失语，癔症，神经衰弱，吐血
神 门	在腕前区，腕掌侧远端横纹尺侧端，尺侧腕屈肌腱的桡侧凹陷处	心痛，心悸，心烦，健忘，失眠，怔忡，头痛，胸胁痛
少 府	在手掌，第 4、5 掌骨之间，握拳时，小指尖所指处	心悸，胸痛，神经衰弱，遗尿，阴痒痛，小指挛痛，手掌多汗
少 冲	在手指，小指末节桡侧，指甲根角侧上方 0.1 寸（指寸）	心悸，心痛，胸胁痛，癫狂，癔症，热病，中风昏迷

手太阳小肠经常用穴位

手太阳小肠经经脉循行始于手小指指端尺侧少泽穴承接心经，向上历经手掌、腕部、前臂，前行经缺盆（锁骨上大窝）进入胸中，与心脏联络。继而沿着食管下行，通过膈肌进入腹腔，抵达胃部，归属于小肠。

从缺盆分出的支脉，沿着颈部上行，经面颊至外眦，转向耳部，进入耳中。（图 4-4、表 4-4）

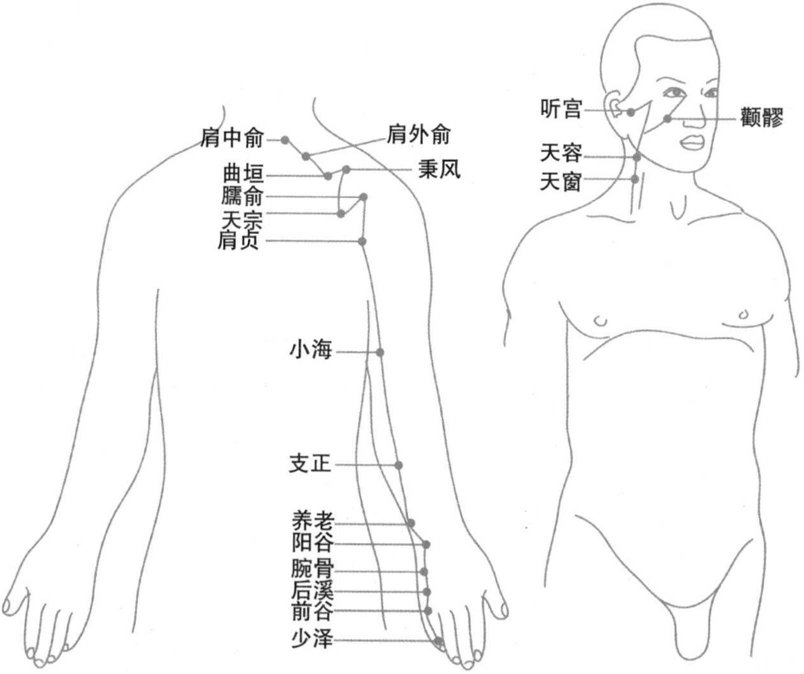

图4-4 手太阳小肠经常用穴位

表 4-4 手太阳小肠经常用穴位

穴位位置	定位	主治
少泽	在手指，小指末节尺侧，指甲根角侧上方 0.1 寸	头痛，目赤，咽喉肿痛，耳鸣，乳痈，乳汁不足
前谷	在手掌尺侧，第 5 掌指关节尺侧远端赤白肉际凹陷处	头痛，目赤肿痛，鼻塞，耳鸣，咽喉肿痛，臂痛不能举
后溪	在手掌尺侧，第 5 掌指关节尺侧近端赤白肉际凹陷处	头晕目眩，头项强痛，落枕，耳聋，耳鸣，咽喉肿痛
腕骨	在手掌尺侧，第 5 掌骨基底与钩骨之间的赤白肉际凹陷处	头项强痛，耳聋，耳鸣，热病，惊风，指挛腕痛
阳谷	在手腕后区，尺骨茎突与三角骨之间的凹陷处	头痛，耳聋，耳鸣，目痛，目眩，手腕痛，臂外侧痛
养老	在前臂后区，腕背横纹上 1 寸，尺骨小头近端桡侧凹陷处	目视不明，落枕，肩臂酸痛，上肢关节痛，急性腰扭伤
支正	在前臂后区，阳谷与小海的连线上，腕背侧远端横纹上 5 寸	头痛，神经衰弱，手指痛，项强，腰背酸痛，四肢无力，肘臂挛痛
小海	在肘后区，尺骨鹰嘴与肱骨内上髁之间凹陷处	肘臂疼痛，头痛，目眩，耳鸣
肩贞	在肩胛区，肩关节后下方，臂内收时，腋后纹头直上 1 寸	肩臂疼痛，风湿痛，手臂不举，耳鸣
臑俞	在肩胛区，腋后纹头直上，肩胛冈下缘凹陷处	肩臂酸痛无力，肩肿，瘰疬

续表

穴位位置	定位	主治
天宗	在肩胛区，肩胛冈中点与肩胛骨下角连线上1/3与下2/3交点凹陷处	肩胛疼痛，肘臂疼痛，风湿痛，上肢瘫痪，气喘，乳痈
秉风	在肩胛区，肩胛冈中点上方冈上窝中	肩胛疼痛，上肢酸麻疼痛，肩臂不举
曲垣	在肩胛区，肩胛冈内侧端上缘凹陷中，臑俞与第2胸椎棘突连线的中点处	肩胛拘急疼痛，肩臂麻木
肩外俞	在脊柱区，第1胸椎棘突下，后正中线旁开3寸	肩背酸痛，颈项强痛，上肢冷痛
肩中俞	在脊柱区，第7颈椎棘突下，后正中线旁开2寸	咳嗽，气喘，目视不明，落枕，肩背疼痛，颈项强急
天窗	在颈外侧部，胸锁乳突肌的后缘，横平喉结	咽喉肿痛，耳聋，耳鸣，颈项强痛，暴喑不能言
天容	在颈外侧部，下颌角的后方，胸锁乳突肌的前缘凹陷处	咳嗽，气喘，咽喉肿痛，耳聋，耳鸣，牙痛，颊肿，颈项强痛
颧髎	在面部，颧骨下缘，目外眦直下凹陷处	颊肿，面赤，口眼歪斜，眼睑跳动，牙痛，三叉神经痛
听宫	在面部，耳屏正中与下颌骨髁状突之间的凹陷处	耳聋，耳鸣，头痛，牙痛

手厥阴心包经常用穴位

手厥阴心包经又名心主之脉，经脉循行始于胸中，承接肾经，归属于心包络，下行通过膈肌，进入腹腔。历经胸、腹、盆腔三部分，与上焦、中焦、下焦相联络。

一支脉沿着胸壁出于胁肋，由腋下三寸处上行至腋窝，继而沿着臂的掌面下行于肺经和心经之间至肘弯中央，再沿前臂掌面正中（在掌长肌腱与桡侧腕屈肌腱之间）下行至腕，入于掌中，沿中指前行，止于其端中冲穴。

从手掌中分出的支脉，行向无名指，止于其末节尺侧关冲穴，与三焦经相通。（图 4−5、表 4−5）

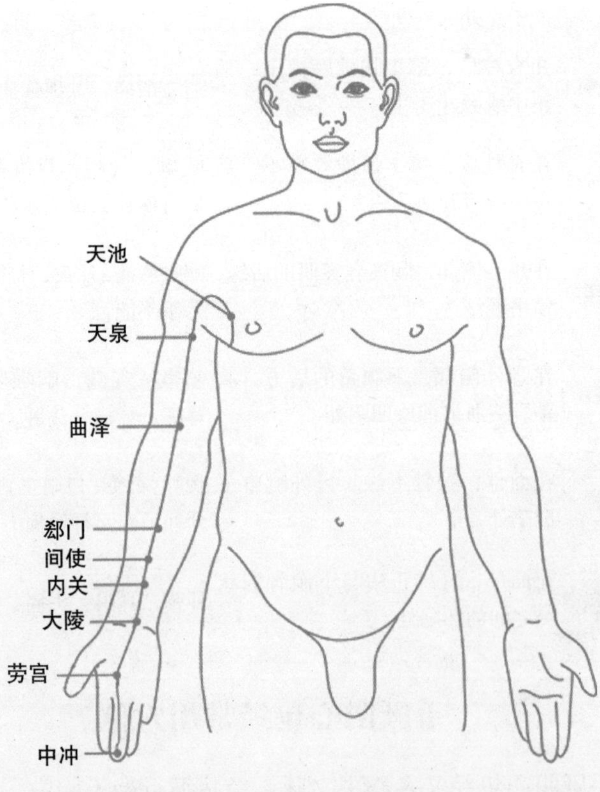

图4−5 手厥阴心包经常用穴位

表 4-5 手厥明心包经常用穴位

穴位位置	定位	主治
天 池	在胸部，第 4 肋间隙，前正中线旁开 5 寸	气喘，胸闷，瘰疬，乳痈，腋下肿痛
天 泉	在臂前区，腋前纹头下 2 寸，肱二头肌的长、短头之间	心悸，心痛，咳嗽，目视不明，胸胁胀满，上臂挛痛
曲 泽	在肘前区，肘横纹上，肱二头肌腱的尺侧缘	心悸，心烦，口干，呕吐，肘臂挛痛，风疹，伤寒
郄 门	在前臂前区，腕掌侧远端横纹上 5 寸，曲泽与大陵连线中点下 1 寸，掌长肌腱与桡侧腕屈肌腱之间	心痛，心悸，心烦，胸痛，胃痛，肘臂痛
间 使	在前臂前区，腕掌侧远端横纹上 3 寸，掌长肌腱与桡侧腕屈肌腱之间	心痛，心悸，胸胁痛，胃痛，呕吐
内 关	在前臂前区，腕掌侧远端横纹上 2 寸，掌长肌腱与桡侧腕屈肌腱之间	心痛，心悸，心烦，失眠，胃痛，呕吐，呃逆，哮喘，乳汁不足，肘臂挛痛，月经不调，痛经
大 陵	在腕前区，腕掌侧远端横纹中，掌长肌腱与桡侧腕屈肌腱之间	头痛，目赤，喉痹，心悸，心烦，咳喘，胃痛，呕吐，手腕臂痛
劳 宫	在掌区，横平第 3 掌指关节近端，第 2、3 掌骨之间偏于第 3 掌骨，握拳屈指时中指指尖处	心痛，心悸，发热，目赤，鼻衄，口舌生疮，手指麻木
中 冲	在手指，中指末节尖端中央	心痛，心烦，中暑，目赤，舌强肿痛，小儿夜啼

手少阳三焦经常用穴位

手少阳三焦经经脉循行始于无名指末节尺侧关冲穴承接心包经，沿其背面尺侧、第四掌骨间隙上行至腕，经前臂背面两骨（桡骨与尺骨）之间上行至肘，沿前臂背面上至肩部，与胆经相交叉，并交会于督脉大椎穴；再向前行，经缺盆进入胸腔，分布于膺中（两乳之间），与心包相联络，继而下行通过膈肌，进入腹腔，归属于上焦、中焦和下焦。

由腔中分出的支脉，向颊部，止于眶下。

从耳后分出的支脉，向前行，进入耳中，出于耳前方，经过客主人（上关穴）之前，至颊部，与前脉相交，止于目外眦，与胆相通。(图 4–6、表 4–6)

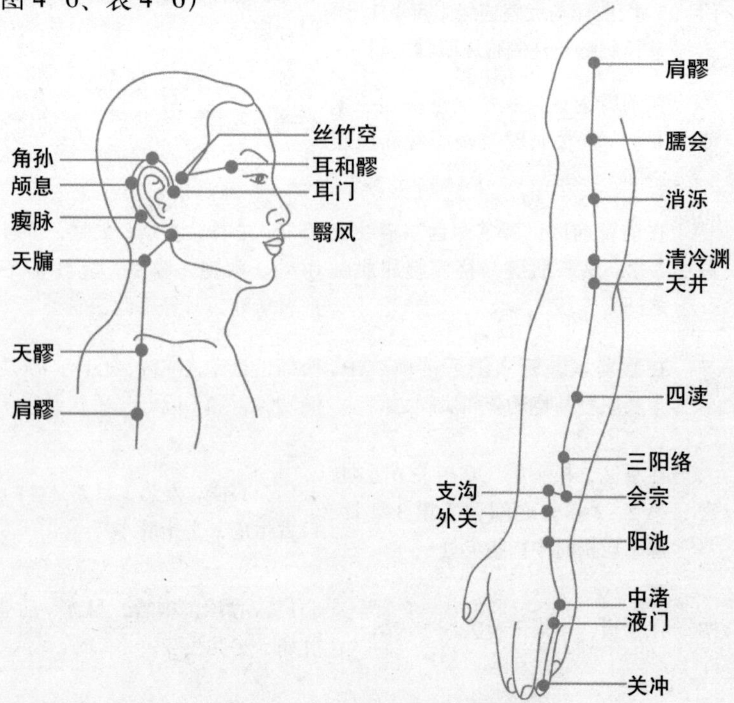

图4–6 手少阳三焦经常用穴位

表 4-6 手少阳三焦经常用穴位

穴位位置	定位	主治
关 冲	在手指，第 4 指末节尺侧，指甲根角侧上方 0.1 寸（指寸）	头眩，目赤，视物不清，寒热头痛，心烦，中暑，臂肘疼痛
液 门	在手背部，第 4、5 指间，指蹼缘上方赤白肉际凹陷处	头痛，耳目齿疾，咽喉肿痛，手臂挛痛
中 渚	在手背部，第 4、5 掌骨间，第 4 掌指关节后方凹陷处	发热，头痛，耳聋，耳鸣，咽喉肿痛，手臂挛痛
阳 池	在腕后区，腕背侧远端横纹中，指伸肌腱的尺侧缘凹陷处	目赤肿痛，咽喉肿痛，腕臂疼痛
外 关	在前臂后区，腕背侧远端横纹上 2 寸，尺骨与桡骨之间凹陷处	头痛，颊痛，目赤肿痛，耳聋，耳鸣，喉痹，牙痛，乳痈，胸胁痛，肘臂屈伸不利
支 沟	在前臂后区，腕背侧远端横纹上 3 寸，尺骨与桡骨之间，横平会宗	咳嗽，逆气，目赤肿痛，颈项强痛，耳聋，耳鸣，肩背酸痛，便秘
会 宗	在前臂后区，腕背侧远端横纹上 3 寸，支沟尺侧，尺骨的桡侧缘	偏头痛，耳聋，耳鸣，上肢疼痛
三阳络	在前臂背侧，腕背横纹上 4 寸，尺骨与桡骨之间	耳聋，耳鸣，牙痛，暴喑，手臂痛
四 渎	在前臂后区，肘尖下 5 寸，尺骨与桡骨之间	头痛，眩晕，耳聋，牙痛，暴喑，上肢痹痛
天 井	在肘后区，屈肘时，肘尖直上 1 寸凹陷处	头痛，目眦，耳聋，耳鸣，咽喉肿痛，肩臂疼痛，瘰疬

续表

穴位位置	定位	主治
清冷渊	在臂后区，肘尖与肩峰角连线上，屈肘时，肘尖直上 2 寸	头痛，目痛，黄疸，肩臂痛不能举
消 泺	在臂后区，肘尖与肩峰角连线上，肘尖直上 5 寸	头痛，项强，牙痛，臂痛，背部肿痛，眩晕，惊风
臑 会	在臂后区，肩峰角下 3 寸，三角肌的后下缘	目疾，肩臂痛，肩胛肿痛
肩 髎	在三角肌区，肩峰角与肱骨大结节两骨间凹陷处，垂肩时，肩髃后约 1 寸	肩臂挛痛不遂，肩重不能举，中风偏瘫，荨麻疹
天 髎	在肩胛区，肩井与曲垣连线的中点，肩胛骨上角骨际凹陷处	肩臂痛，颈项强痛，胸中烦满
天 牖	在颈侧部，乳突的后下方，横平下颌角，胸锁乳突肌的后缘凹陷处	头痛，头晕，面肿，目痛，暴聋，项强，瘰疬
翳 风	在颈部，耳垂后方，乳突与下颌角之间的凹陷处	耳聋，耳鸣，口眼歪斜，牙痛，颊肿，牙关紧闭，瘰疬
瘈 脉	在头部，耳后乳突中央，角孙与翳风沿耳轮弧形连线的上 2/3 与下 1/3 的交点处	头痛，目眩，目视不明，耳聋，耳鸣，小儿惊风，呕吐，泄泻，抽搐
颅 息	在头部，角孙与翳风沿耳轮弧形连线的上 1/3 与下 2/3 的交点处	头痛，耳聋，耳鸣，小儿惊痫，呕吐，泄泻
角 孙	在头部，耳尖正对发际处	头痛，项强，目赤肿痛，目翳，牙痛，耳部肿痛
耳 门	在耳区，耳屏上切迹与下颌骨髁突之间的凹陷处	头痛，耳聋，耳鸣，牙痛，颈颌肿痛，小儿惊痫
耳和髎	在头侧部，鬓发后缘，平耳廓根的前方，颞浅动脉的后缘	头痛，耳鸣，口眼歪斜，鼻息肉，牙关紧闭，颔肿
丝竹空	在面部，眉梢凹陷处	头痛，目眩，目赤肿痛，眼睑跳动，眼睑下垂，青盲近视，牙痛

足阳明胃经常用穴位

足阳明胃经经脉循行始于目下承泣穴（接大肠经），向下进入上齿中，然后挟口环绕口唇，经地仓穴至下唇承浆穴，左右相交后沿下颌体向后至下颌角，再转向上行，经耳前上行入发际至额。

由下颌处分出支脉向下经颈部人迎穴至盆（锁骨上大窝）入胸，膈肌下行入腹，归属于胃，并和脾脏联络。

从缺盆处向下直行的脉，经胸部乳头内侧、腹部脐旁至腹股沟，继而斜向外行，沿大腿、小腿前外侧下行至足背，止于足中趾内侧缝。

由膝下 3 寸部位分出的支脉下行，分布于足中趾的外侧缝。

由足背分出的支脉，斜行向足大趾，与脾经相通。（图 4–7、表 4–7）

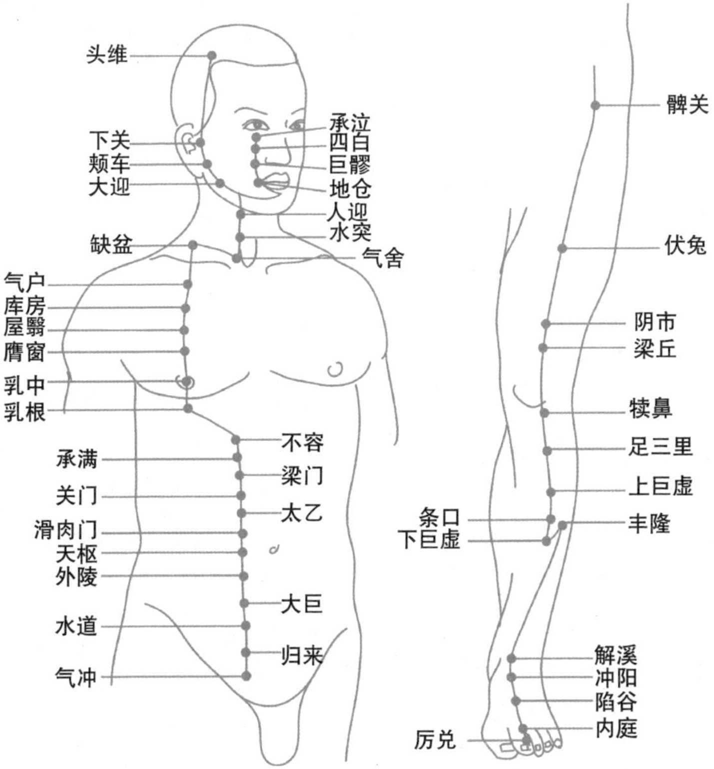

图4–7 足阳明胃经常用穴位

表 4-7　足阳明胃经常用穴位

穴位位置	定位	主治
承泣	在面部，眼球与眶下缘之间，瞳孔直下	目赤肿痛，迎风流泪，夜盲，青光眼，视神经萎缩，白内障，眶下神经痛
四白	在面部，瞳孔直下，眶下孔凹陷处	目赤痛痒，迎风流泪，目翳，三叉神经痛，眼睑痉挛，口眼歪斜
巨髎	在面部，瞳孔直下，横平鼻翼下缘，鼻唇沟外侧	口眼歪斜，眼睑跳动，鼻衄，牙痛，唇颊肿
地仓	在面部，口角旁开 0.4 寸（指寸）	口角歪斜，流涎，面肌痉挛，牙痛颊肿，三叉神经痛
大迎	在面部，下颌前方，咬肌附着部的前缘凹陷中，面动脉搏动处	口角歪斜，牙关紧闭，失音，颊肿，牙痛，面肌痉挛
颊车	在面部，下颌角前上方一横指	口眼歪斜，牙关紧闭，牙痛，颊肿，口噤不语
下关	在面部，颧弓下缘中央与下颌切迹之间凹陷处	口眼歪斜，牙痛，颊肿，耳聋，耳鸣
头维	在头部，额角发际直上 0.5 寸，头正中线旁开 4.5 寸	头晕，目眩，偏正头痛，三叉神经痛，眼睑痉挛，面神经炎
人迎	在颈部，横平锁喉，胸锁乳突肌前缘，颈总动脉搏动处	咽喉肿痛，胸满气逆，瘰疬，瘿气，高血压，甲状腺肿
水突	在颈部，横平环状软骨，胸锁乳突肌前缘	咳嗽，气喘，咽喉肿痛，甲状腺肿
气舍	在胸锁乳突肌区，锁骨上小窝，锁骨胸骨端上缘，胸锁乳突肌胸骨头与锁骨头中间的凹陷处	气喘，咽喉肿痛，颈部强痛，呃逆，瘿瘤，瘰疬

续表

穴位位置	定位	主治
缺 盆	在颈外侧区，锁骨上大窝，锁骨上缘凹陷中，前正中线旁开 4 寸	呼吸喘鸣，咽喉肿痛，缺盆中痛，瘰疬，肋间神经痛
气 户	在胸部，锁骨下缘，前正中线旁开 4 寸	咳嗽，气喘，咽喉肿痛，呃逆，胸部胀满，胸胁痛
库 房	在胸部，第 1 肋间隙，前正中线旁开 4 寸	咳嗽，气喘，支气管炎，咳唾脓血，胸胁胀痛
屋 翳	在胸部，第 2 肋间隙，前正中线旁开 4 寸	咳嗽，气喘，胸胁胀痛，胸满气逆，乳痈
膺 窗	在胸部，第 3 肋间隙，前正中线旁开 4 寸	咳嗽，气喘，胸肋胀痛，乳痈，心动过速
乳 中	在胸部，第 4 肋间隙，乳头中央，前正中线旁开 4 寸	只作胸腹部腧穴的定位标志
乳 根	在胸部，第 5 肋间隙，前正中线旁开 4 寸	气喘，咳嗽，呃逆，胸痛，胸闷，乳痈，乳汁不足
不 容	在上腹部，脐中上 6 寸，前正中线旁开 2 寸	胃痛，腹胀，呕吐，食欲不振
承 满	在上腹部，脐中上 5 寸，前正中线旁开 2 寸	咳嗽，气喘，胃痛，腹胀，肠鸣，呕吐，食欲不振
梁 门	在上腹部，脐中上 4 寸，前正中线旁开 2 寸	胃痛，腹胀，腹泻，呕吐，食欲不振
关 门	在上腹部，脐中上 3 寸，前正中线旁开 2 寸	腹胀，腹痛，腹泻，肠鸣，水肿，食欲不振
太 乙	在上腹部，脐中上 2 寸，前正中线旁开 2 寸	胃痛，腹胀，肠鸣，呕吐，消化不良，食欲不振，心烦不宁，癫狂

续表

穴位位置	定位	主治
滑肉门	在上腹部，脐中上 1 寸，前正中线旁开 2 寸	胃痛，腹胀，肠鸣，呕吐，食欲不振，癫狂
天 枢	在腹部，横平脐中，前正中线旁开 2 寸	腹痛，腹胀，腹泻，便秘，痢疾，月经不调，痛经，肠麻痹，癥瘕
外 陵	在下腹部，脐中下 1 寸，前正中线旁开 2 寸	腹痛，腹胀，疝气，月经不调，痛经
大 巨	在下腹部，脐中下 2 寸，前正中线旁开 2 寸	小腹胀满，小便不利，便秘，疝气，遗精，早泄，阳痿，失眠
水 道	在下腹部，脐中下 3 寸，前正中线旁开 2 寸	小腹胀满，小便不利，便秘，痛经，不孕，肾炎，水肿，尿潴留，疝气
归 来	在下腹部，脐中下 4 寸，前正中线旁开 2 寸	腹痛，疝气，闭经，白带过多，子宫脱垂，遗精，阴茎中痛，阴睾上缩入腹，睾丸炎
气 冲	在腹股沟区，耻骨联合上缘，前正中线旁开 2 寸，动脉搏动处	阳痿，疝气，小腹疼痛，月经不调，阴肿，不孕
髀 关	在股前区，股直肌近端、缝匠肌与阔筋膜张肌 3 条肌肉之间凹陷处	腰痛膝冷，下肢麻木，痿痹，腹痛，瘫痪
伏 兔	在股前区，髌底上 6 寸，髂前上棘与髌底外侧端的连线上	腰痛膝冷，下肢酸软麻木，疝气，脚气，瘫痪，荨麻疹
阴 市	在股前区，髌底上 3 寸，股直肌肌腱外侧缘	腿膝风湿痹痛，下肢不遂，疝气，腹胀，腹痛，瘫痪，糖尿病
梁 丘	在股前区，髌底上 2 寸，股外侧肌与股直肌肌腱之间	膝关节痛，下肢不遂，胃痛，肠鸣，腹泻，乳痈
犊 鼻	在膝前区，髌韧带外侧凹陷处	膝关节痛，下肢麻痹，屈伸不利，脚气

续表

穴位位置	定位	主治
足三里	在小腿外侧，犊鼻穴下3寸，犊鼻穴与解溪穴连线上	胃痛，腹胀，腹泻，痢疾，便秘，呕吐，噎膈，头晕，耳鸣，心悸，气短，乳痈，肠痈，下肢痹痛，水肿，癫狂，脚气，月经不调，痛经，不孕，虚劳，产后血晕。本穴有强壮作用，为保健要穴
上巨虚	在小腿外侧，犊鼻穴下6寸，犊鼻与解溪连线上	肠鸣，腹胀，腹痛，腹泻，便秘，肠痈，下肢瘫痪，脚气
条口	在小腿外侧，犊鼻穴下8寸，犊鼻与解溪连线上	脘腹疼痛，下肢麻木，下肢瘫痪，肩背痛，肩周炎
下巨虚	在小腿外侧，犊鼻穴下9寸，犊鼻与解溪连线上	腹痛，肠鸣，腹泻，痢疾，乳痈，下肢瘫痪
丰隆	在小腿外侧，外踝尖上8寸，胫骨前肌的外缘	头痛，眩晕，痰涎，咳逆，咽喉肿痛，呕吐，胃痛，便秘，水肿，癫狂，小腿酸痛、麻木，下肢痿痹
解溪	在踝区，踝关节前面中央凹陷处，拇长伸肌腱与趾长伸肌腱之间	头面浮肿，头痛，眩晕，腹胀，便秘，癫狂，踝关节肿痛，下肢瘫痪
冲阳	在足背，第2跖骨基底部与中间楔状骨关节处，可触及足背动脉	面肿，牙痛，口眼歪斜，癫狂痫，胃痛，腹胀，足痿无力
陷谷	在足背，第2、3跖骨结合部前方凹陷处	面目浮肿，水肿，腹痛，肠鸣，胸胁支满，足背肿痛
内庭•	在足背，第2、3趾间，趾蹼缘后方赤白肉际处	牙痛，头面痛，咽喉肿痛，鼻衄，腹痛，腹胀，腹泻，痢疾，便秘，热病，足背肿痛，趾跖关节痛
历兑	在足趾，第2趾末节外侧，距趾甲角0.1寸	面肿，鼻衄，牙痛，咽喉肿痛，胸腹胀满，热病，梦魇，癫狂

足太阴脾经常用穴位

足太阴脾经经脉循行起始于足拇趾端内侧隐白穴（承接胃经），沿拇趾内侧、足内侧缘向后行至内踝前，继而沿小腿、膝部和大腿内侧面上行至腹股沟，入腹，归属于脾，并和胃联络。由胃分出的支脉上行，通过膈肌，进入胸内，注于心中，与心经相通。另一支脉上行至舌根，散布于舌下。（图4–8、表4–8）

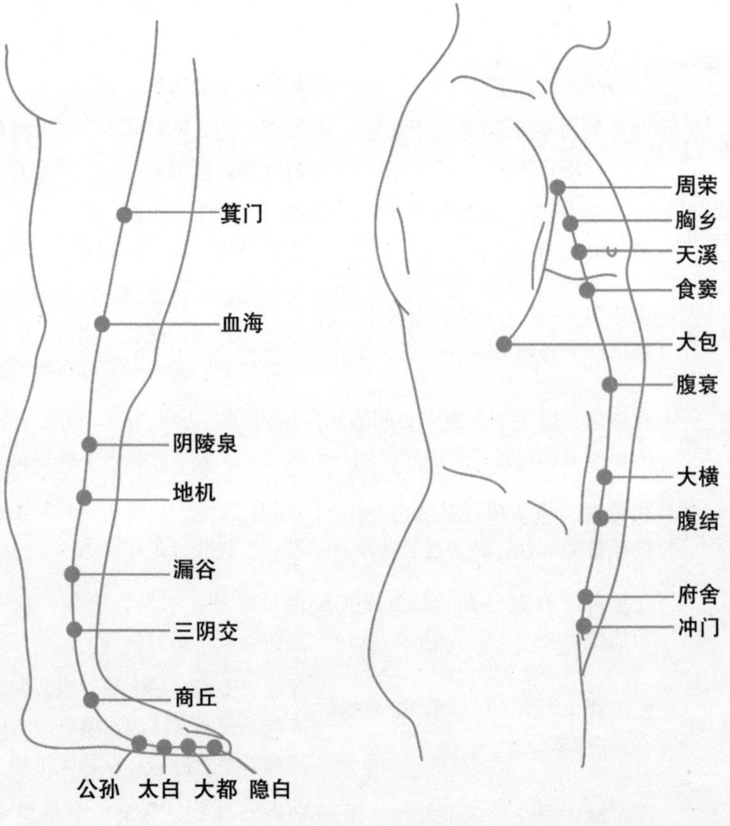

图4–8 足太阴脾经常用穴位

表 4-8 足太阴脾经常用穴位

穴位位置	定位	主治
隐 白	在足趾，大趾末节内侧，趾甲根角侧后方 0.1 寸（指寸）	月经不调，崩漏，衄血，便血，尿血，腹胀，失眠多梦，惊风，胸满，咳吐，足趾痛
大 都	在足趾，第 1 跖趾关节远端赤白肉际凹陷处	腹胀，腹痛，腹泻，便秘，呕吐，热病无汗，体重肢肿，手足厥冷，小儿惊风
太 白	在跖区，第 1 跖骨关节近端赤白肉际凹陷处	腹痛，腹胀，腹泻，肠鸣，呕吐，便秘，痢疾，月经不调，闭经，崩漏，带下，胸胁胀痛，体重节痛
公 孙	在跖区，第一跖骨基底部的前下缘赤白肉际处	胃痛，腹胀，肠鸣，消化不良，呕吐，腹泻，便秘，痢疾
商 丘	在踝区，内踝前下方，舟骨结节与内踝尖连线中点凹陷处	腹胀，消化不良，呕吐，腹泻，便秘，痢疾，两足无力，足踝痛
三阴交	在小腿内侧，足内踝尖上 3 寸，胫骨内侧缘后际	腹胀，肠鸣，脾胃虚弱，腹痛，腹泻，月经不调，闭经，崩漏，带下，不孕，难产，遗精，阳痿，遗尿，疝气，脚气，失眠，湿疹，下肢痿痹
漏 谷	在小腿内侧，内踝尖与阴陵泉连线上，距内踝尖 6 寸，胫骨内侧缘后际	腹胀，肠鸣，腹泻，腹痛，水肿，小便不利，遗精，腿膝厥冷
地 机	在小腿内侧，阴陵泉下 3 寸，胫骨内侧缘后际	腹痛，腹胀，腹泻，食欲不振，小便不利，月经不调，痛经，遗精，腰痛，水肿

续表

穴位位置	定位	主治
阴陵泉	在小腿内侧，胫骨内侧踝下缘与胫骨内侧缘之间的凹陷处	腹痛，腹胀，腹泻，水肿，黄疸，小便不利或失禁，遗尿，遗精，月经不调，膝痛
血 海	在股前区，髌底内侧端上 2 寸，股内侧肌的隆起处	月经不调，痛经，崩漏，闭经，风疹，湿疹，丹毒，尿路感染，股内侧痛，膝痛
箕 门	在股前区，髌底内侧端与冲门的连线上 1/3 与下 2/3 交点，长收肌和缝匠肌交角的动脉搏动处	小便不利，遗尿，癃闭，尿路感染，腹股沟肿痛，下肢痿痹
冲 门	在腹股沟区，腹股沟斜纹中，髂外动脉搏动处的外侧	腹痛，腹胀，疝气，痔痛，崩漏，带下，小便不利，精索痛，子宫脱垂
府 舍	在下腹部，脐中下 4 寸，前正中线旁开 4 寸	腹痛，疝气，腹满积聚，便秘，子宫脱垂，精索痛
腹 结	在下腹部，脐中下 1.3 寸，前正中线旁开 4 寸	腹痛，腹泻，便秘，疝气
大 横	在腹中部，脐中旁开 4 寸	腹痛，腹胀，腹泻，便秘，痢疾
腹 哀	在上腹部，脐中上 3 寸，前正中线旁开 4 寸	消化不良，腹痛，便秘，痢疾
食 窦	在胸外侧部，第 5 肋间隙，前正中线旁开 6 寸	胸胁胀痛，腹胀，肠鸣，噫气，反胃，水肿
天 溪	在胸外侧部，第 4 肋间隙，前正中线旁开 6 寸	胸胁胀痛，咳嗽，气逆，乳痛，乳汁不足

续表

穴位位置	定位	主治
胸 乡	在胸外侧部，第 3 肋间隙，前正中线旁开 6 寸	胸胁胀痛，咳嗽，气喘
周 荣	在胸外侧部，第 2 肋间隙，前正中线旁开 6 寸	胸胁胀痛，咳嗽，气喘
大 包	在胸外侧部，第 6 肋间隙处，腋中线上	胸胁胀痛，咳嗽，气喘，全身疼痛，四肢无力

足太阳膀胱经常用穴位

足太阳膀胱经经脉循行起始于目内侧睛明穴（承接小肠经）上行经额至头顶，交会于督脉百会穴，深入颅内，与脑相联络。然后下行至项，沿着肩胛内侧，挟脊柱两旁下行至腰部，分出支脉进入腹腔后继续挟脊柱两旁下行，贯过臀部，行经大腿后部进入膝部胸窝中。

从项部分出的支脉，分别向下贯过肩胛后，沿着肩胛骨内侧缘一线下行至臀部，经过髀枢（髋关节），沿着大腿后外侧下行至腘窝，与前脉相会合后，再下行贯过小腿后部肌肉，出于外踝之后，沿足外侧缘前行，止于足小趾端外侧至阴穴。并与肾经相通。

从腰部分出的支脉，通过脊柱两旁之肌肉，进入腹腔，与肾相联络，归属于本腑膀胱。

从头顶部分出的另一支脉，行向耳上部。（图 4-9、表 4-9）

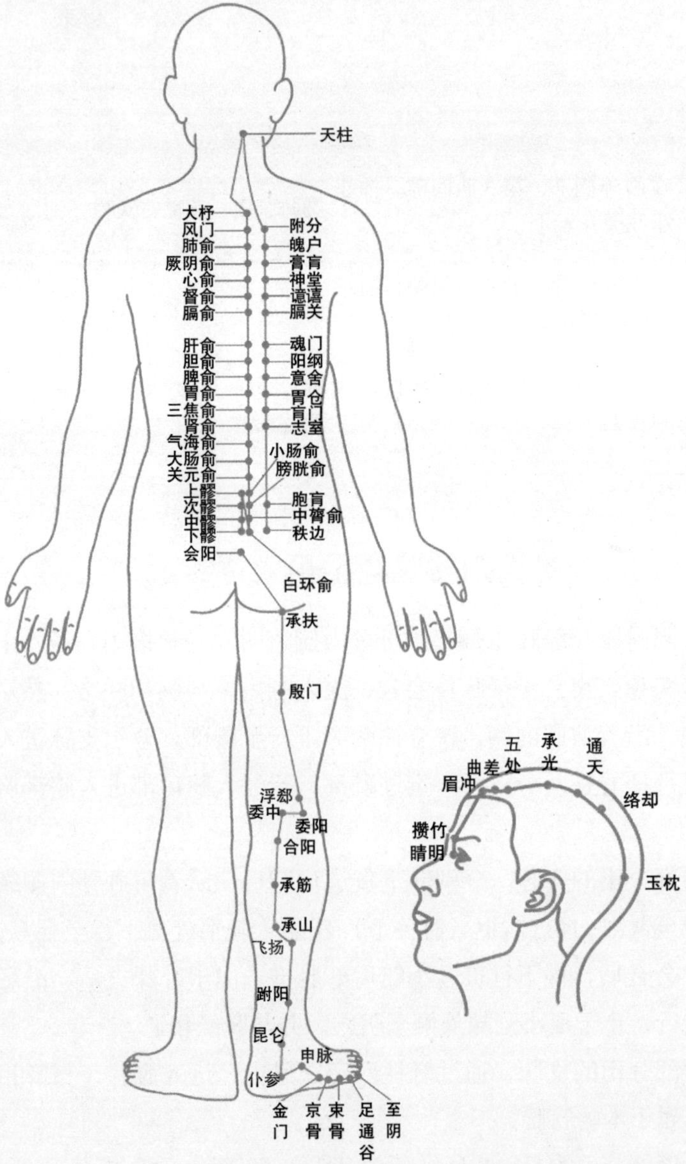

图4-9 足太阳膀胱经常用穴位

表 4-9 足太阳膀胱经常用穴位

穴位位置	定位	主治
睛明	在面部，目内眦角稍上方眶内侧壁凹陷处	目赤肿痛，流泪，视物不明，目翳，目眩，屈光不正，近视，夜盲，色盲，青光眼，早期轻度白内障
攒竹	在面部，眉头凹陷中，眶上切迹处	头痛，眼睑痉挛，眉棱骨痛，口眼歪斜，目视不明，目赤肿痛，流泪
眉冲	在头部，额切际直上入发际 0.5 寸，神庭与曲差连线之间	头痛，眩晕，鼻塞，眼病，目视不明，癫痫
曲差	在头部，前发际正中直上 0.5 寸，旁开 1.5 寸，即神庭与头维连线的内 1/3 与外 2/3 交点处	头痛，眩晕，目痛，目视不明，鼻塞，鼻衄
五处	在头部，前发际正中直上 1 寸，旁开 1.5 寸	头痛，眩晕，目视不明，小儿惊风，癫痫
承光	在头部，前发际正中直上 2.5 寸，旁开 1.5 寸	头痛，目眩，视力减退，鼻塞，流涕，呕吐，热病
通天	在头部，前发际正中直上 4 寸，旁开 1.5 寸	头痛，头重，眩晕，鼻塞，鼻衄，鼻渊
络却	在头部，前发际正中直上 5.5 寸，旁开 1.5 寸	头晕，目视不明，鼻塞，耳鸣，癫狂，痫证
玉枕	在头部，横平枕外隆凸上缘，后发际正中直上 2.5 寸，旁开 1.3 寸	头痛，眩晕，目赤肿痛，项痛，鼻塞
天柱	在颈后区，横平第 2 颈椎棘突上际，斜方肌外缘凹陷处	头痛，眩晕，项强，目赤肿痛，鼻塞，喉痹，癫狂，痫证，落枕，肩背痛，惊厥，热病

续表

穴位位置	定位	主治
大 杼	在脊柱区，第 1 胸椎棘突下，旁开 1.5 寸	头晕，目眩，头痛，发热，咳嗽，喉痹，项强，肩胛痛
风 门	在脊柱区，第 2 胸椎棘突下，旁开 1.5 寸	咳嗽，气喘，风寒，感冒，头痛，项强，胸背疼痛，呕吐，水肿
肺 俞	在背部，第 3 胸椎棘突下，旁开 1.5 寸	发热，咳嗽，鼻塞，胸满逆喘，咳血，喉痹，盗汗，骨蒸潮热，胸闷心悸，脊背疼痛，皮肤瘙痒
厥阴俞	在脊柱区，第 4 胸椎棘突下，旁开 1.5 寸	咳嗽，呕吐，心痛，心悸，胸闷，胸胁痛，神经衰弱
心 俞	在脊柱区，第 5 胸椎棘突下，旁开 1.5 寸	心痛，心悸，气喘，咳嗽，失眠，健忘，癫狂，盗汗，梦遗，肩背痛
督 俞	在脊柱区，第 6 胸椎棘突下，旁开 1.5 寸	心痛，心悸，胸闷，腹痛，腹胀，肠鸣，呃逆，寒热，气喘
膈 俞	在脊柱区，第 7 胸椎棘突下，旁开 1.5 寸	气喘，咳嗽，心痛，心悸，呕吐，呃逆，吐血，便血，潮热，盗汗
肝 俞	在脊柱区，第 9 胸椎棘突下，旁开 1.5 寸	头痛，眩晕，目赤，目眩，雀目，目视不明，吐血，鼻衄，黄疸，胃病，胁痛，癫狂，痫证，颈项强痛，腰背痛，月经不调，闭经，痛经
胆 俞	在脊柱区，第 10 胸椎棘突下，旁开 1.5 寸	黄疸，口苦，胃痛，呕吐，胸胁痛，肺痨，潮热
脾 俞	在脊柱区，第 11 胸椎棘突下，旁开 1.5 寸	腹胀，腹泻，痢疾，呕吐，便血，黄疸，水肿，胃痛，背痛
胃 俞	在脊柱区，第 12 胸椎棘突下，旁开 1.5 寸	腹胀，腹泻，痢疾，肠鸣，呕吐，消化不良，胃脘痛，胸胁痛

续表

穴位位置	定位	主治
三焦俞	在脊柱区，第1腰椎棘突下，旁开1.5寸	腹胀，腹泻，痢疾，肠鸣，呕吐，水肿，肾炎，遗尿，腰背强痛
肾俞	在脊柱区，第2腰椎棘突下，旁开1.5寸	耳鸣，耳聋，遗尿，小便不利，遗精，阳痿，月经不调，痛经，白带，水肿，腰膝酸痛
气海俞	在脊柱区，第3腰椎棘突下，旁开1.5寸	腹胀，肠鸣，痔漏，月经不调，痛经，崩漏，腰痛，腰膝酸软
大肠俞	在脊柱区，第4腰椎棘突下，旁开1.5寸	腹痛，腹胀，肠鸣，腹泻，痢疾，便秘，腰痛，遗尿
关元俞	在脊柱区，第5腰椎棘突下，旁开1.5寸	腹痛，腹胀，腹泻，小便不利，遗尿，尿路感染，腰痛
小肠俞	在骶区，骶正中嵴旁1.5寸，横平第1骶后孔	腹痛，腹胀，腹泻，痢疾，痔疾，疝气，小便不利，遗精，遗尿，尿血，白带，腰腿痛
膀胱俞	在骶区，骶正中嵴旁1.5寸，横平第2骶后孔	小便不利，遗尿，遗精，阳痿，腹痛，泄泻，便秘，痢疾，腰脊强痛
中膂俞	在骶区，骶正中嵴旁1.5寸，横平第3骶后孔	肠炎，泄泻，痢疾，疝气，腰脊强痛
白环俞	在骶区，骶正中嵴旁1.5寸，横平第4骶后孔	遗精，阳痿，早泄，小便黄赤，遗尿，疝气，月经不调，白带，腰腿痛
上髎	在骶区，髂后上棘与正中线之间，正对第1骶后孔处	大小便不利，月经不调，带下，阴挺，子宫脱垂，不孕，遗精，阳痿，腰痛，膝软
次髎	在骶区，髂后上棘内下方，正对第2骶后孔处	疝气，月经不调，痛经，带下，小便不利，遗精，腰痛，下肢痿痹

续表

穴位位置	定位	主治
中 髎	在骶区，次髎下内方，正对第 3 骶后孔处	便秘，泄泻，小便不利，月经不调，带下，腰痛
下 髎	在骶区，中髎下内方，正对第 4 骶后孔处	腹痛，腹泻，便秘，小便不利，白带过多，痛经，便血，腰痛
会 阳	在骶区，尾骨端旁开 0.5 寸	腹痛，泄泻，便血，痢疾，痔疾，腿痛，阳痿，遗精，带下，痛经
承 扶	在股后区，臀沟的中点	腰骶臀股部疼痛，坐骨神经痛，下肢瘫痪，便秘，痔疾
殷 门	在股后区，股二头肌与半腱肌之间，臀沟下 6 寸	腰骶臀股部疼痛，坐骨神经痛，下肢痿痹，下肢瘫痪
浮 郄	在膝后区，腘横纹上 1 寸，股二头肌腱的内侧	腹泻，便秘，臀股麻木，小腿转筋，下肢痿痹，失眠
委 阳	在膝后区，腘横纹上，股二头肌腱的内侧	胸腹胀，发热，小便不利，腰脊强痛，腿足挛痛，便秘，痔疮
委 中	在膝后区，腘横纹中点，股二头肌腱与半腱肌肌腱的中间	腰背痛，风寒湿痹，下肢痿痹，筋挛急，腹痛，吐泻，小便不利，遗尿，丹毒，乳痈
附 分	在脊柱区，第 2 胸椎棘突下，旁开 3 寸	感冒，气喘，颈项强痛，肩背拘急，肘臂麻木
魄 户	在脊柱区，第 3 胸椎棘突下，旁开 3 寸	咳嗽，气喘，咯血，肺痨，颈项强痛，肩背痛，霍乱呕吐
膏 肓	在脊柱区，第 4 胸椎棘突下，旁开 3 寸	咳嗽，气喘，肺结核，健忘，盗汗，遗精，完谷不化，神经衰弱，久病体虚
神 堂	在脊柱区，第 5 胸椎棘突下，旁开 3 寸	咳嗽，气喘，心痛，心悸，失眠，胸闷，脊背强痛

续表

穴位位置	定位	主治
谚 谆	在脊柱区，第6胸椎棘突下，旁开3寸	咳嗽，气喘，目眩，目痛，鼻衄，疟疾，热病，肩背痛
膈 关	在脊柱区，第7胸椎棘突下，旁开3寸	食欲不振，呕吐，嗳气，呃逆，胸闷，脊背强痛
魂 门	在脊柱区，第9胸椎棘突下，旁开3寸	食欲不振，呕吐，肠鸣，泄泻，胸胁痛，胃痛，背痛
阳 纲	在脊柱区，第10胸椎棘突下，旁开3寸	腹痛，肠鸣，泄泻，痢疾，黄疸，消渴，背痛
意 舍	在脊柱区，第11胸椎棘突下，旁开3寸	腹胀，肠鸣，呕吐，泄泻，消化不良，黄疸，消渴，噎膈，脊背痛，水肿
胃 仓	在脊柱区，第12胸椎棘突下，旁开3寸	胃脘痛，腹胀，便秘，腰脊背痛，水肿，伤食吐泻
肓 门	在腰区，第1腰椎棘突下，旁3开寸	腹痛，便秘，黄疸，淋证，痞块，乳疾
志 室	在腰区，第2腰椎棘突下，旁开3寸	遗精，阳痿，早泄，遗尿，尿频，小便不利，水肿，月经不调，腰脊强痛
胞 肓	在骶区，横平第2骶后孔，骶正中嵴旁开3寸	腹胀，肠鸣，腹泻，便秘，小便不利，阴肿疼痛，癃闭，腰脊强痛
秩 边	在骶区，横平第4骶后孔，骶正中嵴旁开3寸	小便不利，便秘，痔疾，癃闭，结石，腰骶痛，坐骨神经痛，下肢麻木，下肢瘫痪
合 阳	在小腿后区，腘横纹下2寸，腓肠肌内、外侧头之间	腰脊强痛，下肢痹痛，疝气，崩漏，阴中暴痛，睾丸肿痛，阳痿
承 筋	在小腿后区，腘横纹下5寸，腓肠肌两肌腹中央	腰膝痹痛，痔疮，便秘，鼻衄，癫疾

续表

穴位位置	定位	主治
承 山	在小腿后区，腓肠肌两肌腹与肌腱交角处	脱肛，痔疾，便秘，脚气，腰腿拘急疼痛
飞 扬	在小腿后区，外踝后，昆仑穴直上 7 寸，承山外侧斜下方 1 寸处	头痛，目眩，鼻衄，鼻塞，痔疾，腰腿疼痛，下肢无力，下肢麻木
跗 阳	在小腿后区，外踝后，昆仑穴直上 3 寸，腓骨与跟腱之间	头痛，头重，目眩，腰骶痛，下肢痿痹，外踝肿痛，寒湿脚气，两足生疮
昆 仑	在踝区，外踝尖与跟腱之间的凹陷处	头痛，项强，目痛，目眩，鼻衄，癫痫，难产，疟疾，腰骶疼痛，脚跟肿痛
仆 参	在跟区，外踝后下方，昆仑直下，跟骨外侧，赤白肉际处	足跟痛，足痿，癫痫，狂言
申 脉	在踝区，外踝尖直下，外踝下缘与跟骨之间凹陷处	头痛，眩晕，目赤痛，鼻衄，口眼歪斜，癫狂，痫证，失眠，腰腿酸痛，足跟肿痛，半身不遂
金 门	在足背，外踝前缘直下，第 5 跖骨粗隆后方，骰骨下缘凹陷处	头痛，牙痛，癫痫，小儿惊风，腰腿痛，肩背痛，下肢痿痹，外踝痛，足部扭伤
京 骨	在跖区，第 5 跖骨粗隆下方，赤白肉际处	头痛，眩晕，项强，目赤，目翳，鼻塞，鼻衄，癫痫，腰痛，半身不遂，寒湿脚气，两足生疮
束 骨	在跖区，第 5 跖趾关节的近端，赤白肉际处	头痛，项强，目眩，目赤，耳聋，癫狂，腰腿痛，痔疮
足通谷	在足趾，第 5 跖趾关节的远端，赤白肉际处	头痛，项强，目眩，鼻衄，癫狂，热病，咳嗽，气喘，胸满
至 阴	在足小趾末节外侧，趾甲根角侧后方 0.1 寸（指寸）	头痛，目痛，鼻塞，鼻衄，心烦，胸胁痛，胎位不正，难产，小便不利，足下热

足少阴肾经常用穴位

足少阴肾经经脉循行起始于足小趾下面（承接膀胱经），出于足内侧缘然谷（舟骨结节）之下，历经足内踝之后、小腿、膝部和大腿内侧面上行至腹股沟，入腹，穿过脊柱，归属于肾脏，与膀胱相联络。

由肾脏上行的脉，通过肝脏和膈肌至胸腔，入于肺脏；另一支脉沿着气管、喉咙上行，分布于舌根外侧。

从肺脏出来的支脉，与心脏相联络，并注入于胸中，与心包经相通。（图 4−10、表 4−10）

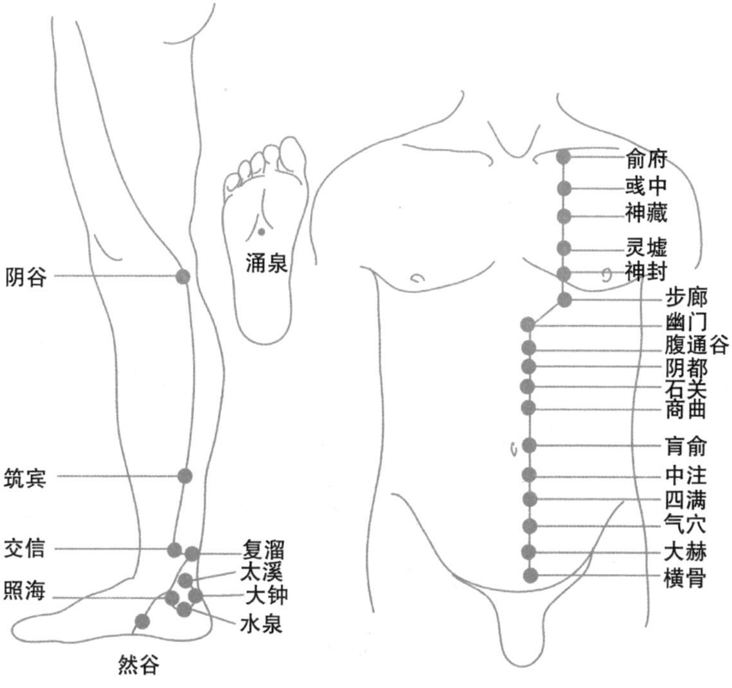

图4−10 足少阴肾经常用穴位

表 4-10 足少阴肾经常用穴位

穴位位置	定位	主治
涌 泉	在足底部，屈足卷趾时足心最凹陷处，约足底第 2、3 趾蹼缘与足跟中点连线的前 1/3 与后 2/3 交点上	咳嗽，气喘，咽喉肿痛，咳血，肺痨，头痛，头昏，目眩，鼻衄，失音，失眠，便秘，小便不利，小儿惊风，癫狂，昏厥，阳痿，经闭，难产，足心热，下肢瘫痪
然 谷	在足内侧缘，足舟骨粗隆下方，赤白肉际处	咽喉肿痛，咳血，消渴，泄泻，月经不调，带下，遗精，尿血，小便不利，小儿脐风，口噤，不孕症
太 溪	在踝区，内踝尖与跟腱之间的凹陷处	头痛目眩，咳嗽，气喘，咽喉肿痛，咳血，牙痛，耳聋，耳鸣，鼻衄，便秘，消渴，月经不调，闭经，带下，不孕，失眠，健忘，遗尿，癃闭，遗精，阳痿，小便频数，水肿，腰痛
大 钟	在跟区，内踝后下方，跟骨上缘，跟腱附着部的内侧前方凹陷处	咳嗽，气喘，咽喉肿痛，烦心，失眠，痴呆，癃闭，遗尿，便秘，月经不调，足跟肿痛，腰脊强痛
水 泉	在跟区，内踝后下方，太溪直下 1 寸，跟骨结节内侧凹陷处	月经不调，痛经，经闭，子宫脱垂，小便不利，腹痛，足跟痛
照 海	在踝区，内踝尖下 1 寸，内踝下缘边际凹陷处	咽喉肿痛，心痛，气喘，便秘，肠鸣，腹泻，癫痫，失眠，月经不调，子宫脱垂，小便频数，癃闭
复 溜	在小腿内侧，内踝尖上 2 寸，跟腱的前方	腹胀，肠鸣，泄泻，水肿，盗汗，遗精，早泄，热病无汗，腰脊强痛
交 信	在小腿内侧，内踝尖上 2 寸，复溜前 0.5 寸，胫骨内侧缘的后方凹陷处	腹泻，便秘，痢疾，月经不调，崩漏，睾丸肿痛，疝气
筑 宾	在小腿内侧，太溪与阴谷的连线上，太溪直上 5 寸，比目鱼肌与跟腱之间	癫狂，疝气，脚软无力，小腿疼痛，不孕
阴 谷	在膝后区，腘横纹上，半腱肌肌腱外侧缘	腹痛，阳痿，遗精，疝气，崩漏，带下，经闭，小便不利，膝股内侧痛

续表

穴位位置	定位	主治
横 骨	在下腹部，脐中下5寸，前正中线旁开0.5寸	遗精，阳痿，阴痛，疝气，遗尿，小便不利
大 赫	在下腹部，脐中下4寸，前正中线旁开0.5寸	遗精，阳痿，月经不调，痛经，带下，不孕，泄泻，痢疾
气 穴	在下腹部，脐中下3寸，前正中线旁开0.5寸	月经不调，痛经，白带，不孕，小便不利，遗精，阳痿
四 满	在下腹部，脐中下2寸，前正中线旁开0.5寸	月经不调，痛经，带下，不孕，腹痛，便秘，疝气，遗精，遗尿，水肿
中 注	在下腹部，脐中下1寸，前正中线旁开0.5寸	腹胀，腹泻，呕吐，便秘，痢疾，月经不调，痛经
肓 俞	在腹部，脐中旁开0.5寸	腹痛，腹胀，腹泻，便秘，痢疾，呕吐，月经不调，腰脊痛
商 曲	在上腹部，脐中上2寸，前正中线旁开0.5寸	腹痛，腹胀，腹泻，便秘，痢疾，呕吐
石 关	在上腹部，脐中上3寸，前正中线旁开0.5寸	腹痛，便秘，呃逆，呕吐，产后腹痛，经闭，带下，妇人不孕
阴 都	在上腹部，脐中上4寸，前正中线旁开0.5寸	腹胀，腹痛，肠鸣，便秘，呕吐，妇人不孕，哮喘，疟疾
腹通谷	在上腹部，脐中上5寸，前正中线旁开0.5寸	消化不良，腹痛，腹胀，呕吐，心痛，心悸，胸痛，暴喑
幽 门	在上腹部，脐中上6寸，前正中线旁开0.5寸	消化不良，腹痛，腹胀，呕吐，泄泻，痢疾，乳汁不通，乳痈，健忘
步 廊	在胸部，第5肋间隙，前正中线旁开2寸	咳嗽，气喘，胸胁胀满，食欲不振，呕吐，乳痈
神 封	在胸部，第4肋间隙，前正中线旁开2寸	咳嗽，气喘，胸胁支满，食欲不振，呕吐，泄泻，乳痈
灵 墟	在胸部，第3肋间隙，前正中线旁开2寸	咳嗽，气喘，胸胁胀痛，呕吐，乳痈
神 藏	在胸部，第2肋间隙，前正中线旁开2寸	咳嗽，气喘，胸痛，食欲不振
彧 中	在胸部，第1肋间隙，前正中线旁开2寸	咳嗽，气喘，痰壅，心悸，胸胁胀满，食欲不振，乳痈
俞 府	在胸部，锁骨下缘，前正中线旁开2寸	咳嗽，气喘，胸痛，腹胀，呕吐，嗳气，食欲不振

足少阳胆经常用穴位

足少阳胆经经脉循行始于目外侧瞳子髎穴承接三焦经，上行至头角（顶结节），弯行向耳后，沿着颈部下行至肩，和三焦经相交（向后借助于支脉交会于督脉大椎穴），向前行至缺盆，由此进入胸腔。下行通过膈肌，进入腹腔，与肝脏联络，归属于胆腑，继而沿着肋部里面下行至腹股沟气街（股动脉处），绕过阴部毛际，向后横行进入髀厌（髋关节、环跳穴）中，再沿大腿、膝部和小腿外侧下行至腓骨下段，经外踝之前、足背外侧行向第四趾间隙，止于第四趾末节外侧足窍阴穴。

从耳后分出的支脉，进入耳中，由耳前出，至目外眦，再下行经大迎穴，沿颈部下行至缺盆。

由缺盆向下直行的脉，至腋下，沿着胸侧壁下行，经过季胁（下部胸壁），至髀厌中。

由足背分出的支脉，行向第一跖骨间隙，沿足大趾外侧前行，止于其端，还穿过趾甲，分布于趾背丛毛处，与肝经相通。（图 4-11、表 4-11）

表 4-11　　足少阳胆经常用穴位

穴位位置	定位	主治
瞳子髎	在面部，目外眦旁，眶外侧 0.5 寸凹陷处	头痛，目痛，目赤，目翳，迎风流泪，口眼歪斜
听会	在面部，耳屏间切迹与下颌骨髁突之间的凹陷处	耳聋，耳鸣，脓耳，牙痛，口眼歪斜
上关	在面部，下关直下，颧弓上缘中央凹陷处	头痛，青盲，目眩，耳聋，耳鸣，口眼歪斜，牙痛，口噤，癫痫
颔厌	在头部，头维与曲鬓弧形连线的上 1/4 与下 3/4 的交点处	头痛，目眩，目眦，耳聋，耳鸣，牙痛，癫痫

续表

穴位位置	定位	主治
悬颅	在头部，头维与曲鬓弧形连线的中点处	偏头痛，面肿，目赤，目眦，鼻衄，牙痛
悬厘	在头部，头维与曲鬓弧形连线的上 3/4 与下 1/4 交点处	偏头痛，面肿，目赤，目眦，耳鸣，牙痛，癫痫
曲鬓	在头部，耳前鬓角发际后缘与耳尖水平线的交点处	头痛，眩晕，项强，颔颊肿痛，目赤肿痛，牙痛，牙关紧闭，呕吐
率谷	在头部，耳尖直上，入发际 1.5 寸	呕吐，头痛，眩晕，小儿惊风
天冲	在头部，耳根后缘直上，入发际 2 寸，率谷后 0.5 寸	头痛，牙龈肿痛，瘿气，癫痫，惊恐，疝气
浮白	在头部，耳后乳突的后上方，天冲与完骨弧形连线的上 1/3 与下 2/3 的交点处	头痛，目痛，牙痛，耳聋，耳鸣，颈项强痛，瘿瘤，瘰疬
头窍阴	在头部，耳后乳突的后上方，天冲与完骨弧形连线的上 2/3 与下 1/3 交点处	头痛，眩晕，颈项强痛，口眼歪斜，耳聋，耳鸣，目痛，口苦，牙痛，胸胁痛
完骨	在头部，耳后乳突的后下方凹陷处	头痛，失眠，面瘫，目疾，脓耳，龋齿
本神	在头部，前发际上 0.5 寸，头正中线旁开 3 寸，神庭与头维弧形连线的内 2/3 与外 1/3 的交点处	头痛，眩晕，癫痫，小儿惊风，中风，胸胁疼痛
阳白	在头部，瞳孔直上，眉上 1 寸	咳喘，气逆，头痛，目眩，目痛，面瘫
头临泣	在头部,瞳孔直上,入前发际 0.5 寸，神庭与头维弧形连线的中点处	头痛，目眩，目赤肿痛，耳聋，耳鸣，鼻塞，鼻渊，小儿惊痫
目窗	在头部，瞳孔直上，前发际上 1.5 寸，头正中线旁开 2.25 寸处	头痛，头晕，目眩，目赤肿痛，青盲，近视，上齿龋肿，小儿惊痫
正营	在头部，瞳孔直上，前发际上 2.5 寸，头正中线旁开 2.25 寸处	头痛，眩晕，目赤肿痛，面目浮肿
承灵	在头部,瞳孔直上,前发际上 4 寸，正营后 1.5 寸，横平通天	头痛，眩晕，鼻渊，鼻衄，咳喘

续表

穴位位置	定位	主治
脑空	在头部，枕外隆凸的上缘外侧，风池直上，横平脑户、玉枕	头痛，目眩，目赤肿痛，耳聋，耳鸣
风池	在颈后区，枕骨之下，横平风府，胸锁乳突肌上端与斜方肌上端之间的凹陷处	头痛，眩晕，目赤肿痛，目视不明，迎风流泪，面肿，青盲，鼻渊，鼻衄，耳聋，耳鸣，头痛发热，颈项强痛，中风，气厥，失眠，癫痫
肩井	在肩胛区，第 7 颈椎棘突与肩峰最外侧点连线的中点	头项强痛，肩背疼痛，坐骨神经痛，中风，乳痈，脚气
渊腋	在胸外侧区，举臂，在腋中线上，腋下 3 寸，第 4 肋间隙处	咳嗽，胁痛，胸满，腋下肿，臂痛不举
辄筋	在胸外侧区，腋中线前 1 寸，平乳头，第 4 肋间隙处	胸满，胁痛，咳嗽，气喘，中风，痫疾
日月	在胸部，乳头直下，第 7 肋间隙处，前正中线旁开 4 寸	胁肋胀痛，气逆吞酸，呕吐，黄疸
京门	在上腰部，第 12 肋骨游离端的下方	腹胀，腹痛，小便不利，腰脊痛，项背痛
带脉	在侧腹部，第 11 肋骨游离端下方垂线与脐水平线的交点处	腰痛，腹痛，月经不调，赤白带下，经闭，痛经，不孕
五枢	在下腹部，髂前上棘内侧，横平脐下 3 寸	气血不和，月经不调，赤白带下，少腹痛，便秘，疝气，腰胯痛
维道	在下腹部，髂前上棘前下方，五枢前下 0.5 寸	月经不调，带下，阴挺，少腹痛，呕吐，水肿，腰胯痛
居髎	在臀区，髂前上棘与股骨大转子最凸点连线的中点处	口眼㖞斜，眼睑跳动，青盲，鼻出血，牙痛，唇颊肿痛，腰腿痹痛，瘫痪
环跳	在臀区，股骨大转子最凸点与骶管裂孔连线的外 1/3 与内 2/3 的交点处	中风，下肢痿痹，遍身风疹，脚气，水肿
风市	在股部，大腿外侧中线上，腘横纹上 7 寸	腰腿酸痛，下肢痿痹，麻木，皮肤瘙痒，脚气
中渎	在股部，风市下 2 寸，或腘横纹上 5 寸，股外侧肌与股二头肌之间	胁腰胯腿痛，下肢痿痹、麻木，半身不遂，脚气

续表

穴位位置	定位	主治
膝阳关	在膝部，阳陵泉上 3 寸，股骨外上髁后上缘，股二头肌腱与髂胫束之间的凹陷处	膝膑肿痛，腘筋挛急，小腿麻木，呕吐流涎
阳陵泉	在小腿外侧，腓骨头前下方凹陷处	头痛，目痛，颊肿，耳聋，耳鸣，气喘，咳逆，胸胁痛，黄疸，下肢痿痹，脚气，半身不遂，遗尿
阳 交	在小腿外侧，外踝尖上 7 寸，腓骨后缘	咽喉肿痛，面肿，胸胁胀满，下肢痿痹，惊狂，癫疾，膝股痛
外 丘	在小腿外侧，外踝尖上 7 寸，腓骨前缘，平阳交	颈项强痛，胸胁支满，肝郁气滞，下肢痿痹，脚气，癫痫
光 明	在小腿外侧，外踝尖上 5 寸，腓骨前缘	目赤肿痛，夜盲，视物不明，颊肿，乳房胀痛，膝痛，下肢痿痹
阳 辅	在小腿外侧，外踝尖上 4 寸，腓骨前缘	偏头痛，目外眦痛，咽喉肿痛，胸胁痛，腋下肿，下肢痹痛，瘰疬
悬 钟	在小腿外侧，外踝尖上 3 寸，腓骨前缘	头晕，失眠，记忆力减退，耳聋，耳鸣，高血压，咽喉肿痛，颈项强痛，落枕，瘙痒，胸腹胀满，腋下肿，胁肋疼痛，下肢痿痹，膝腿痛，脚气，半身不遂
丘 墟	在踝区，外踝的前下方，趾长伸肌腱的外侧凹陷处	偏头痛，颈项痛，目疾，耳聋，牙痛，咽喉肿痛，疟疾，疝气，胸胁痛，瘰疬
足临泣	在足背外侧，第 4、5 跖骨底结合部的前方，第 5 趾长伸肌腱外侧凹陷处	头痛，目眩，目眦，牙痛，耳聋，咽喉肿痛，乳痈，瘰疬，胁肋疼痛，足跗肿痛
地五会	在足背外侧，第 4、5 趾骨之间，第 4 跖趾关节近端凹陷处	头痛，目眩，目赤肿痛，耳聋，耳鸣，乳房胀痛，足跗肿痛
侠 溪	在足背外侧，第 4、5 趾间，趾蹼缘后方赤白肉际处	头痛，颊肿，目外眦赤痛，耳聋，耳鸣，气喘，咳逆，胁肋疼痛，膝股痛，足跗肿痛，乳痈
足窍阴	在足趾，第 4 趾末节外侧，趾甲根角侧后方 0.1 寸（指寸）	头痛，失眠，目赤肿痛，耳聋，耳鸣，喉痹，咳逆，胸胁痛

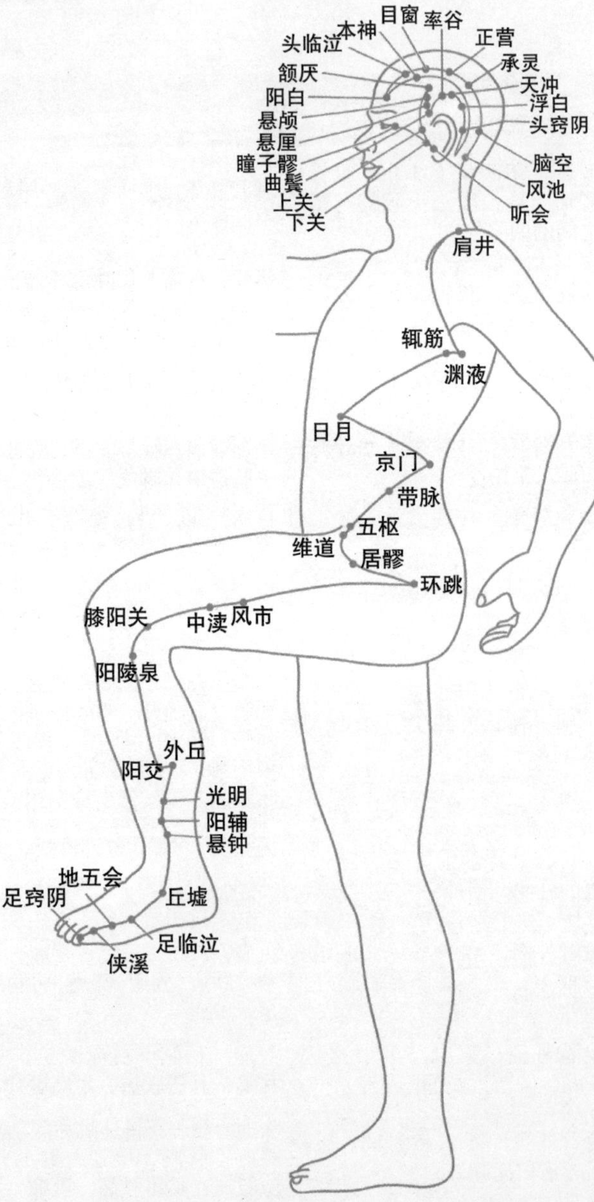

图4-11 足少阳胆经常用穴位

足厥阴肝经常用穴位

详见图 4–12、表 4–12

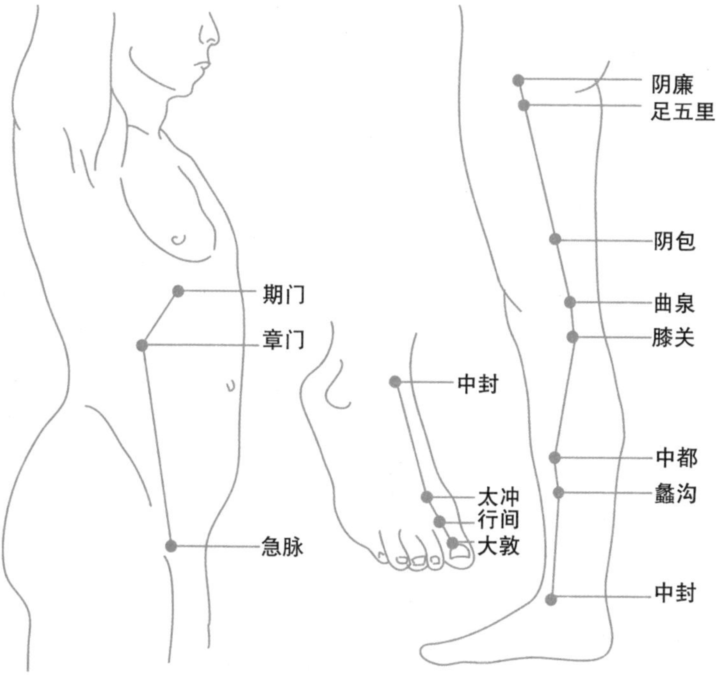

图4–12 足厥阴肝经常用穴位

表 4-12 足厥阴肝经常用穴位

穴位位置	定位	主治
大 敦	在足趾，大趾末节外侧，趾甲根角侧后方 0.1 寸（指寸）	月经不调,经闭,崩漏,疝气,遗尿,癃闭，癫狂，痫证

续表

穴位位置	定位	主治
行 间	在足背侧，第 1、2 趾间，趾蹼缘后方赤白肉际处	头痛，眩晕，目赤肿痛，青盲，耳聋，耳鸣，口歪，鼻衄，咳血，心烦，失眠，胸胁胀痛，中风，癫痫，月经过多，痛经，闭经，崩漏，带下，遗精，阳痿
太 冲	在足背侧，第 1、2 跖骨间，跖骨底结合部前方凹陷中，触及动脉搏动处	头痛，眩晕，目赤肿痛，咽痛嗌干，心烦，失眠，癫痫，小儿惊风，腰脊疼痛，瘰疬，月经不调，经闭，痛经，崩漏，带下，乳痈，难产，精液不足，遗尿，癃闭
中 封	在踝区，内踝前，商丘与解溪连线之间，胫骨前肌腱的内侧凹陷处	头痛，眩晕，疝气，阴茎痛，遗精，小便不利，黄疸，胸腹胀满，腰痛，足冷，内踝肿痛
蠡 沟	在小腿内侧，内踝尖上 5 寸，胫骨内侧面的中央	月经不调，子宫脱垂，带下，崩漏，阴挺，阴痒，疝气，遗尿，癃闭，睾丸肿痛，小腹痛，腰痛
中 都	在小腿内侧，内踝尖上 7 寸，胫骨内侧面的中央	胁痛，小腹痛，腹胀，泄泻，疝气，崩漏，遗精，恶露不尽
膝 关	在膝部，胫骨内上髁的后下方，阴陵泉后 1 寸	咽喉肿痛，膝关节痛，下肢痿痹
曲 泉	在膝部，腘横纹内侧端，半腱肌半膜肌上端肌腱内缘凹陷处	头痛，目眩，癫狂，月经不调，痛经，子宫脱垂，白带，阴挺，阴痒，遗精，阳痿，疝气，癃闭，小便不利，膝膑肿痛，下肢痿痹
阴 包	在股前区，股骨内上髁上 4 寸，股内肌与缝匠肌之间	腹痛，腰痛，月经不调，遗尿，遗精，阳痿，小便不利
足五里	在股前区，气冲直下 3 寸，耻骨结节下方，长收肌的外缘	小腹胀痛，小便不利，遗尿，阴挺，睾丸肿痛，嗜卧，瘰疬，股内侧痛
阴 廉	在股前区，气冲直下 2 寸	小腹疼痛，月经不调，赤白带下，不孕，遗尿，股内侧痛，下肢挛急
急 脉	在腹股沟区，横平耻骨联合上缘，前正中线旁开 2.5 寸	小腹痛，疝气，阴挺，子宫脱垂，阴茎痛，股内侧痛

续表

穴位位置	定位	主治
章门	在侧腹部，第11肋游离端的下方	咳嗽，气喘，心烦，惊风，腹胀，腹痛，肠鸣，泄泻，呕吐，血尿，疝气，胸胁痛，黄疸，痞块，小儿疳积，腰脊痛
期门	在胸部，乳头直下，第6肋间隙，前正中线旁开4寸	目眩，面赤，咳喘，吞酸，饥不欲食，呕吐，呃逆，小便不利，癃闭，疝气，难产，乳汁不足，胸胁胀满疼痛，胸中热，疟疾，伤寒热入血室

奇经八脉

1．督脉常用穴位（图4－13、表4－13）

表4-13　督脉常用穴位

穴位位置	定位	主治
长强	在会阴区，尾骨下方，尾骨端与肛门连线的中点处	泄泻，便秘，便血，痔疾，脱肛，阴部湿痒，遗精，阳痿，腰脊、尾骶部疼痛，癫狂，小儿惊痫
腰俞	在骶区，后正中线上，正对骶管裂孔	腹泻，便秘，便血，痔疾，脱肛，癫痫，月经不调，腰脊强痛，下肢痿痹
腰阳关	在脊柱区，后正中线上，第4腰椎棘突下凹陷处	月经不调，赤白带下，遗精，阳痿，便血，腰骶疼痛，下肢痿痹
命门	在脊柱区，后正中线上，第2腰椎棘突下凹陷处	头痛，耳鸣，遗尿，尿频，泄泻，月经不调，赤白带下，白浊，遗精，阳痿，早泄，癫痫，惊恐，腰脊强痛，手足逆冷

续表

穴位位置	定位	主治
悬枢	在脊柱区，后正中线上，第1腰椎棘突下凹陷处	腹痛，腹胀，腹泻，痢疾，脱肛，腰脊强痛
脊中	在脊柱区，后正中线上，第11胸椎棘突下凹陷处	胃痛，腹泻，痢疾，脱肛，便血，黄疸，小儿疳积，癫痫，腰脊强痛
中枢	在脊柱区，后正中线上，第10胸椎棘突下凹陷处	胃痛，腹胀，呕吐，食欲不振，黄疸，腰背痛
筋缩	在脊柱区，后正中线上，第9胸椎棘突下凹陷处	胃痛，黄疸，癫狂，惊痫，抽搐，脊强，背痛
至阳	在脊柱区，后正中线上，第7胸椎棘突下凹陷处	咳嗽，气喘，胸胁胀痛，腹痛，黄疸，腰背疼痛，脊强，身热
灵台	在脊柱区，后正中线上，第6胸椎棘突下凹陷处	咳嗽，气喘，项强，胃痛，脊痛，身热，疔疮
神道	在脊柱区，后正中线上，第5胸椎棘突下凹陷处	咳嗽，气喘，身热，头痛，惊悸，怔忡，失眠健忘，中风不语，癫痫，疟疾，小儿惊风，腰脊强，肩背痛，肋间神经痛
身柱	在脊柱区，后正中线上，第3胸椎棘突下凹陷处	咳嗽，气喘，身热，头痛，惊厥，癫痫，后脊强痛，疔疮
陶道	在脊柱区，后正中线上，第1胸椎棘突下凹陷处	咳嗽，气喘，头痛，脊强，恶寒发热，骨蒸潮热，疟疾，癫狂，胸痛，脊背酸痛
大椎	在脊柱区，后正中线上，第7颈椎棘突下凹陷处	咳嗽，喘逆，头痛，项强，骨蒸潮热，疟疾，霍乱，黄疸，风疹，中暑，呕吐，小儿惊风，癫痫，肩背痛，腰脊强
哑门	在颈后区，后发际正中直上0.5寸，第1颈椎下	头痛，颈强，暴喑，舌强不语，音哑，重舌，衄血，呕吐，脊强反折，中风，尸厥，癫痫，癔病
风府	在颈后区，枕外隆凸直下，两侧斜方肌之间凹陷处	头痛，眩晕，目痛，鼻衄，失音，咽喉肿痛，颈项强痛，癫痫，癔病，中风，悲恐惊悸，半身不遂

续表

穴位位置	定位	主治
脑 户	在头部，后正中线与枕外隆凸的上缘交点的凹陷处，横平玉枕	头重，项强，头痛，眩晕，面赤，面痛，目黄，音哑，失音，癫痫，瘿瘤
强 间	在头部，后发际正中直上 4 寸（脑户直上 1.5 寸凹陷处）	头痛，项强，目眩，口㖞，癫痫，心烦，失眠
后 顶	在头部，后发际正中直上 5.5 寸（百会向后 1.5 寸处）	头痛，项强，眩晕，心烦，失眠
百 会	在头部，前发际正中直上 5 寸	头痛，眩晕，鼻塞，耳鸣，喘息，疝气，癫痫，癔病，失眠，健忘，脱肛，痔疾，泄泻，阴挺，子宫脱垂
前 顶	在头部，前发际正中直上 3.5 寸（百会与囟会连线的中点）	头晕，目眩，目赤肿痛，鼻渊，癫痫，小儿惊风
囟 会	在头部，前发际正中直上 2 寸	头痛，目眩，面赤肿痛，鼻渊，鼻衄，癫痫，嗜睡，小儿惊风
上 星	在头部，前发际正中直上 1 寸	头痛，眩晕，目赤肿痛，迎风流泪，鼻渊，鼻衄，癫痫，小儿惊风，疟疾，热病
神 庭	在头部，前发际正中直上 0.5 寸	头痛，眩晕，目赤肿痛，鼻渊，鼻衄，癫痫
印堂穴	在头部，两眉毛内侧端中间的凹陷中	头疼，头晕，目赤肿痛，三叉神经痛，失眠，高血压，目眩，眼部疾病，呕吐，产妇血晕，子痫，小儿惊风，鼻渊，鼻衄
素 髎	在面部，鼻尖的正中央	鼻渊，鼻衄，喘息，惊厥，昏迷，新生儿窒息
水 沟	在面部，人中沟的上 1/3 与中 1/3 交点处	口眼歪斜，鼻塞，鼻衄，中暑，昏迷，牙关紧闭，癫痫，小儿惊风，黄疸，消渴，霍乱，脊背强痛，腰扭伤

续表

穴位位置	定位	主治
兑 端	在面部，上唇结节的中点	口歪，鼻塞，鼻衄，牙痛，口疮臭秽，昏迷，晕厥，癫狂，癔病
龈 交	在上唇内，上唇系带与上牙龈的交点	面瘫，鼻渊，口腔溃疡，牙龈肿痛，癫狂，心烦，癔症

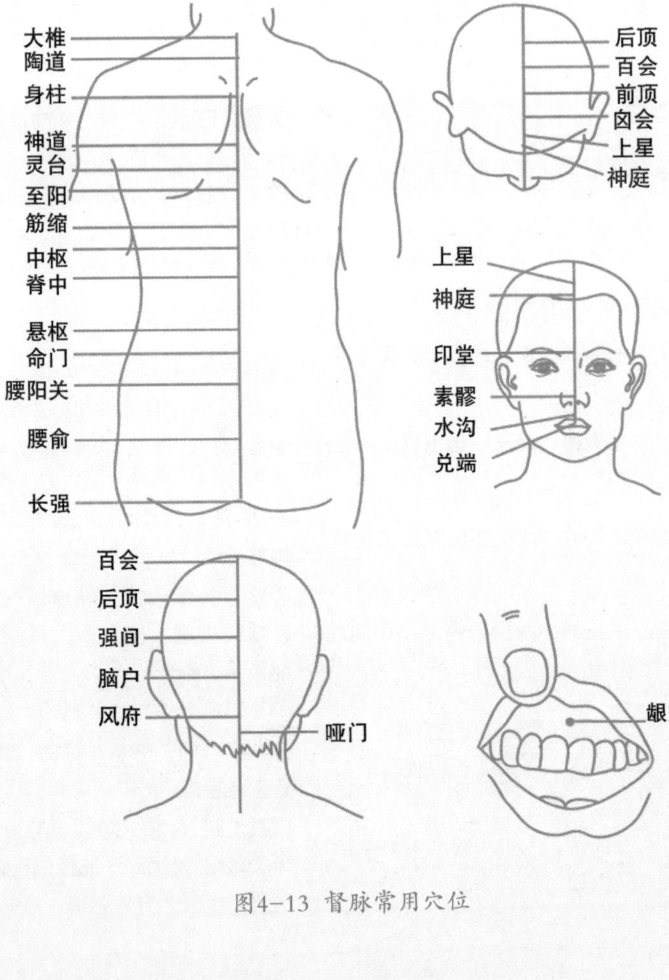

图4-13 督脉常用穴位

2．任脉常用穴位（图 4−14、表 4−14）

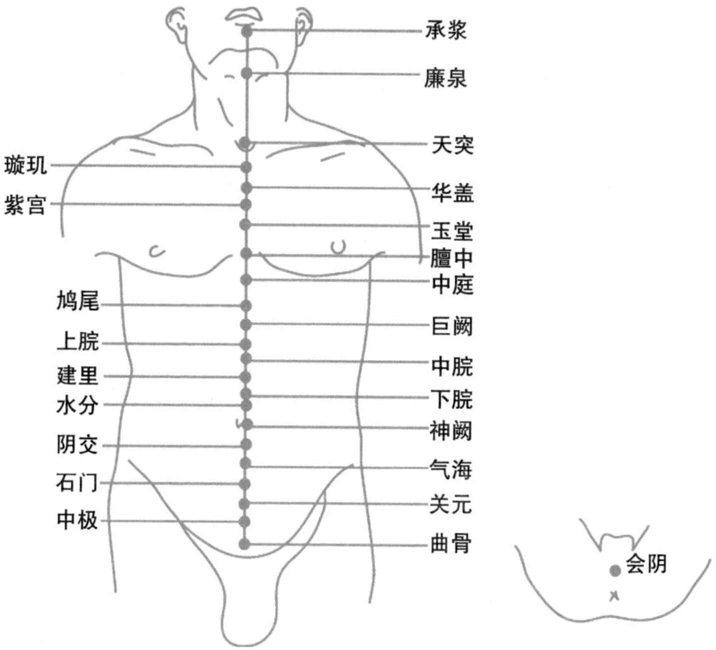

图4−14 任脉常用穴位

表 4-14 任脉常用穴位

穴位位置	定位	主治
会 阴	在会阴区，男性在阴囊根部与肛门连线的中点处，女性在大阴唇后联合与肛门连线的中点处	小便不利，遗尿，阴茎痛，遗精，月经不调，闭经，子宫脱垂，痔疾，脱肛，疝气，窒息，昏迷

续表

穴位位置	定位	主治
曲 骨	在下腹部，前正中线上，耻骨联合上缘中点	小腹胀满，疝气，小便不利，遗尿，遗精，阳痿，阴囊湿痒，月经不调，痛经，赤白带下
中 极	在下腹部，前正中线上，脐中下 4 寸	小腹痛，疝气，小便不利，遗尿，遗精，阳痿，早泄，月经不调，痛经，崩漏，带下，功能性子宫出血，不孕，滞产，产后恶露不止，胞衣不下
关 元	在下腹部，前正中线上，脐中下 3 寸	腹痛，疝气，泄泻，痢疾，脱肛，便血，小便不利，遗尿，尿频，尿闭，遗精，阳痿，早泄，月经不调，痛经，经闭，崩漏，带下，不孕
石 门	在下腹部，前正中线上，脐中下 2 寸	腹痛，腹胀，泄泻，疝气，小便不利，水肿，遗精，阳痿，经闭，崩漏，带下，产后恶露不止
气 海	在下腹部，前正中线上，脐中下 1.5 寸	腹痛，疝气，泄泻，痢疾，便秘，遗尿，遗精，阳痿，月经不调，痛经，经闭，崩漏，带下，子宫脱垂，形体羸瘦，四肢乏力
阴 交	在下腹部，前正中线上，脐中下 1 寸	腹痛，腹胀，疝气，泄泻，便秘，小便不利，月经不调，崩漏，带下，阴痒，不孕，功能性子宫出血
神 阙	在脐区，脐中央	腹痛，腹胀，肠鸣，腹泻，便秘，脱肛，小便不禁，月经不调，不孕，虚脱，水肿，休克
水 分	在上腹部，前正中线上，脐中上 1 寸	腹痛，腹胀，肠鸣，泄泻，反胃，吐食，小便不通，水肿，小儿囟陷，腰脊强急
下 脘	在上腹部，前正中线上，脐中上 2 寸	腹痛，腹胀，肠鸣，泄泻，呕吐，呃逆，食谷不化，痞块，虚肿
建 里	在上腹部，前正中线上，脐中上 3 寸	胃痛，食欲不振，腹胀，肠鸣，呕吐，肠中切痛，水肿
中 脘	在上腹部，前正中线上，脐中上 4 寸	腹痛，腹胀，肠鸣，泄泻，便秘，便血，呕吐，呃逆，反胃，吞酸，纳呆，食不化，疳积，膨胀，黄疸，哮喘，头痛，失眠，惊悸，怔忡，癫痫，惊风，产后血晕，胁下坚痛，虚劳吐血

续表

穴位位置	定位	主治
上脘	在上腹部，前正中线上，脐中上5寸	胃痛，腹胀，消化不良，腹泻，呕吐，呃逆，纳呆，黄疸，癫痫
巨阙	在上腹部，前正中线上，脐中上6寸	胃痛，吞酸，噎嗝，腹胀，腹痛，呕吐，呃逆，心烦，惊悸，癫痫，健忘，胸痛，心痛，胸满气短，咳逆上气
鸠尾	在上腹部，前正中线上，剑胸结合下1寸	胃痛，反胃，呕吐，呃逆，心痛，心悸，心烦，癫痫，胸中满痛，咳嗽气喘
中庭	在胸部，前正中线上，平第5肋间，即剑胸结合部	咳嗽，哮喘，心痛，胸满，消化不良，噎嗝，反胃，呕吐
膻中	在胸部，前正中线上，横平第4肋间隙	咳嗽，气喘，胸痛，心悸，噎嗝，呕吐，乳汁不足，乳痈
玉堂	在胸部，前正中线上，横平第3肋间隙	咳嗽，气喘，胸痛，呕吐，喉痹咽肿，两乳肿痛
紫宫	在胸部，前正中线上，横平第2肋间隙	咳嗽，气喘，喉痹，吐血，胸满，心烦，呕吐，呃逆，噎嗝，饮食不下
华盖	在胸部，前正中线上，横平第1肋间隙	咳嗽，气喘，咽肿，喉痹，胸痛，胁肋痛
璇玑	在胸部，前正中线上，胸骨上窝下1寸	咳嗽，气喘，咽喉肿痛，胸满痛，胃中有积
天突	在颈前区，前正中线上，胸骨上窝中央	咳嗽，哮喘，咯吐脓血，咽喉肿痛，声音嘶哑，胸中气逆，舌下急，暴喑，瘿气，噎嗝，梅核气
廉泉	在颈前区，前正中线上，喉结上方，舌骨上缘凹陷处	咳嗽，哮喘，喉痹，聋哑，舌下肿痛，舌根急缩，舌纵涎出，舌强，舌干口燥，口舌生疮，吞咽困难，中风失语，暴喑，消渴，食不下
承浆	在面部，颏唇沟的正中凹陷处	中风昏迷，口眼歪斜，面肿，龈肿，齿衄，牙痛，口舌生疮，流涎，暴喑不言，消渴嗜饮，小便不禁，癫痫

常用的经外奇穴

1．四神聪（图 4-15、表 4-15）

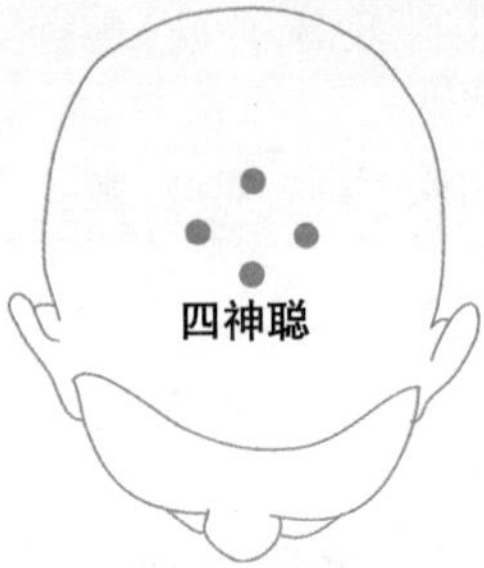

图4-15 四神聪穴位置

表 4-15 四聪穴定位及主治

穴位名称	定位	主治
四神聪	在头顶部，百会前、后、左、右各旁开1寸处，共4穴	头痛，眩晕，失眠，健忘，癫痫，偏瘫，脑积水，大脑发育不全

2．太阳（图 4-16、表 4-16）

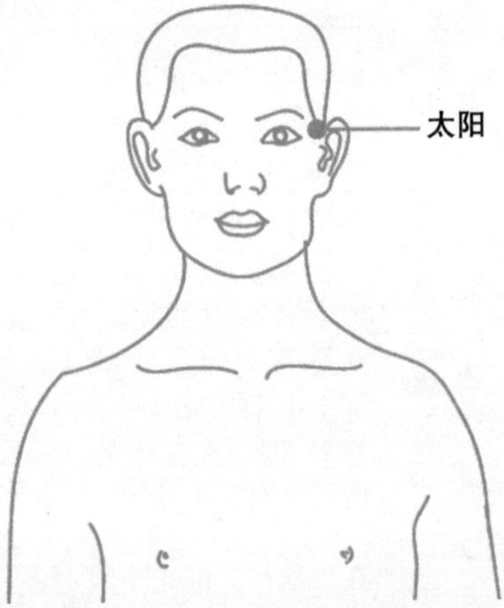

图4-16 太阳穴位置

表 4-16 太阳穴定位及主治

穴位名称	定位	主治
太 阳	在颞部，眉梢与目外眦之间，向后约1横指的凹陷处	头痛，面瘫，目赤肿痛，目翳，鼻衄，口眼歪斜，失眠，健忘，癫痫

3．定喘（图 4–17、表 4–17）

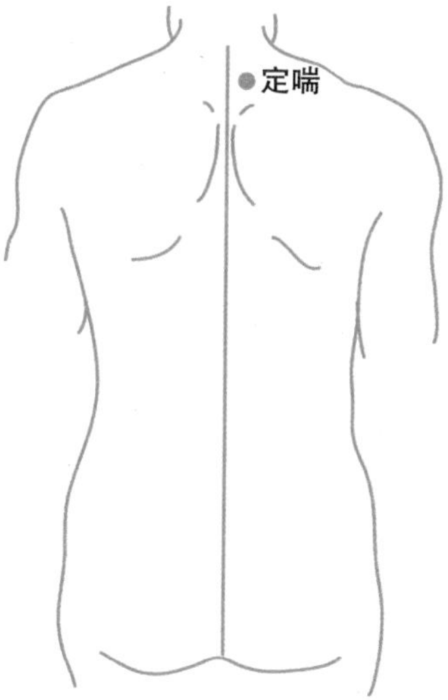

图4–17 定喘穴位置

表 4-17 定喘穴定位及主治

穴位名称	定位	主治
定 喘	在脊柱区，横平第 7 颈椎棘突下，后正中线旁开 0.5 寸	咳嗽，哮喘，支气管炎，落枕，荨麻疹，肩背痛，肩周炎，上肢疼痛不举

4．华佗夹脊（图 4–18、表 4–18）

表 4-18 华佗夹脊穴定位及主治

穴位名称	定位	主治
华佗夹脊	在脊柱区，第 1 胸椎至第 5 腰椎棘突下两侧，后正中线旁开 0.5 寸，一侧 17 穴	痿证，皮肤病，红斑性狼疮，气瘿，心悸，健忘

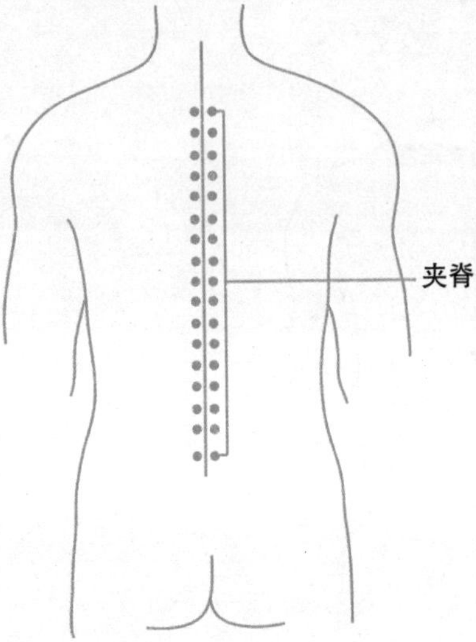

图4-18 华佗夹脊位置

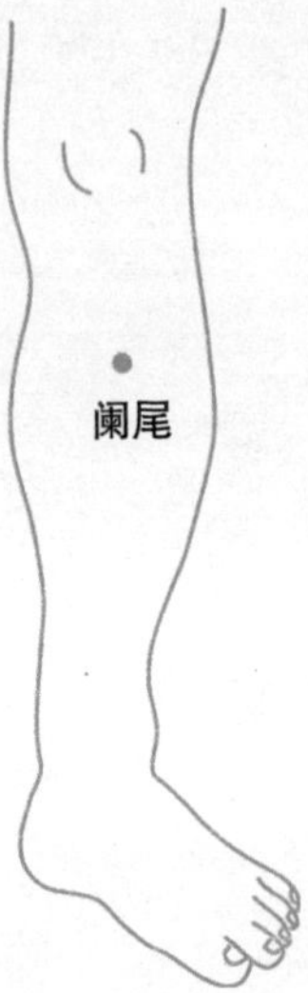

图4-19 阑尾穴位置

5. 阑尾（图 4-19　表 4-19）

表 4-19　　阑尾穴定位及主治

穴位名称	定位	主治
阑 尾	在小腿外侧，髌韧带外侧凹陷下 5 寸，胫骨前缘旁开 1 横指（中指）	阑尾炎，肠炎，消化不良，脘腹胀痛，下肢痿痹

6．八邪（图 4-20、表 4-20）

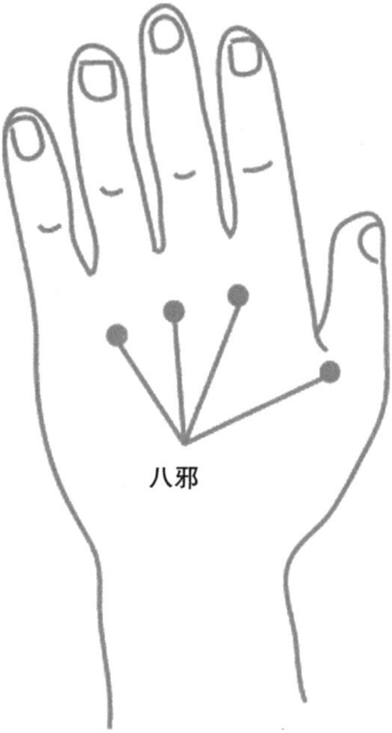

图4-20 八邪穴位置

表 4-20 八邪穴定位及主治

穴位名称	定位	主治
八 邪	在手背侧，第 1 至 5 指间，指蹼缘后方赤白肉际处，左右各 4 穴	头痛，项强，目痛，牙痛，咽痛，手背肿痛，手指麻木，疟疾，毒蛇咬伤，烦热

2 第二篇

常见病指压疗法

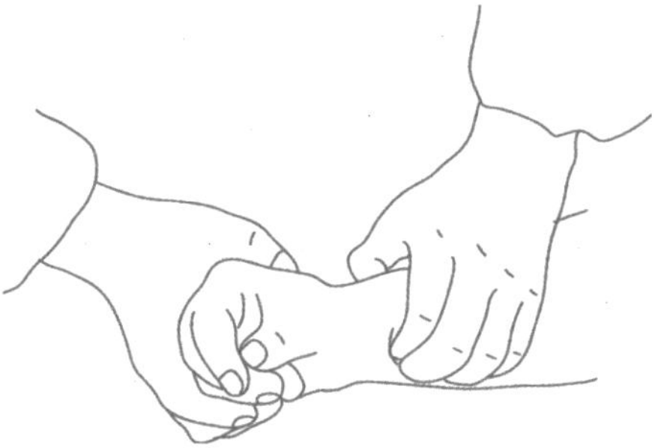

头痛、手指麻木、失眠

腹痛、便秘、高血压

心脏病、糖尿病、颈椎病

肩周炎，肩膀僵硬、酸痛

腰背痛、阳痿

慢性前列腺炎

第五章　头痛

头痛是人自我感觉的一种症状，临床上，中医将其分为外感和内伤两种，皆因经络气血失调直接或间接地影响头部所致，指压疗法可调和气血，疏风通窍，清热止痛。

通用指压疗法

◆ 方法一　拿上星

第一步　患者取坐位，术者与其对站。先用松节油或 75% 的酒精在推拿部位揉擦两遍（图 5–1）。

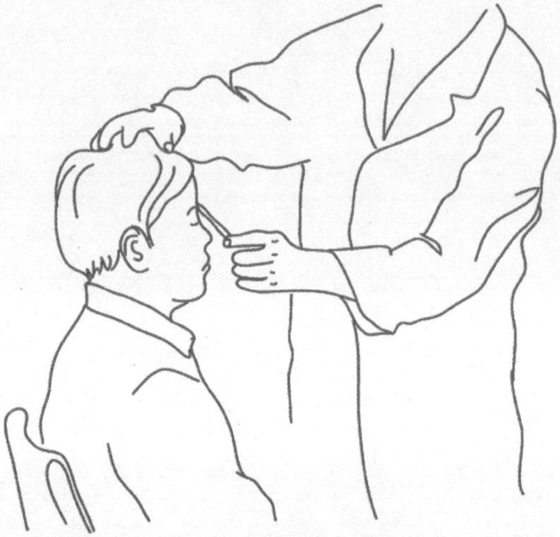

图5-1 揉擦介质

第二步 用拇指指腹压住印堂穴（参见图 3-80），两手食指指腹压住上星穴（图 5-2），余指拖住头部两侧（图 5-3）。

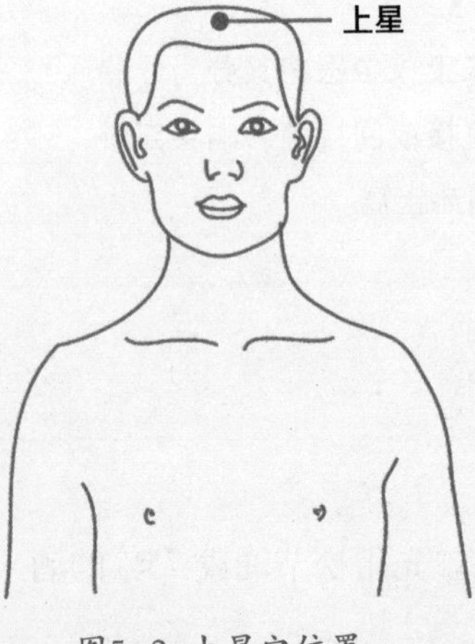

图5-2 上星穴位置

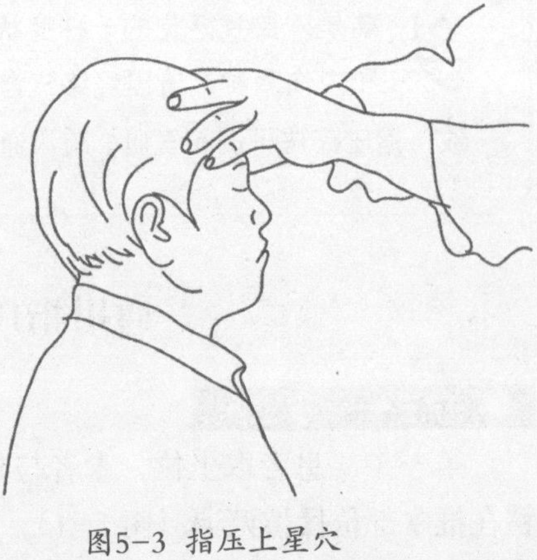

图5-3 指压上星穴

第三步　凝神敛气，待神气充足时，用拇指指腹按压印堂穴，待印堂穴有痒感和热感时，食指稍微固定，两拇指指腹向上星穴推拿（图 5–4）。连续 20 次。

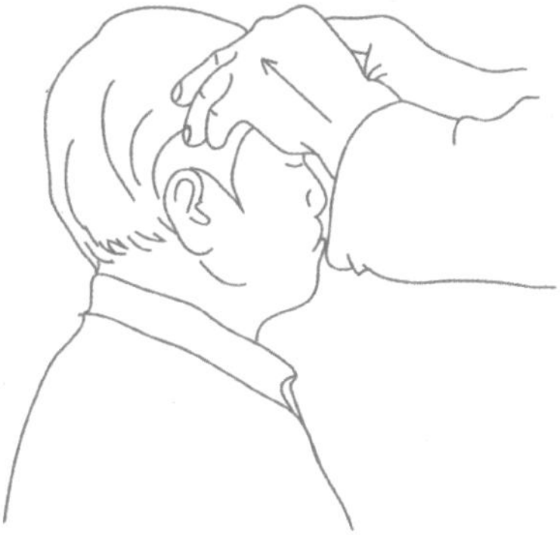

图5–4　推拿印堂穴至上星穴

◆ 方法二　推攒竹

第一步　体位同上。

第二步　用两拇指指腹压住攒竹穴（图 5–5），余指托住头部两侧（图 5–6）。

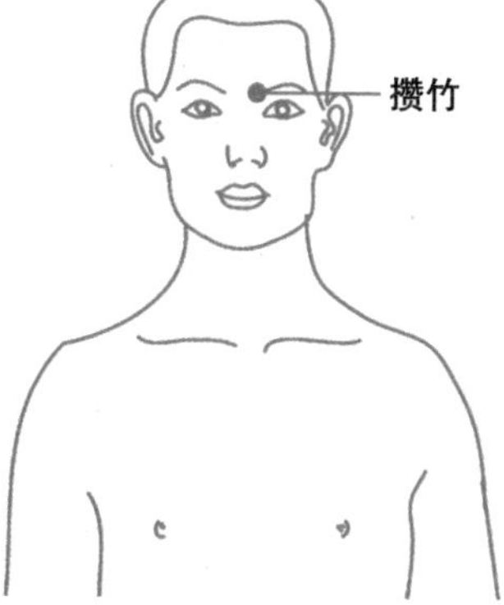

图5–5　攒竹穴位置

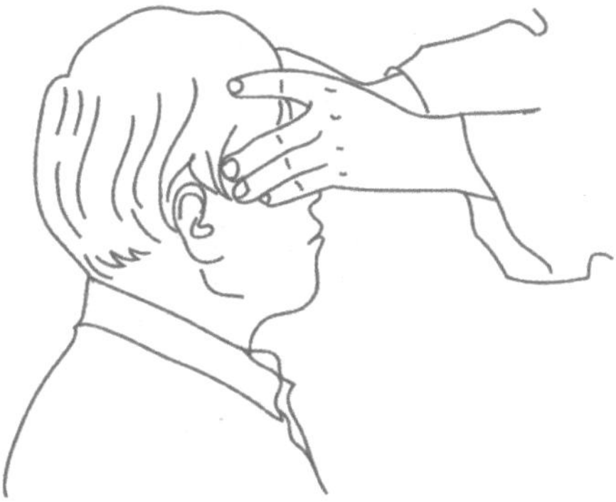

图5–6　指压攒竹穴

第三步　得气后呈一字行沿眉向左右分推（图5–7、图5–8），连续20次。

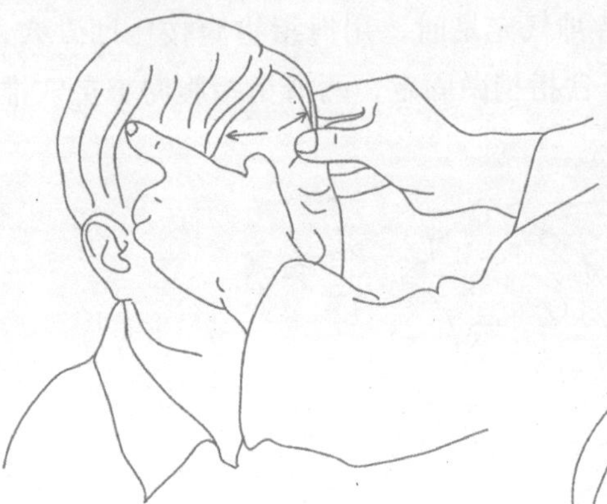

图5–7　分推攒竹穴

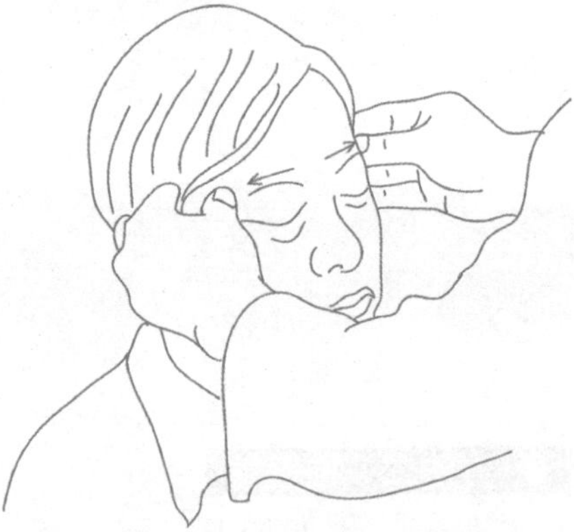

图5–8　分推攒竹穴

◆ 方法三　运太阳

第一步　体位同上。

第二步　用两拇指指腹紧贴左右太阳穴（参见图4–16），得气后呈螺旋式运动20次（图5–9）。

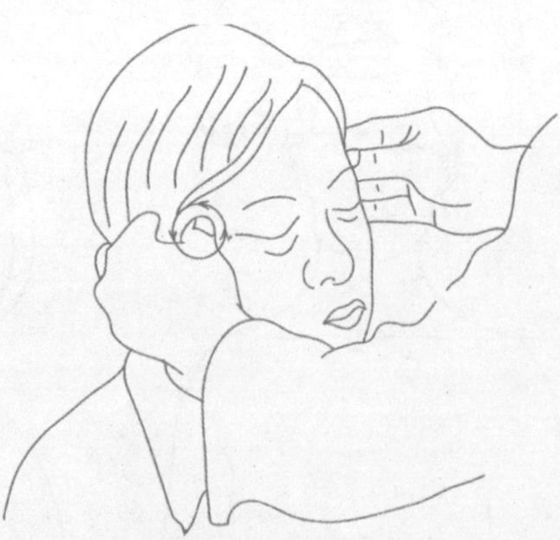

图5–9　运太阳穴

偏头痛

◆ 方法一　按压后头部僵硬或疼痛处

找到后头部僵硬或疼痛处，一手支撑患者前头部，以另一手的拇指或食指指腹按压后头部僵硬或疼痛处（图 5-10）。

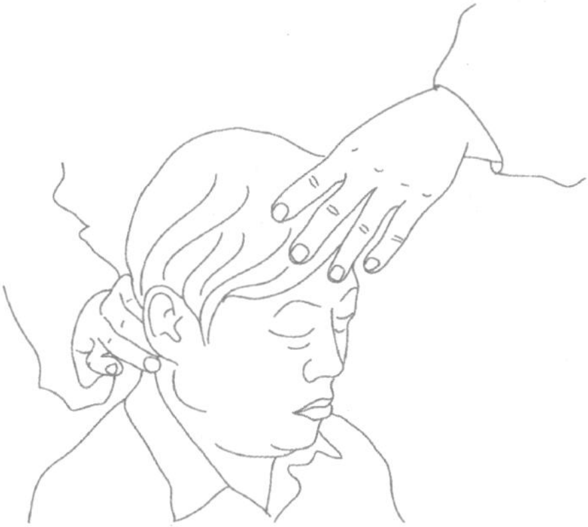

图5-10 按压后头部

◆ 方法二　按压侧头部

让患者仰卧，术者站在患者头侧，双手从太阳穴起按揉至侧头部，在压痛或僵硬处要重点按揉（图 5-11）。

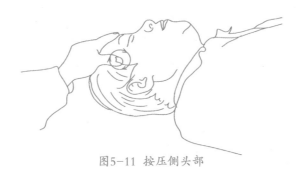

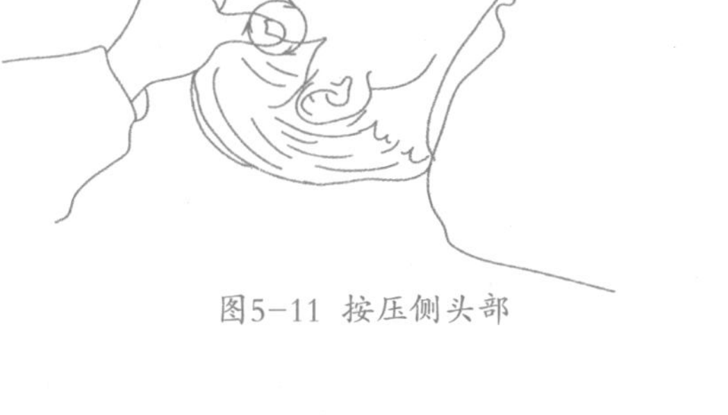

图5-11 按压侧头部

神经性头痛

◆ 方法一

患者取坐位，双目微闭，捏揉颈部、风池穴至大椎穴 3 遍（图 5-12、图 5-13、图 5-14）。

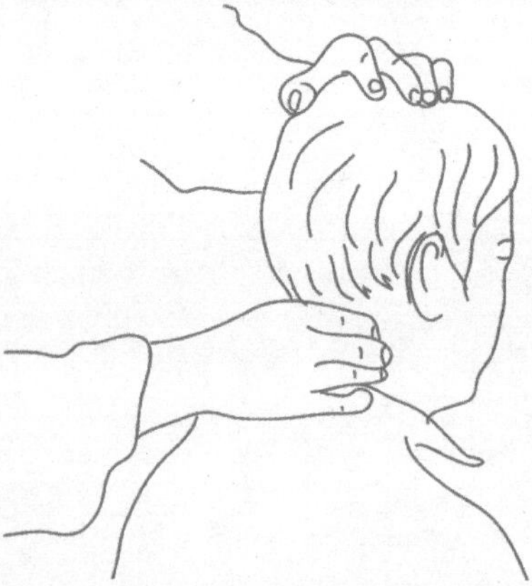

图5-12 捏揉颈部

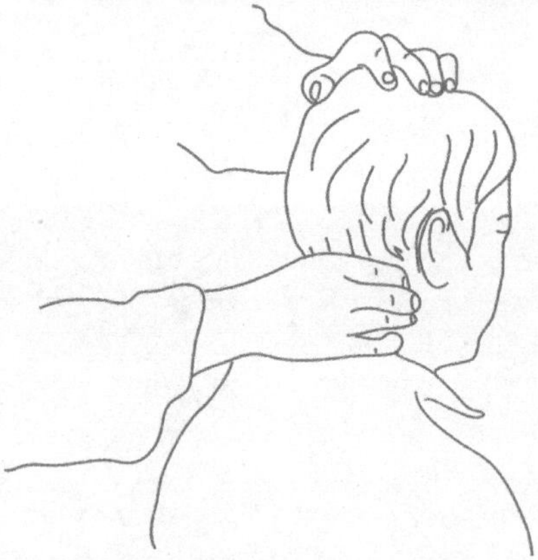

图5-13 捏揉风池穴

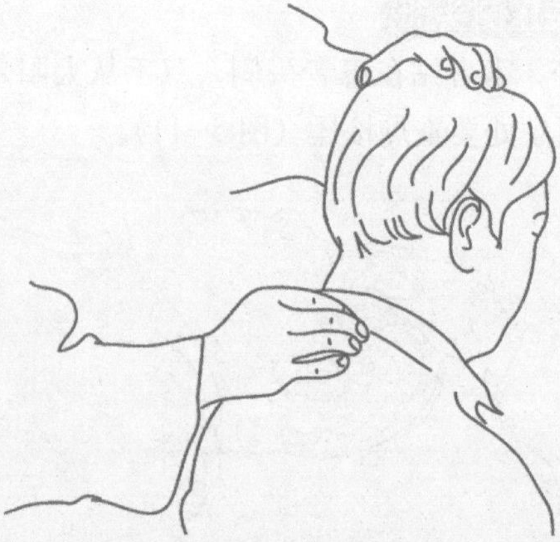

图5-14 捏揉大椎穴

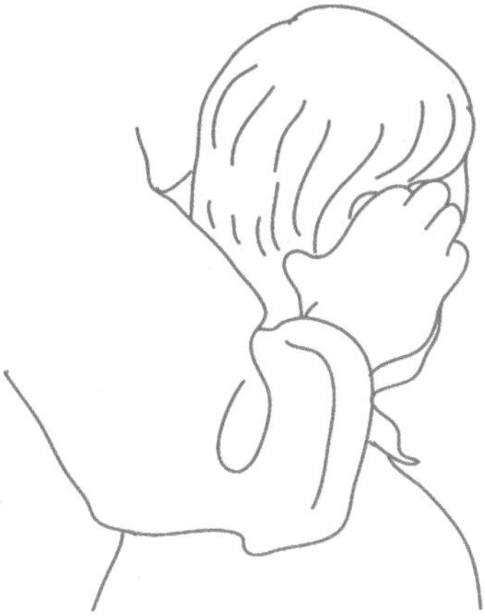

图5-15 按揉风池穴

◆ 方法二

按揉风池穴、太阳穴各5分钟（图5-15）。

◆ 方法三

摸前额、眼眶至太阳穴、风池穴5遍(图5-16、图5-17、图5-18)。

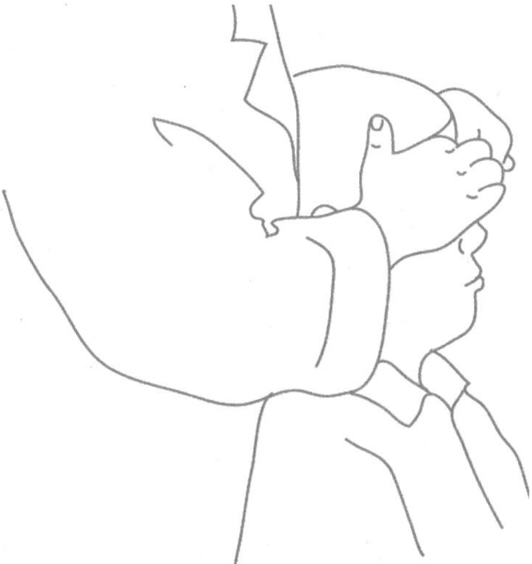

图5-16 摸前额

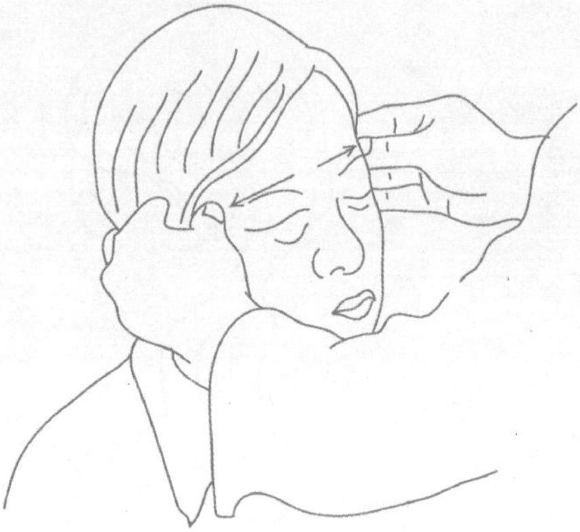

图5-17 摸眼眶至太阳穴

图5-18 摸风池穴

◆ 方法四

按压百会穴（图 5-19）、头维穴（图 5-20）约 1 分钟。

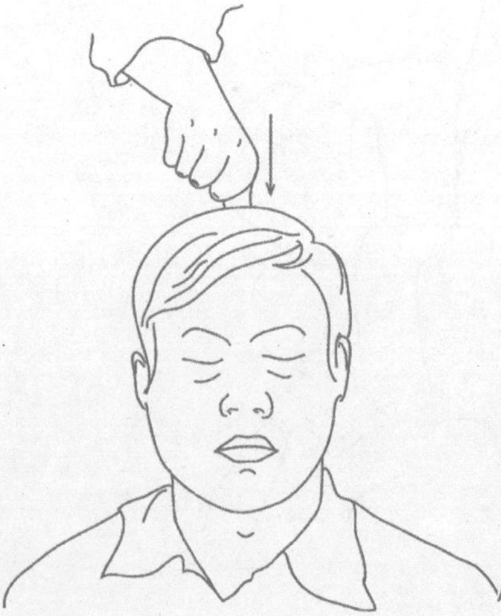

图5-19 按压百会穴

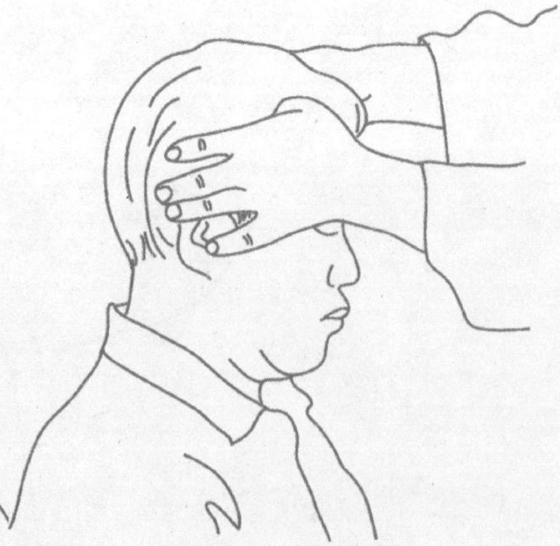

图5-20 按压头维穴

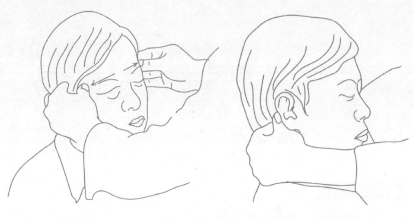

高血压性头痛

◆ 方法一

将患者下巴抬起，术者以食指按在人迎穴上，微用力按压，数到 3 之后很快地放开（图 5-21）。重复做 2 ~ 3 次。

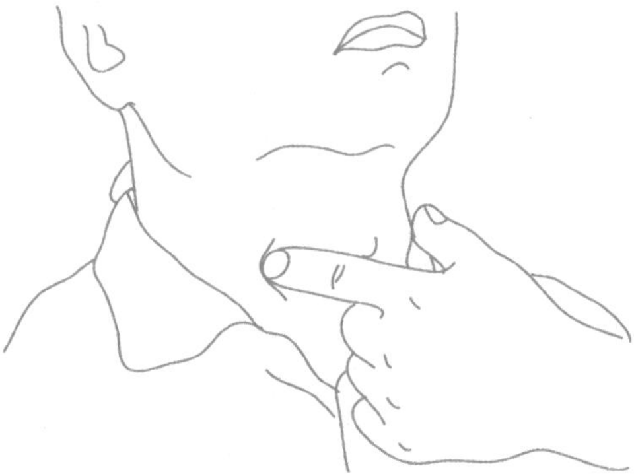

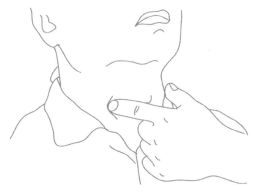

图5-21 指按人迎穴

◆ 方法二

第一步 按压后头部、胸锁乳突肌、颈部肌肉、肩膀僵硬处，用一手支撑额头，另一手的拇指指压后头部穴位，全身放松，以适当的压力将肌肉僵硬的部位揉开（图 5-22）。

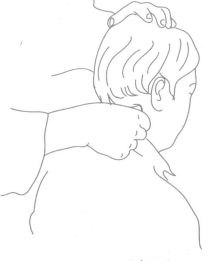

图5-22 指压后头部穴位

第二步　然后用指尖从胸锁乳突肌沿着颈部肌肉揉过去（图 5–23）。

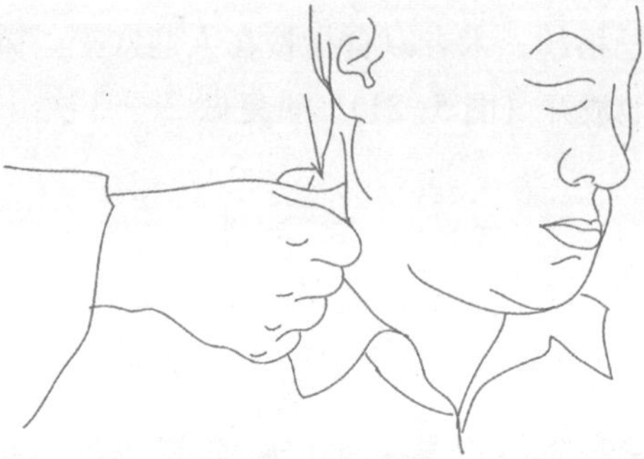

图5–23 指压颈部

第三步　肩膀肌肉僵硬，则要用食指、中指稍用力地压，直到肌肉不再僵硬为止（图 5–24）。

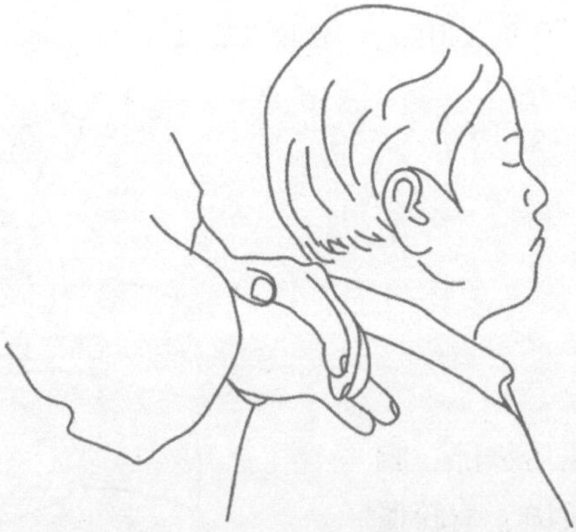

图5–24 指压肩部

【提　示】指压法适用于无器质性疾患而药物治疗效果又不理想的头痛，对器质性头痛多有反复或定时发作特点的，应及时去医院治疗。

第六章　手、指麻木

手、指麻木是一种症状，可由颈椎病、上肢疾病或末梢神经炎，亦或心理性疾病等引起，指压法对手、指麻木往往会收到明显效果。

通用疗法

◆ 方法一

指压外关穴和支正穴（图6–1）。

按压时应以轻轻振动的手法慢慢地压（图 6–2）。

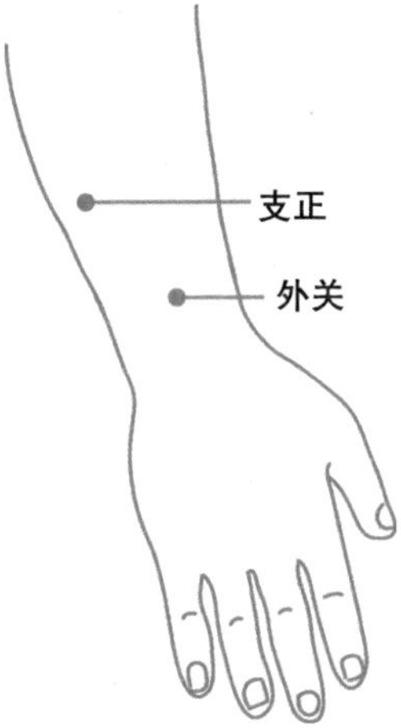

图6–1　外关穴、支正穴位置

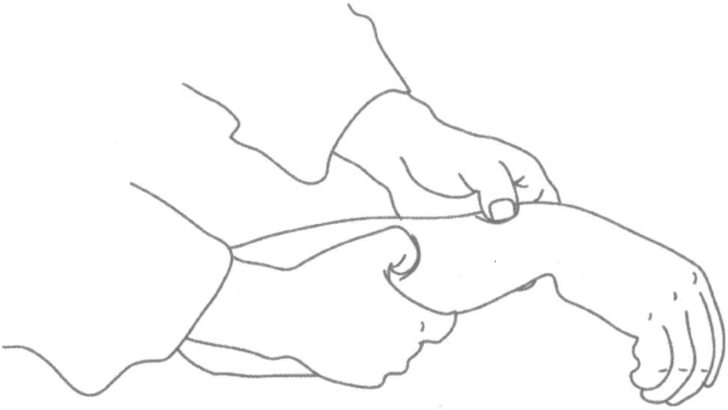

图6–2　指压外关穴、支正穴

◆ 方法二

按压曲池穴（图 6–3）和合谷穴（图 6–4）。

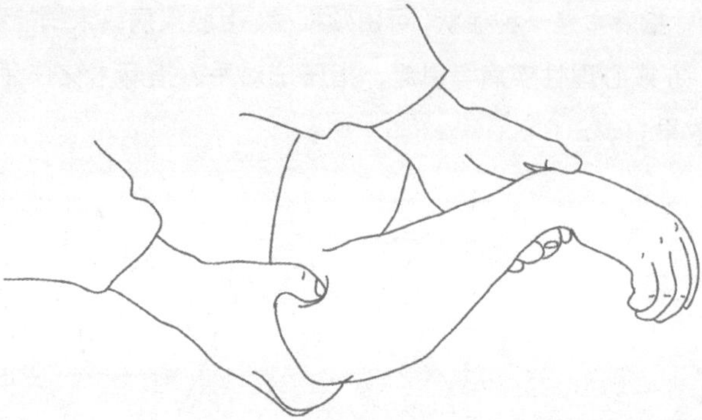
图6–3 指压曲池穴

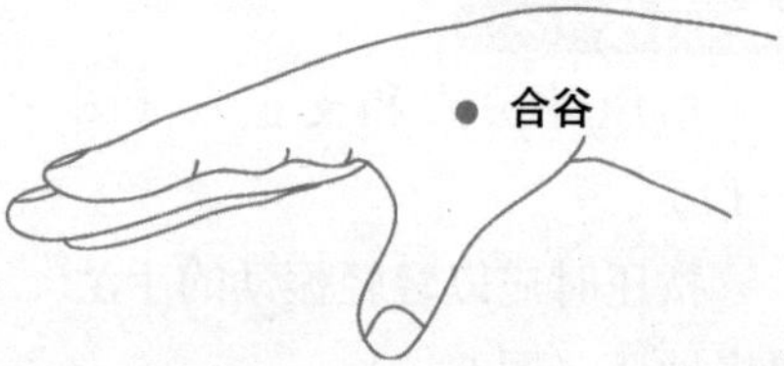

图6–4 合谷穴位置

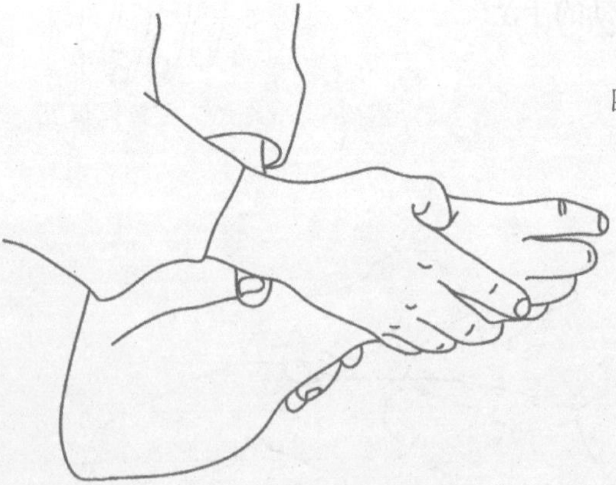
图6–5 指压合谷穴

手麻木

◆ 方法一

按压前臂内侧面至指尖部，将一手五指并拢，从手臂内侧向手掌方向擦按或推按，每次数十遍，每日 2 ~ 3 次（图 6–6）。

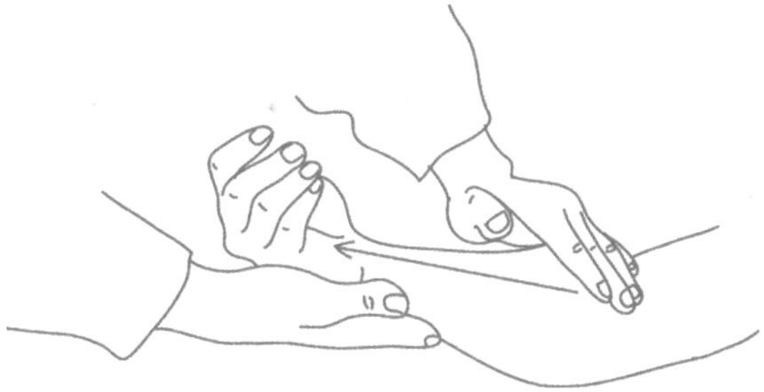

图6–6 指压前臂内侧至指尖

◆ 方法二

按压五指掌指关节部，将拇指置于手掌，食指置于手背，两侧同时压，压时拇指用力，食指不用力（图 6–7），每次压 10 秒钟，反复几次，每日 2 ~ 3 遍。

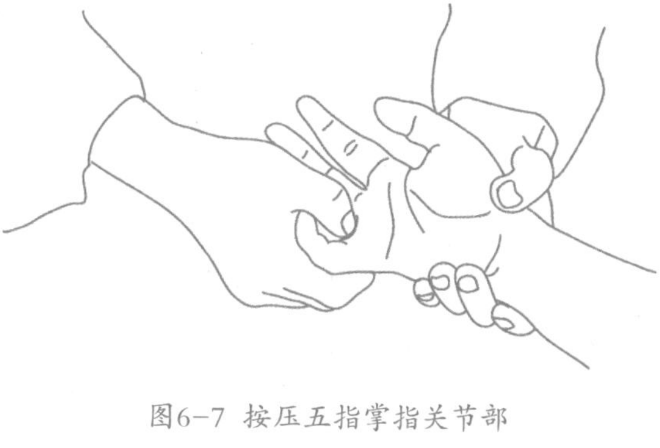

图6–7 按压五指掌指关节部

第七章　失眠

失眠是一种症状，不是一个独立的疾病，表现为入睡困难或睡眠时间短，或睡眠不实等。指压法可调和阴阳、镇静安神，对失眠有显著疗效。

◆ 方法一

按压大陵穴（图 7–1）。

用力按压手掌后的大陵穴，每天坚持数次就能很快见效（图 7–2）。

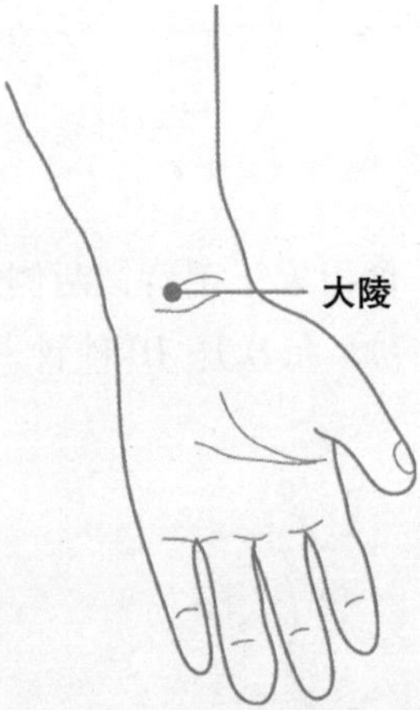

图7–1　大陵穴位置

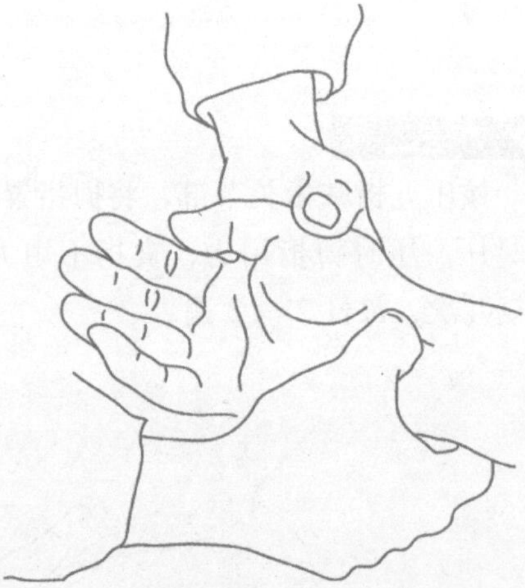
图7–2　指压大陵穴

◆ 方法二

按压风池穴。以两手拇指按压在两侧风池穴上，两小指按住太阳穴，余手指置于头部两侧，然后拇指发力，带动其他手指发力，一放一收，连按带揉，持续1～3分钟左右（图7-3）。

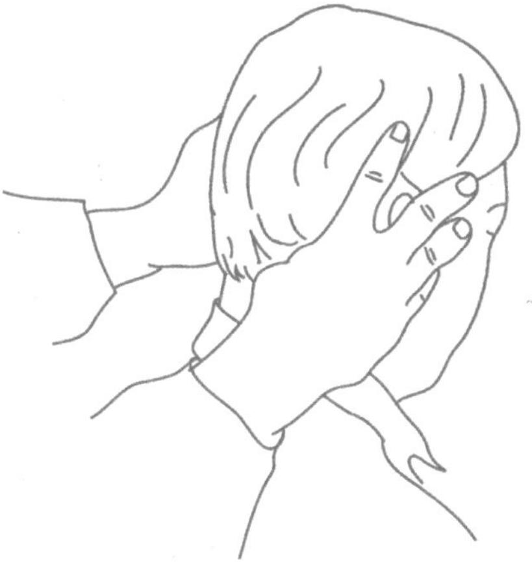

图7-3 指压风池穴

◆ 方法三

按揉完骨穴（图7-4）。按揉或点压完骨穴数十次能使人心情轻松缓和而易于入睡（图7-5）。

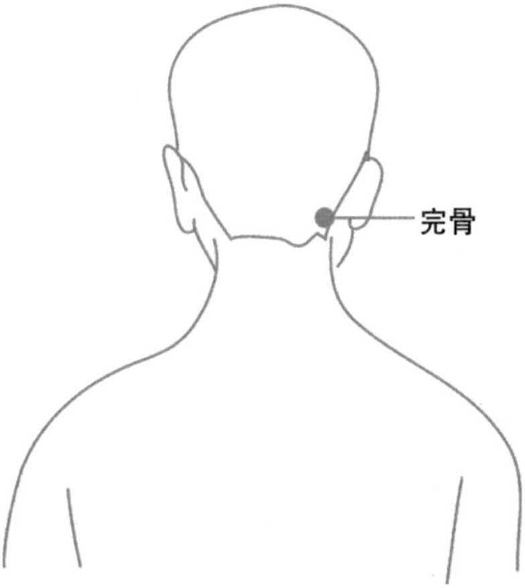

图7-4 完骨穴位置

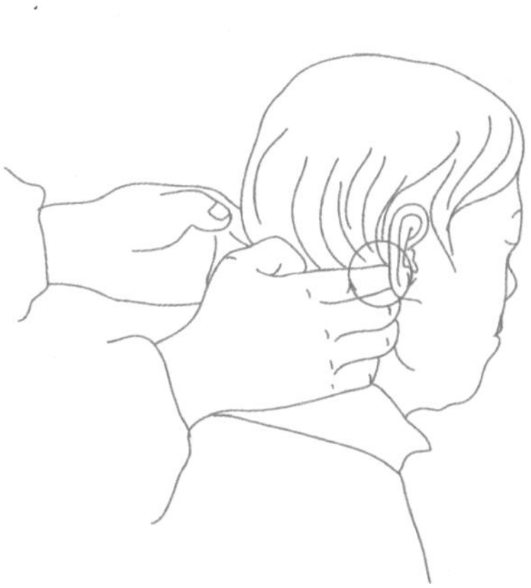

图7-5 按揉完骨穴

◆ 方法四

推揉颈窝（图 7–6）。

◆ 方法五

按压神门穴（图 7–7）。

用左手拇指按压右手的神门穴 1 分钟，再用右手的拇指按压左手的神门穴 1 分钟，反复换手操作（图 7–8）。

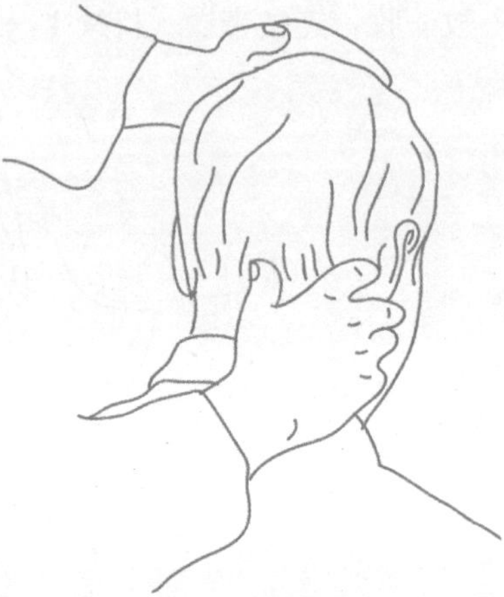

图7–6 推揉颈窝

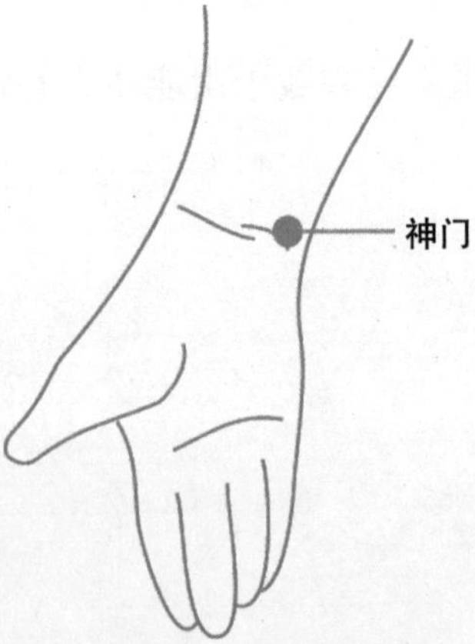

图7–7 神门穴位置

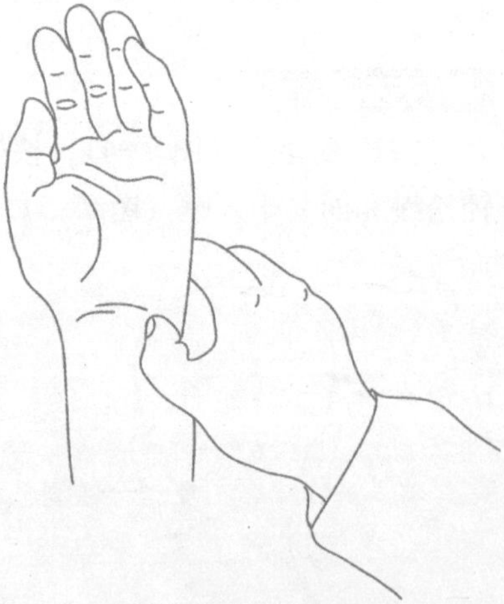

图7–8 按压神门穴

【提　示】操作时，对以上穴位或部位，最好分步依次进行，在治疗中，首先要重视寻找失眠的原因，以便有的放矢，其次要生活规律，加强锻炼，调控心理。

第八章 腹痛

腹痛是临床上常见的一种症状，指压疗法可理气止痛。

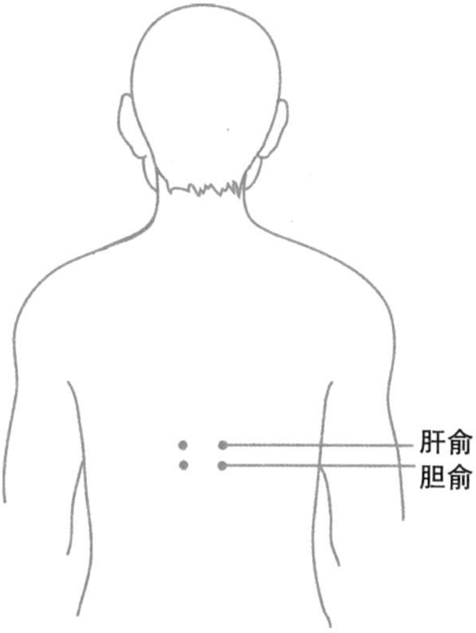

图8-1 肝俞穴、胆俞穴位置

◆ 方法一

在胸九、十椎两侧 1.5 寸处，即肝、胆腧穴找到反应点（图 8–1），术者用拇指或食指，或双手拇指紧贴背部穴位滑动指压按摩，以患者能耐受为度，先轻后重，直到局部出现酸、麻、胀感 3 ~ 5 分钟，疼痛即可缓解或消失（图 8–2）。

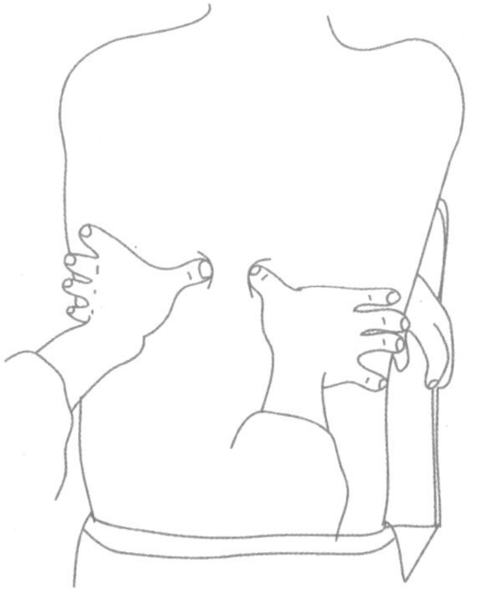

图8-2 指压肝俞穴

◆ 方法二

用拇指先轻后重、先柔后刚、先浅后深地按压承山穴(图 8–3)，当患者感到酸胀明显时，术者拇指用力重按深压（图 8–4），同时令患者深吸一口气，约停 30 秒呼出，术者拇指随着呼气逐步放

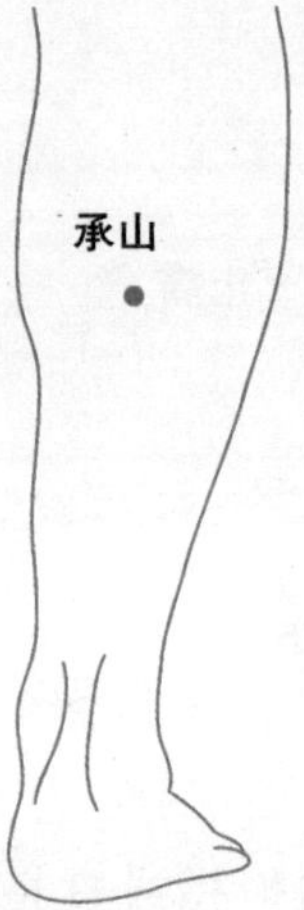

图8-3 承山穴位置

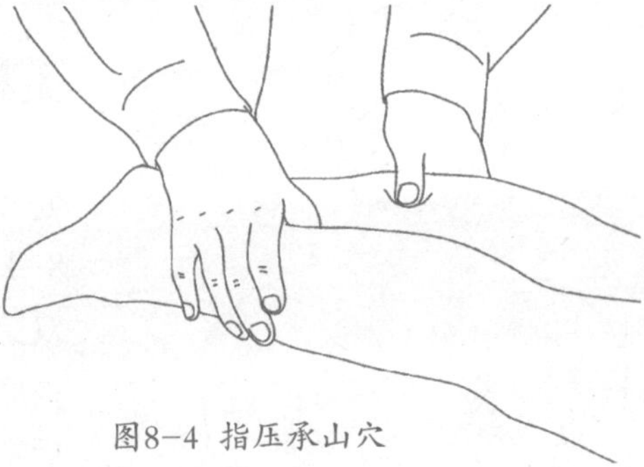

图8-4 指压承山穴

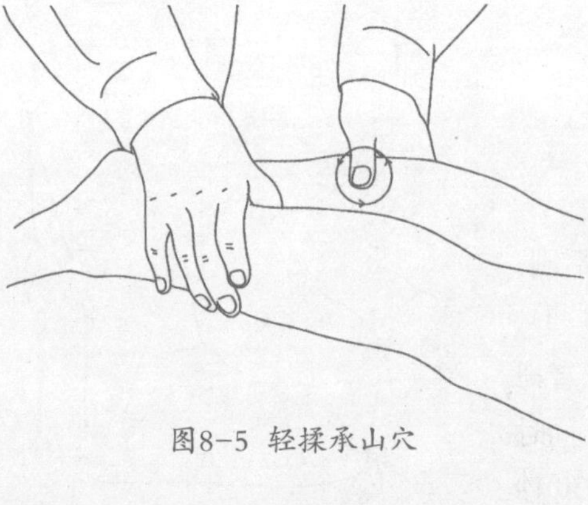

图8-5 轻揉承山穴

松，最后将承山穴轻揉数次(图 8–5),其痛可止。必要时可重复按摩 1 ~ 2 次。

【提　示】对外科急腹症指征的腹痛，本法不适用。

第九章　便秘

便秘是指大便秘结不通，排便时间延长或大便艰涩不畅的一种病症，多与饮食不节、情态不畅、气血两亏等因素有关，指压法可增强肠胃蠕动，促进排便。

◆ 方法一

选择两侧天枢穴（图 9–1），每穴平揉、压按各 100 遍（图 9–2）。便秘时间不长者，1 ～ 2 次即可通便。习惯性及老年性便秘者 5 ～ 6 次即可通便。

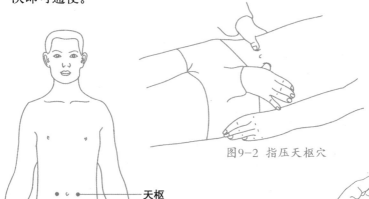

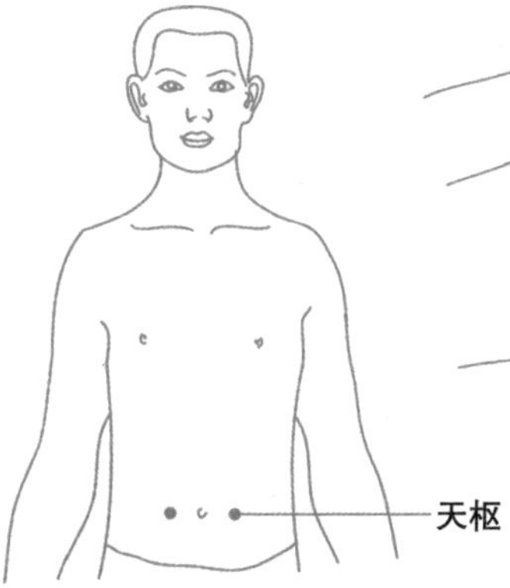

图9–1 天枢穴位置

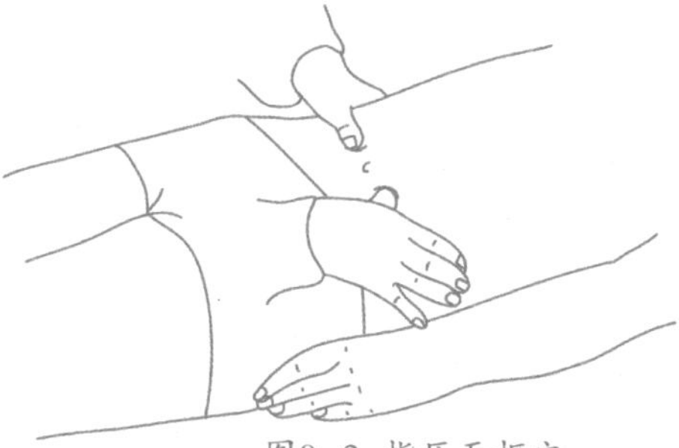
图9–2 指压天枢穴

◆ 方法二

按压神门穴（图 7–7）。用拇指朝食指方向按压神门穴（图 9–3）。此穴对便秘十分有效，有慢性便秘者若每天按压此穴，就能顺利排便。

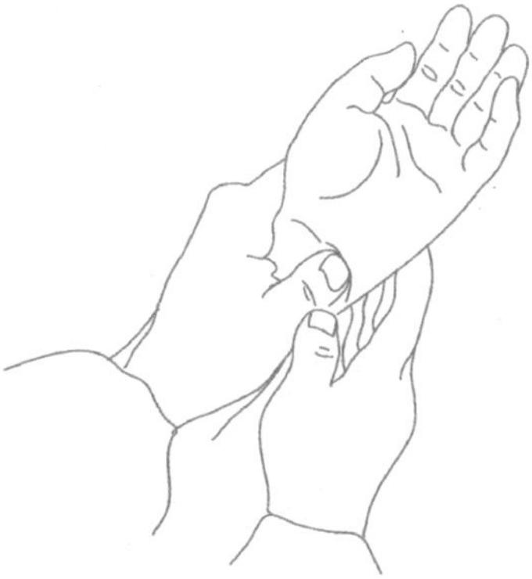
图9–3 指压神门穴

第十章　高血压

高血压是以体循环动脉血压持续增高为主要表现的一种常见病。高血压分为原发性与继发性两种。继发性高血压由某些明确疾病引起，只占高血压患者的5% ~ 10%；原发性高血压占90%以上，其病因尚不完全明确，但与家庭的遗传及吸烟、食盐过多等不良习惯和职业、性别、情绪等因素有关。指压法对高血压病程短、症状轻的患者有较好疗效。若出现高血压危象，则应配合药物降压治疗。

◆ 方法一

第一步　**按压膻中穴**（图10-1）。压力由轻度至中度，边按边旋转，时间1 ~ 3分钟。每日1 ~ 2次（图10-2）。

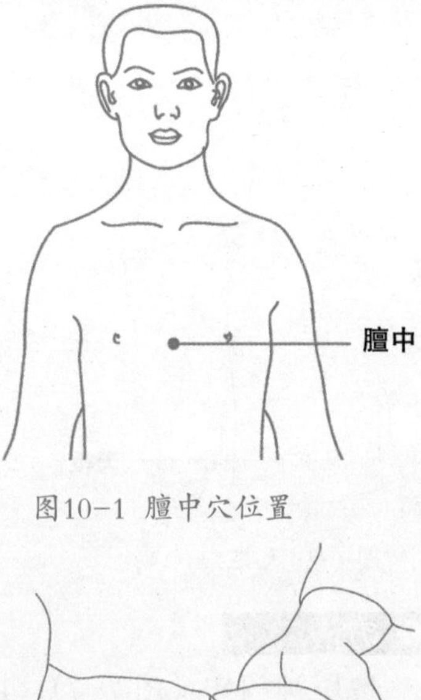

图10-1 膻中穴位置

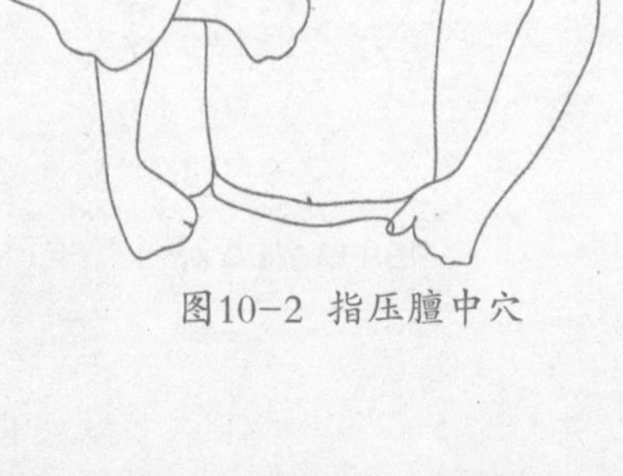

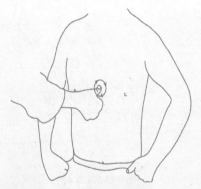

图10-2 指压膻中穴

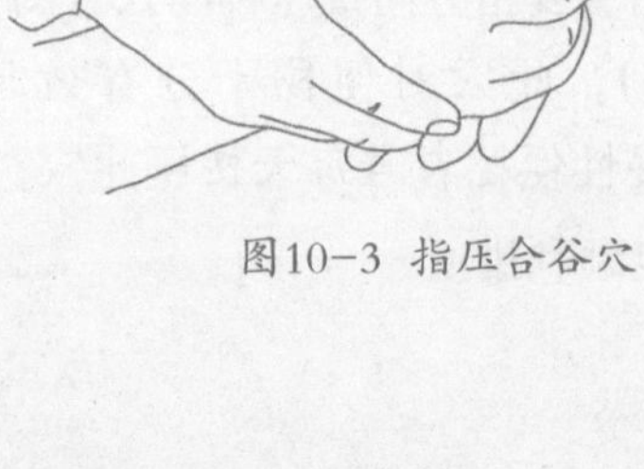

图10-3 指压合谷穴

第二步　按压合谷穴（参见图 6–4），压力中等，1 ~ 2 分钟，每日 1 ~ 2 次（图 10–3）。

第三步　自长强穴起捏至大椎穴，再用双手掌根自脊柱旁由上而下，缓缓用力平推至骶椎部，如此往返 30 分钟（图 10–4、图 10–5、图 10–6、图 10–7）。

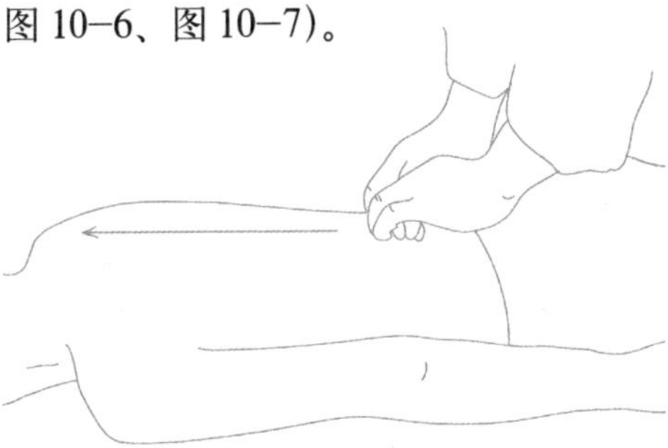

图10–4　捏长强穴至大椎穴

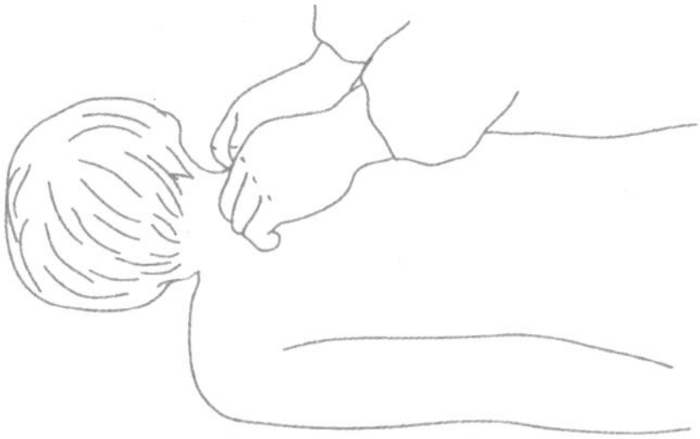

图10–5　捏大椎穴

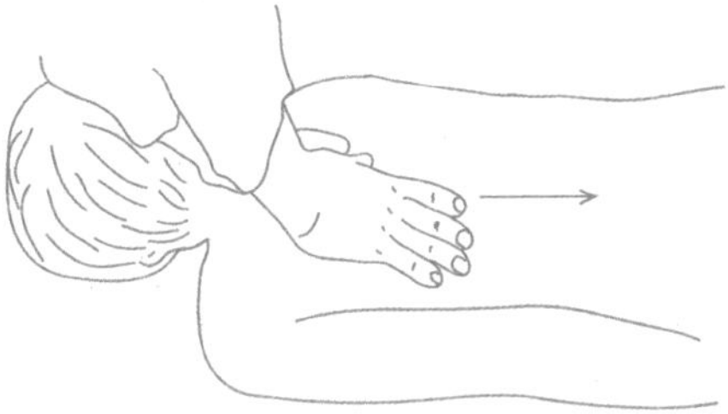

图10–6　平推脊椎两旁

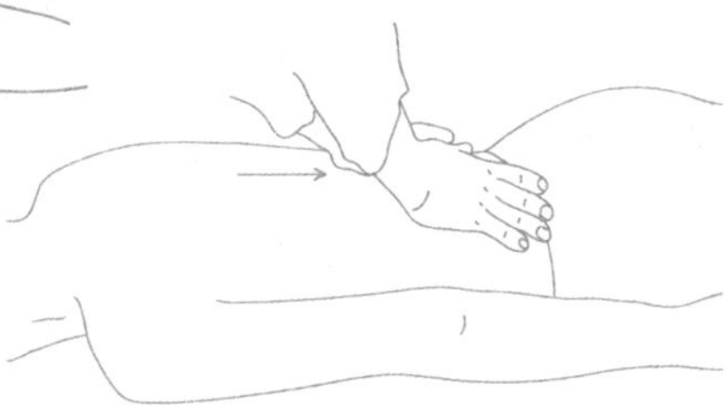

图10–7　平推骶椎部

◆ 方法二

用拇指稍用力按压心俞穴（图10–8、图10–9）、百会穴（图5–19）、曲池穴（参见图6–3），每日早晚各按压1次，时间可长可短，依血压高低而定。按压这些穴位可以立刻降低血压10～20mmHg，起到控制高血压的作用，对预防高血压也有很好的效果。

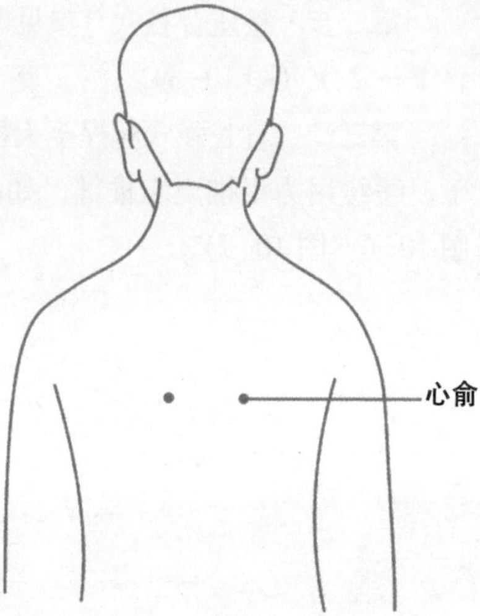

图10–8 心俞穴位置

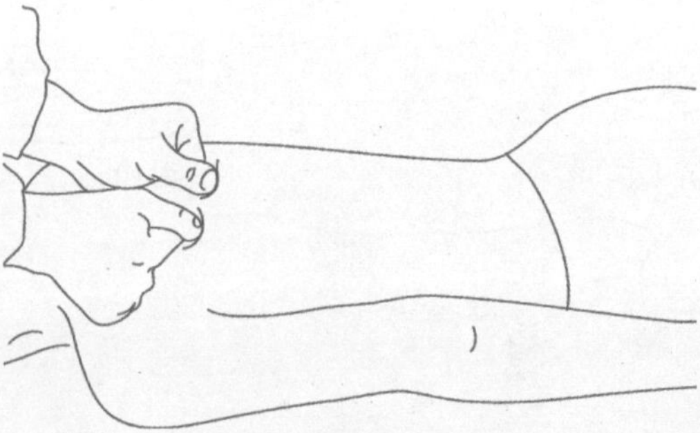

图10–9 指压心俞穴

第十一章 心脏病

心脏病是发生在心脏的各种疾病的总称，包括心脏结构性疾病和功能性疾病，指压疗法可有效缓解该病症状。

心脏功能不正常

◆ 方法一

可立即用拇指按压郄门穴(图11–1)3～5秒钟,休息1～2秒钟,反复按压3～5次即可（图11–2)。

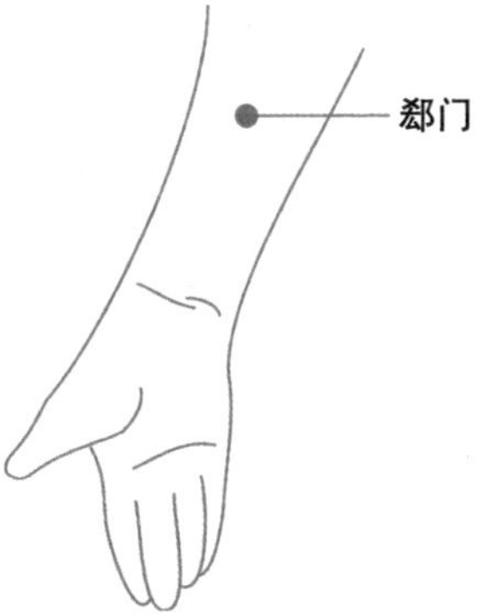

图11–1 郄门穴位置

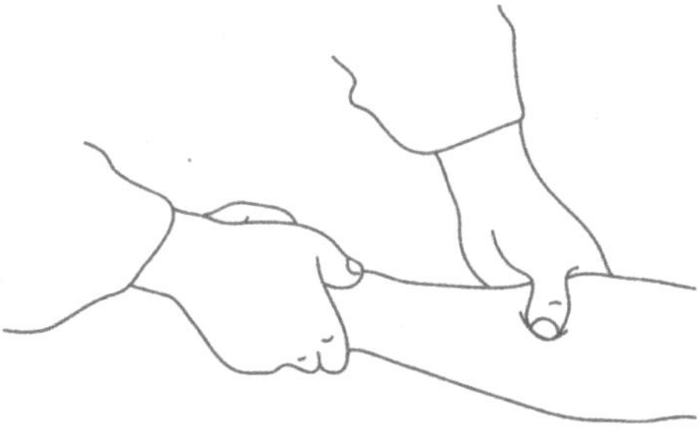

图11–2 指压郄门穴

◆ 方法二

另外，还可对天泉穴（图11–3、图11–4)、曲泽穴（图11–5、图11–6)、内关穴（图11–7、图11–8)、心俞穴（图10–8、图10–9）施行按压，方法自定。要注意，按压心俞穴时不可用力过重，以免损伤内脏。

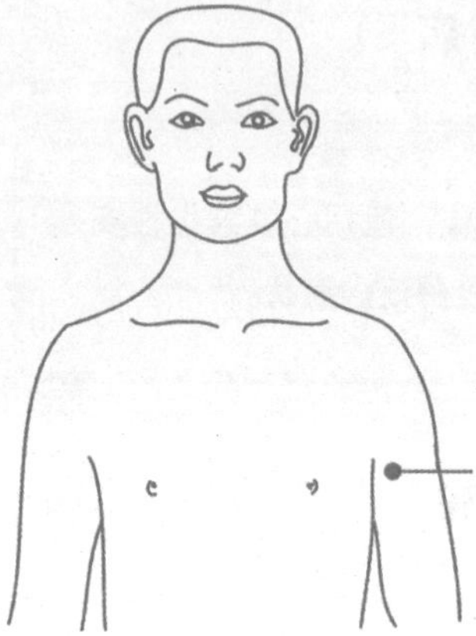

图11-3 天泉穴位置

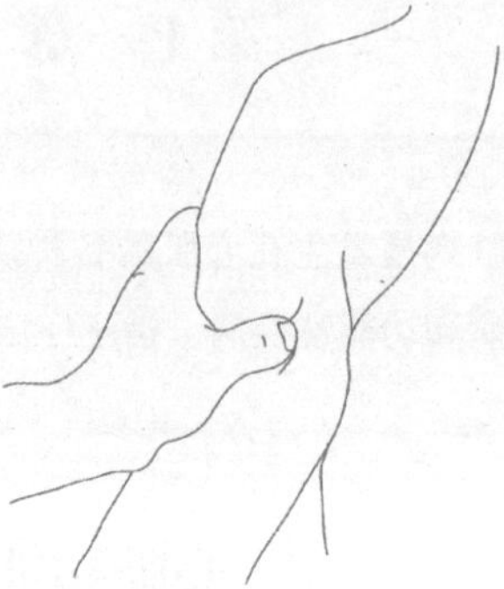

图11-4 指压天泉穴

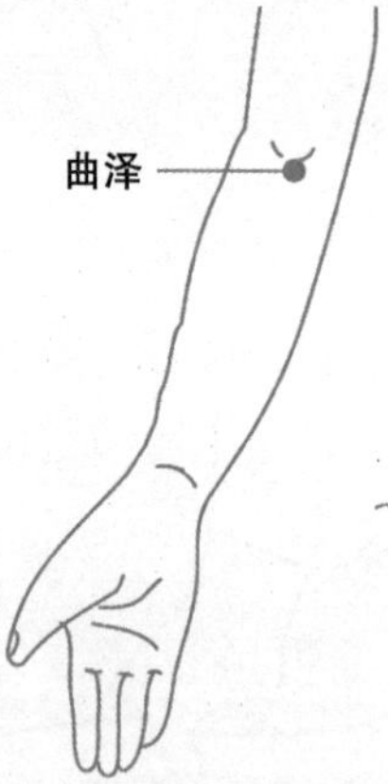

图11-5 曲泽穴位置

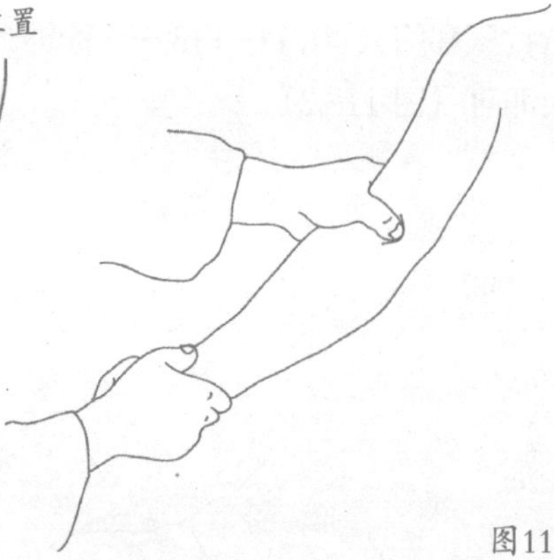

图11-6 指压曲泽穴

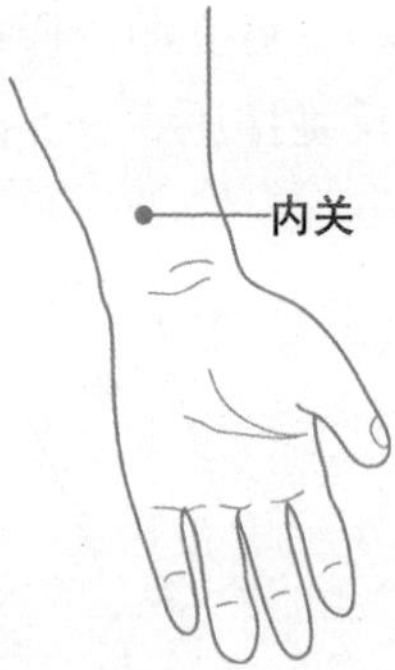

图11-7 内关穴位置

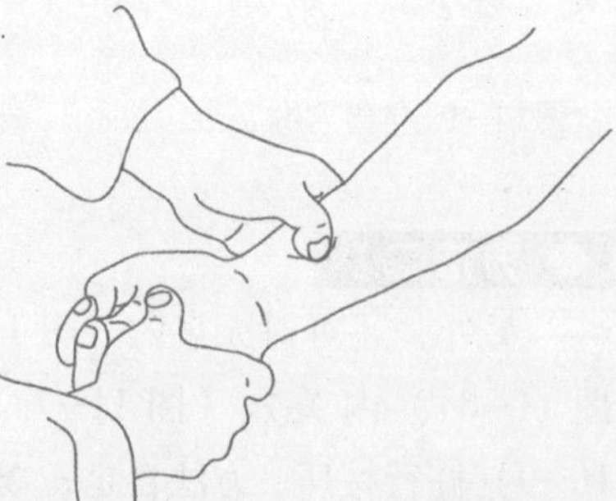

图11-8 指压内关穴

心跳厉害

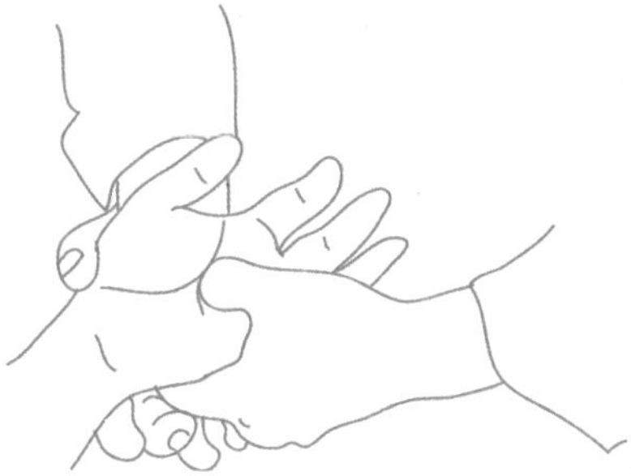
图11-9 指压劳宫穴

◆ 方法一

用力按压劳宫穴，或用指甲掐，直到心跳变慢为止(参见图 3–63、图 11–9)。

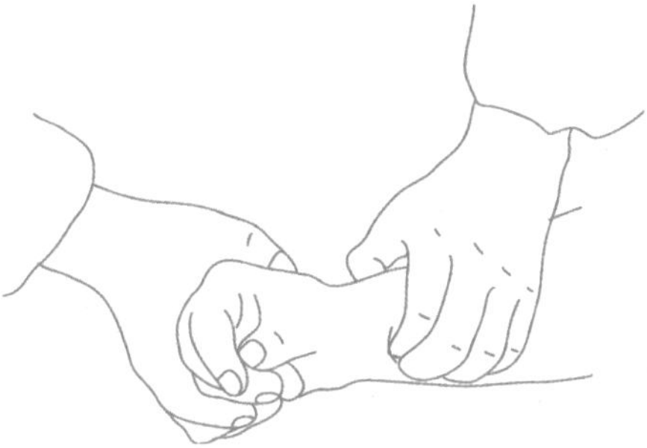
图11-10 对掐内外关穴

◆ 方法二

对掐内外关穴（图 11–10)，用力按压合谷穴（参见图 10–3)，等到心率减慢时，再用较轻手法按揉两分钟，以巩固疗效。

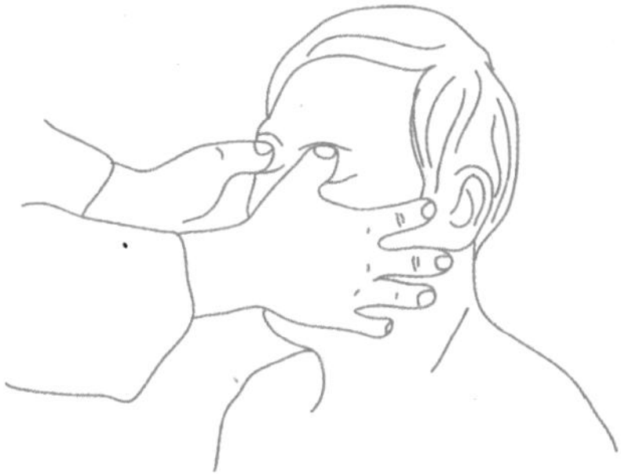
图11-11 指压眼球

◆ 方法三

用手指按压两侧眼球，每次 20 ~ 30 秒钟，注意时间不宜过长，用力不宜过大（图 11–11)。

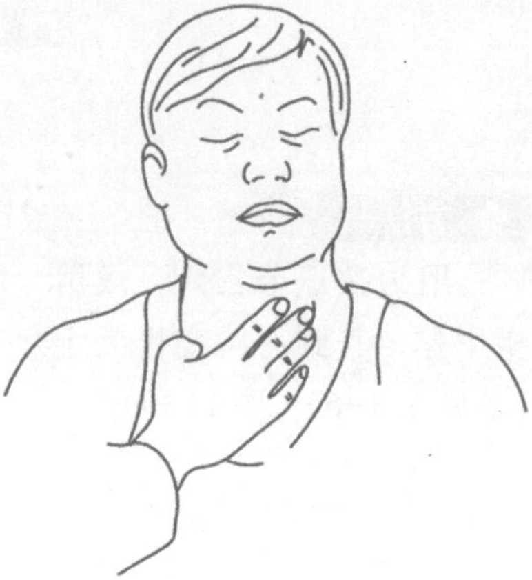

图11-12 指压一侧颈动脉窦

◆ 方法四

用中指按压颈部一侧的颈动脉窦，每次按压 20 ~ 30 秒，按压一侧无效时，再按压另一侧。注意，不能同时按压两侧，按压时间也不要过长（图 11–12）。

冠心病

◆ 方法一

有心绞痛预感时，可立即按压或掐合谷穴（参见图 10–3）。

◆ 方法二

心绞痛急性发作时，立刻对膻中穴加以按揉（参见图 10–2）。

◆ 方法三

心绞痛发作得到控制后，可先对肋间加以揉搓。接下来再按揉腋下区。最后点按内关穴（图 11–13、图 11–14、图 11–15）。

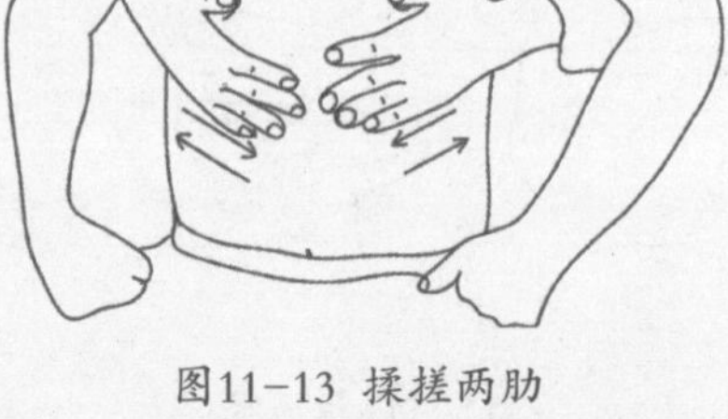

图11-13 揉搓两肋

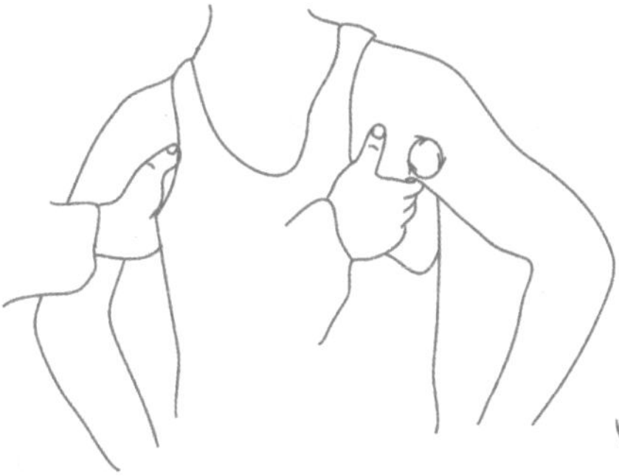

图11-14 按揉腋下

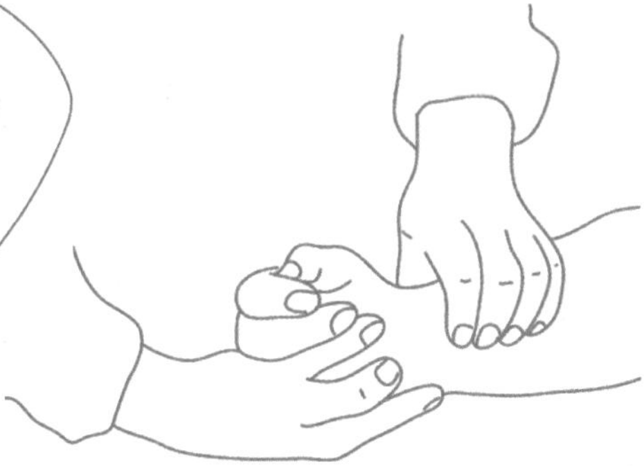

图11-15 点按内关穴

◆ 方法四

心绞痛后，胸闷严重时，应在点内关穴的同时，以膻中穴为中心，加以按揉（参见图 11-15、图 11-16）。

◆ 方法五

平时可按压胸腹部的膻中穴（图 11-16）、气海（图 11-17）、关元穴（图 11-18），背部的风门穴（图 11-19）、心俞穴（参见图 10-8、图 10-9）、膈俞穴(图 11-20)，上肢的手三里穴（图 11-21），下肢的足三里穴（图 11-22）。按压这些穴位可以不分顺序，只要都按揉到即可，时间长短不限，以有酸胀感为度，每日早晚各 1 次，长期坚持。

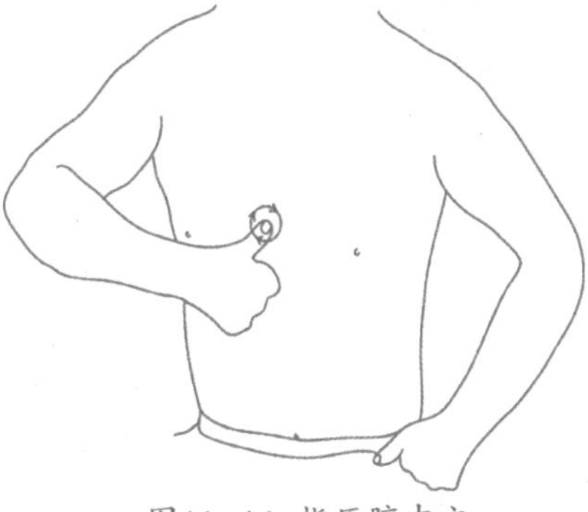

图11-16 指压膻中穴

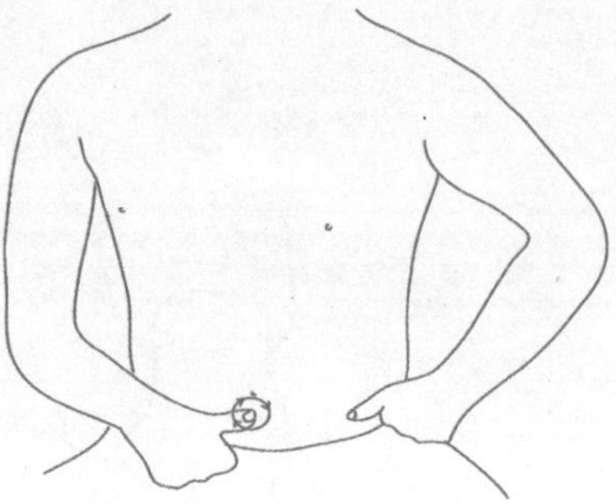

图11-17 指压气海穴

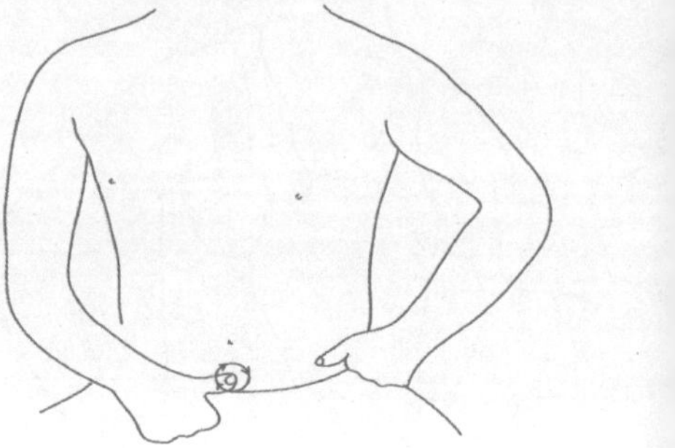

图11-18 指压关元穴

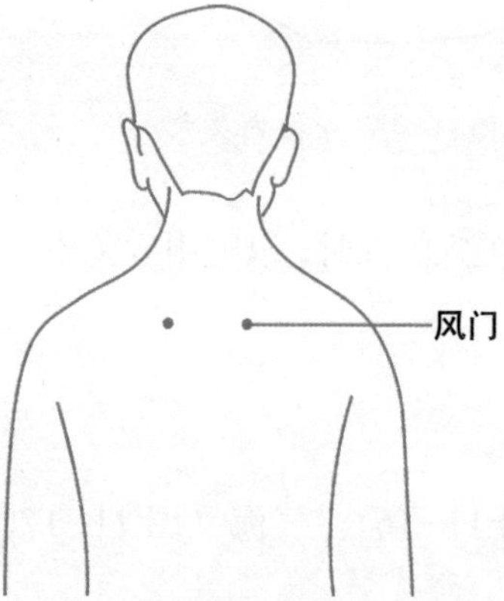

图11-19 风门穴位置

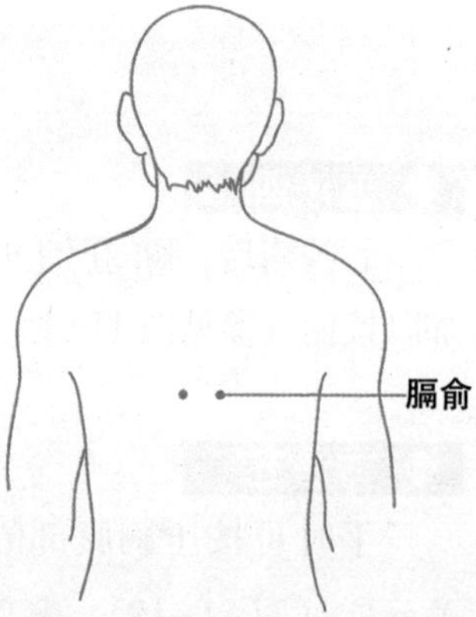

图11-20 膈俞穴位置

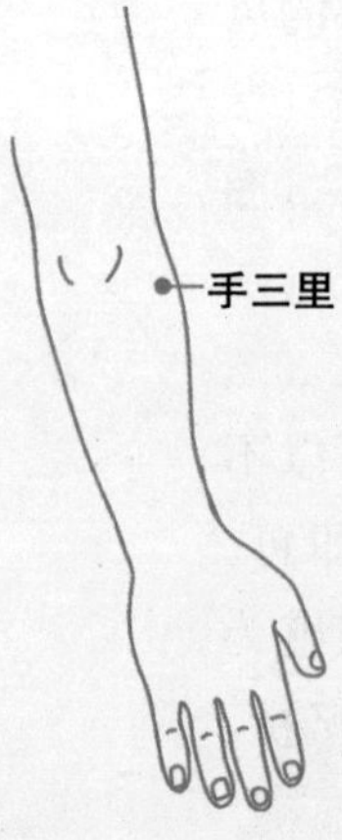

图11-21 手三里穴位置

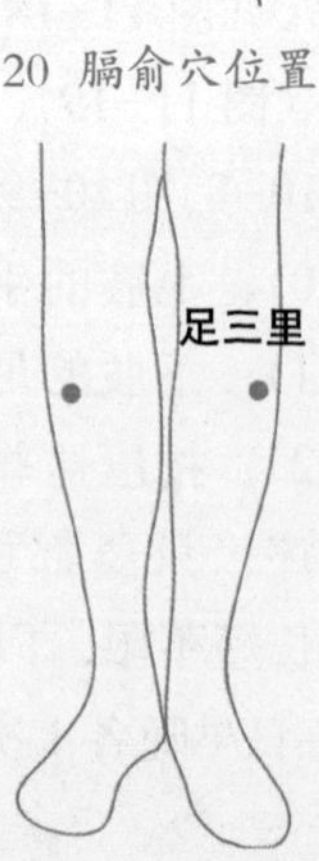

图11-22 足三里穴位置

【提　示】患者不要完全依赖指压救急，因它只可部分缓解心绞痛等急性发作，但只要平时坚持指压治疗，就可以有效地预防心绞痛等急性严重的病情发生。

第十二章　糖尿病

糖尿病是一种以高血糖为特征的代谢紊乱性疾病，患者临床上常出现多饮、多食、多尿、体重下降等三多一少和疲劳的症状。指压疗法能调节中枢神经系统的功能，激发胰岛分泌功能的恢复，适用于轻型或中型糖尿病，并须长期治疗。

◆ 方法一

先在髂棘上腰围一圈的带脉所在位置找到病变的反应点，也有的人反应点在腿、脚、手等部位。然后，用手指按压反应点，待出现酸、麻、胀等反应后，再按压 1 ~ 3 分钟，每日 1 ~ 2 次，2 周为一个疗程。(图 12−1)

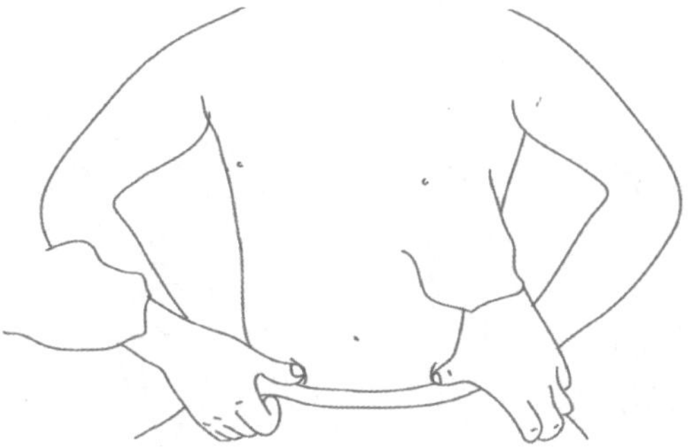

图12−1　指压反应点

◆ 方法二

用大拇指同时按压两侧胰俞穴（图 12–2、图 12–3），每次 10 分钟，每日 3 次。坚持 10 天以上，就会使糖尿病的症状有所缓解。凡多饮、尿频的症状加重时，可增按大椎穴（参见图 3–45）、尺泽穴（图 12–4），方法同胰俞穴。

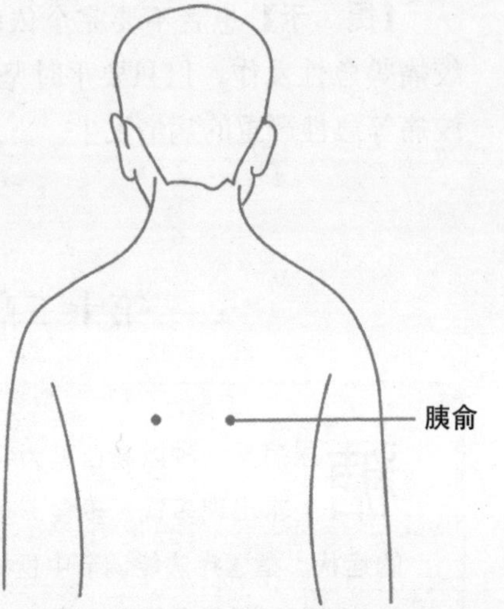

图12–2 胰俞穴位置

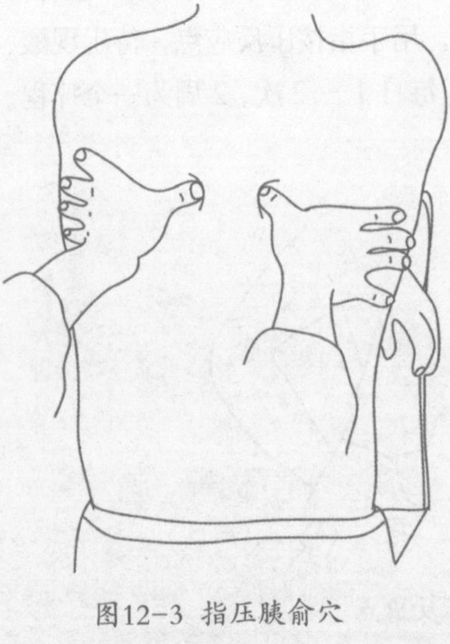

图12–3 指压胰俞穴

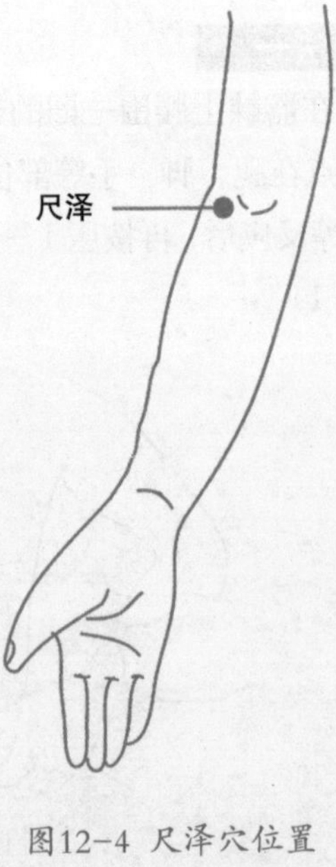

图12–4 尺泽穴位置

第十三章　颈椎病

颈椎病又称颈椎综合征，多由于颈项姿势不正，导致慢性劳损。好发于中老年人。指压疗法能舒筋通络，活血止痛，缓解患者的各种症状，提高生活质量。

他人按压

◆ 方法一

患者取坐位，术者站在身后，用拇指按揉颈椎棘突两旁的肌肉，自上而下，每侧 20 ～ 30 次（图 13–1）。

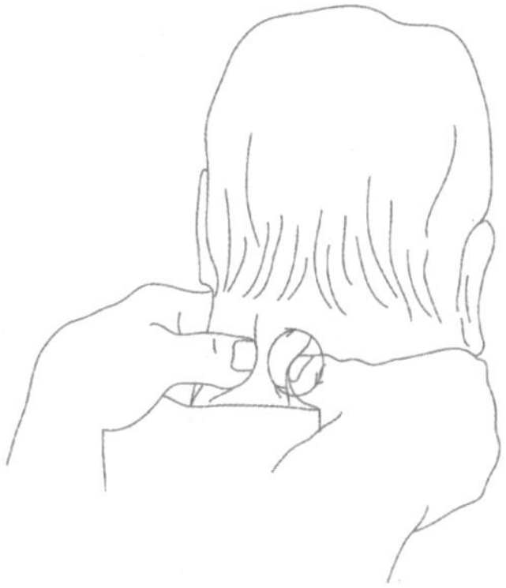

图13–1　按揉颈椎棘突

◆ 方法二

手法同上，在两侧肩胛骨上施治，每侧 2 分钟（图 13–2）。

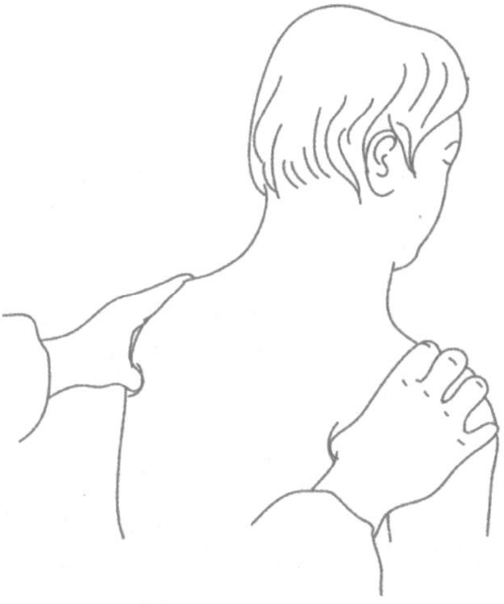

图13–2　按揉肩胛骨

◆ 方法三

用左手拇指在颈椎棘突旁的左侧肌肉处按揉，右手托住患者的下巴,做颈项的右旋(图 13–3)。反之,左旋(图 13–4)。每侧转动 5 ~ 8 遍。

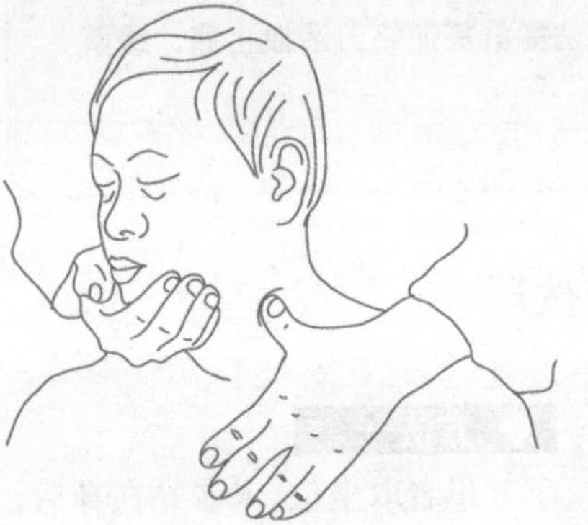

图13–3 右旋颈项

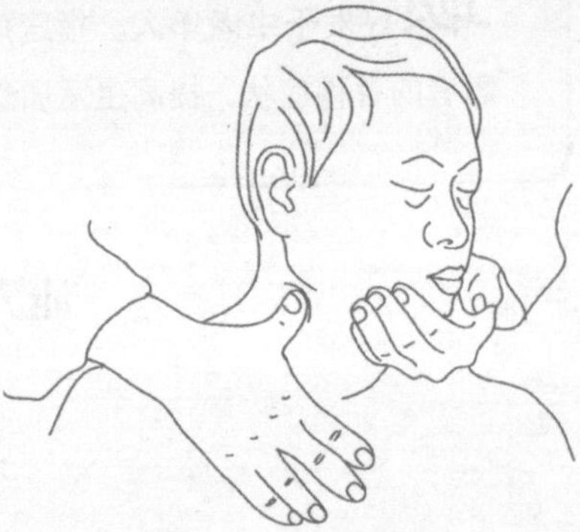

图13–4 左旋颈项

◆ 方法四

一手拇指按揉颈椎棘突，一手放在患者枕部，做颈项前屈 5 遍（图 13–5）。然后将放到枕部的手放到前额，做颈项后伸 5 遍（图 13–6）。

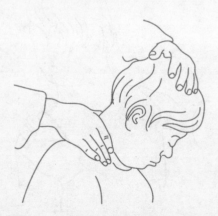

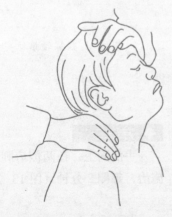

图13–5 按揉颈椎棘突及做颈项前屈

图13–6 做颈项后伸

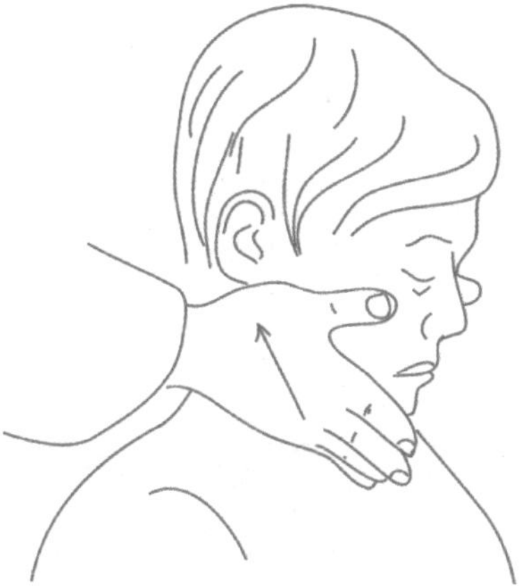

图13-7 拔伸颈椎（开始拔伸）

◆ 方法五

双手放在患侧的下巴处，然后双手缓缓向上提起，做颈椎的拔伸，持续 1 分钟（图 13-7、图 13-8），再缓缓地做颈项的左右旋转（图 13-9、图 13-10），每侧 5 ~ 8 遍。做完之后，再缓缓地放下拔伸的颈椎。松懈四周肌肉（图 13-11）。

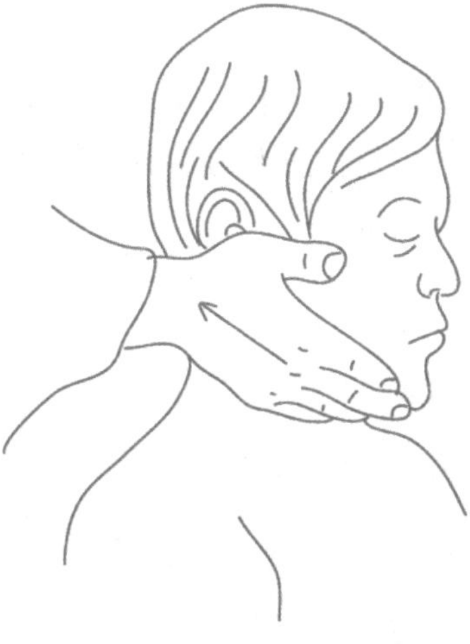

图13-8 拔伸颈椎（持续1分钟）

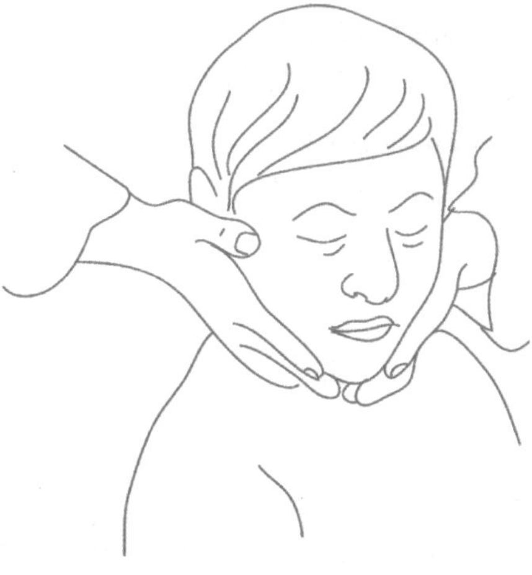

图13-9 颈项右旋转

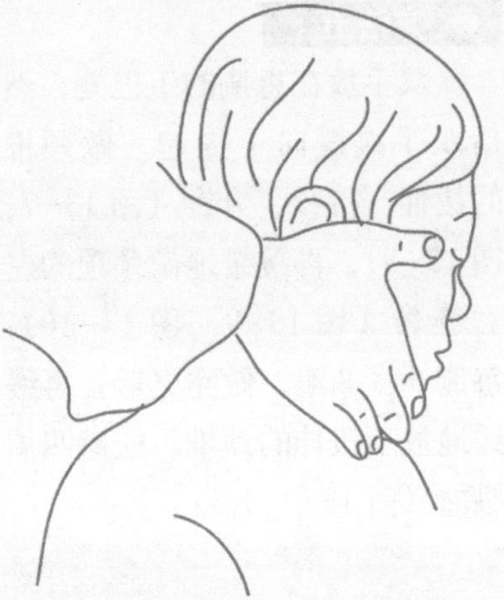

图13-10 颈项左旋转

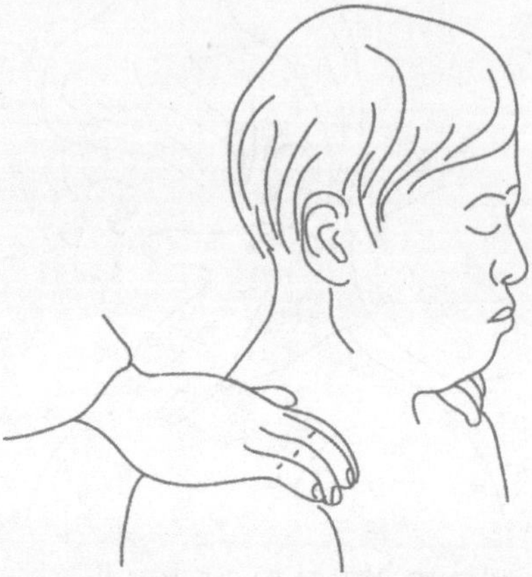

图13-11 放松四周肌肉

◆ 方法六

按揉患者的曲池穴（参见图 6-3）、肩井穴（图 13-12）与合谷穴(参见图 10-4),每穴 20 ～ 30 秒钟。然后捻搓患者的各个手指(图 13-13)，搓揉上肢（图 13-14）。

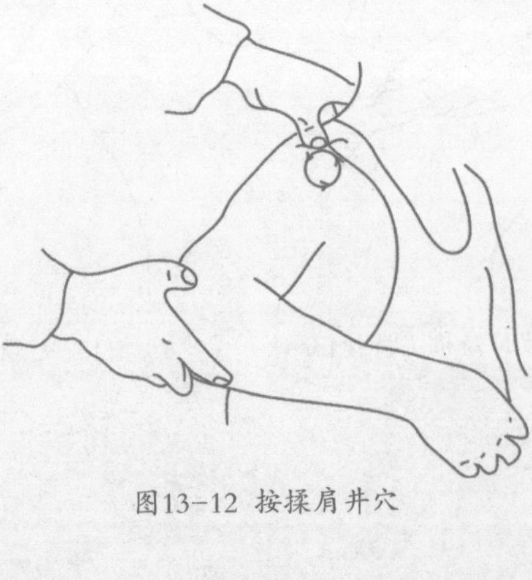

图13-12 按揉肩井穴

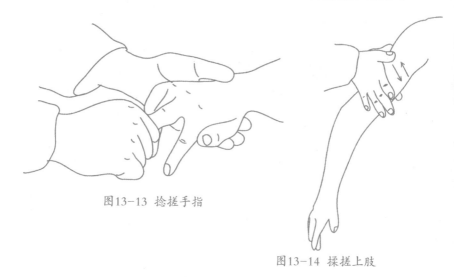

图13-13 捻搓手指

图13-14 揉搓上肢

自我按压

◆ 方法

首先按揉风池穴和颈椎两侧（图 13-15），然后从上而下擦摩颈椎（图 13-16），两掌相对擦摩颈项（图 13-17）。接下来按压大椎穴（图 13-18），按揉肩井穴（图 13-19），最后按揉合谷穴（图 13-20）。

在施行上述手法时，可以配合做颈部锻炼，两手握住颈部，向前后左右做伸屈及旋转运动（图 13-21、图 13-22）。

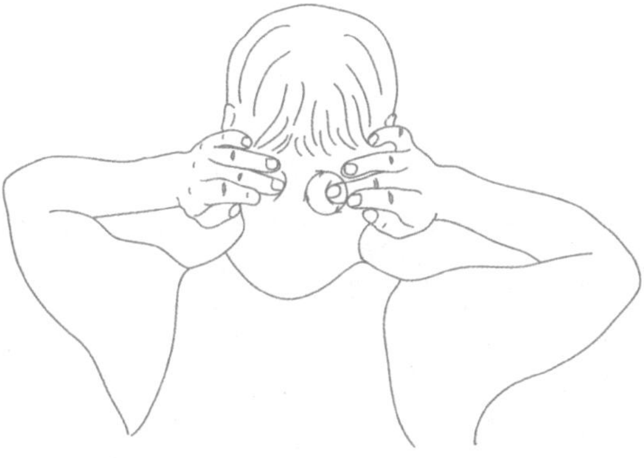

图13-15 按揉风池穴和颈椎两侧

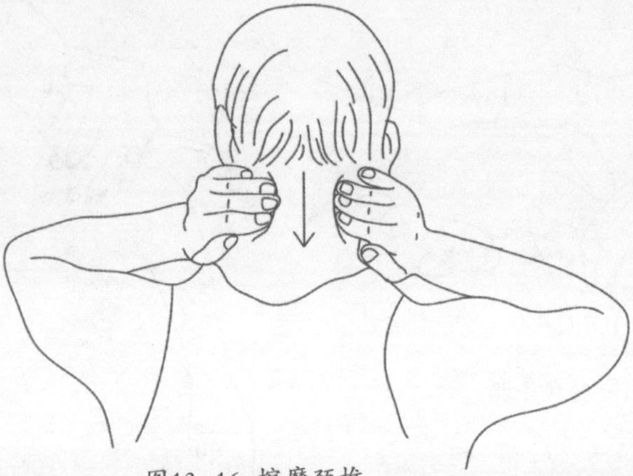

图13-16 擦摩颈椎

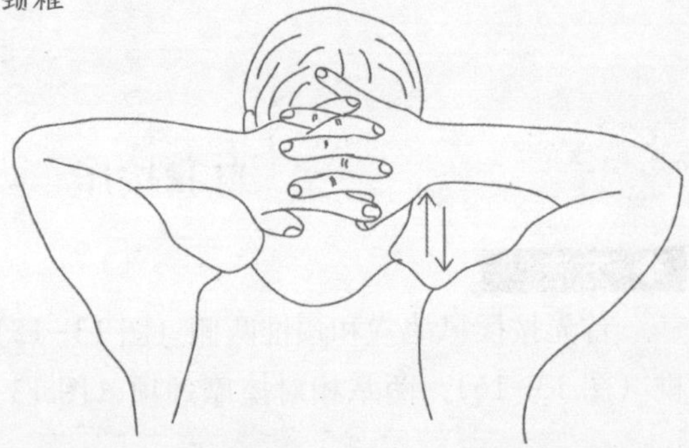

图13-17 两掌相对擦摩颈项

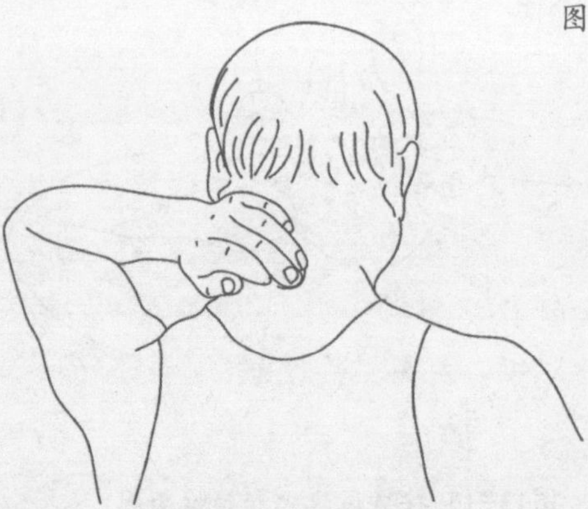

图13-18 指压大椎穴

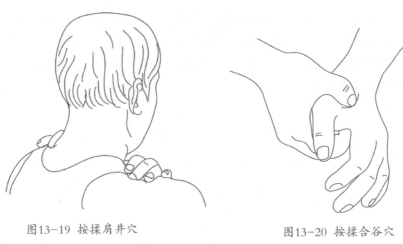

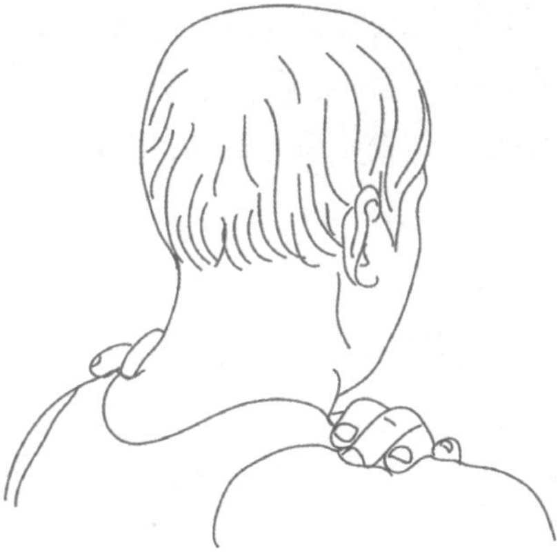

图13-19 按揉肩井穴

图13-20 按揉合谷穴

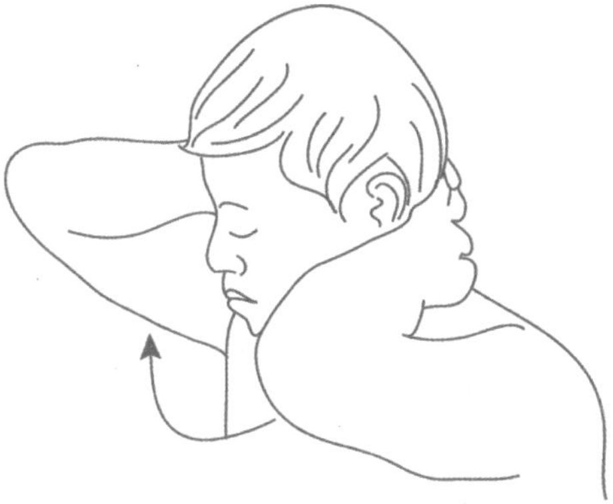

图13-21 向右旋转颈部

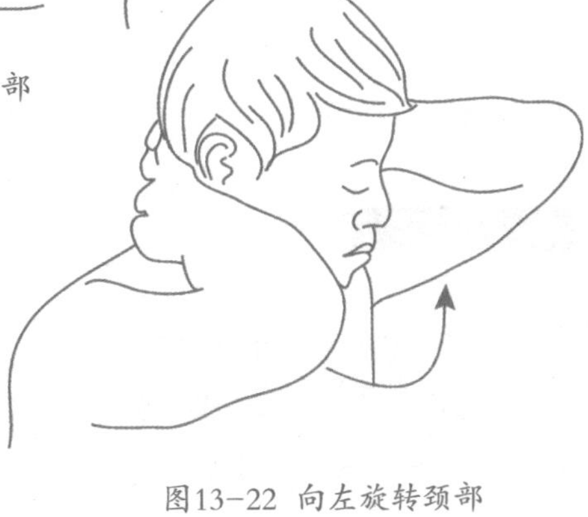

图13-22 向左旋转颈部

【提　示】要注意日常保健，睡觉时枕头不宜过高或过低，以颈部平直为宜（枕高 9cm 左右），质地应松软。不要躺着看书、看电视，避免长时间低头工作，坚持做颈保健操，但禁止剧烈活动，重视颈部保暖或颈部保护。

第十四章　肩周炎

肩周炎全称肩关节周围炎，好发于 50 岁左右的中老年人，女性多于男性，表现为肩部酸痛，运动功能障碍等。指压疗法能松解组织粘连，促进血液循环，加速炎症的吸收，缓解疼痛，恢复肩关节的功能活动。

肩周炎指压疗法

◆ 方法一

按压压痛点。用手指从患侧颈部向肩峰处按压，寻找压痛点。发现压痛点后，立即施以重手法按揉（图 14-1）。

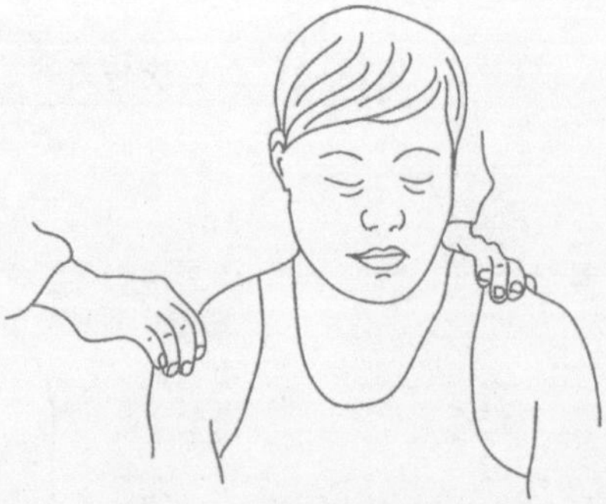

图14-1 按压压痛点

◆ 方法二

局部按压。在把所有压痛点按压完毕后，可以对这个区域进行整体按揉，时间 5 ~ 10 分钟（图 14-2）。

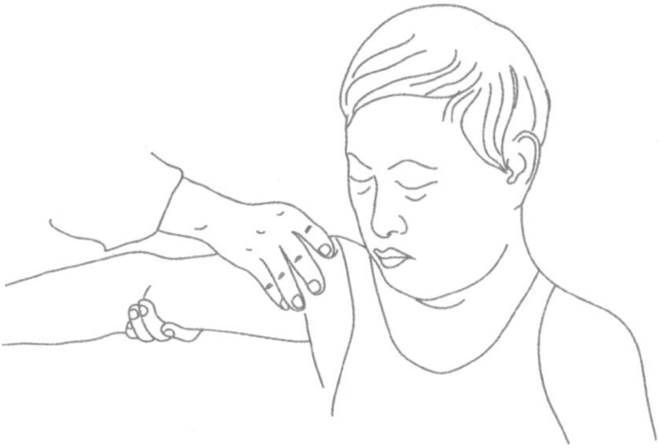

图14-2 局部按压

◆ 方法三

系列按压。首先按擦大椎穴(图14-3),揉按颈部(参见图5-12),然后按揉肩井(图14-4)、曲池穴(参见图6-3)、内关穴(参见图11-8)、外关穴(图14-5),接下来按压合谷穴(参见图10-3)。最后对上肢内外侧进行全面按揉(参见图13-14)。

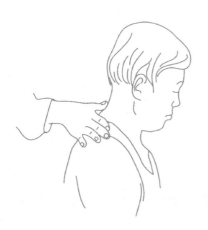

图14-3 按擦大椎穴

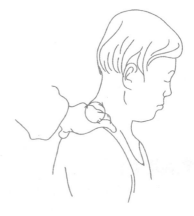

图14-4 按揉肩井穴

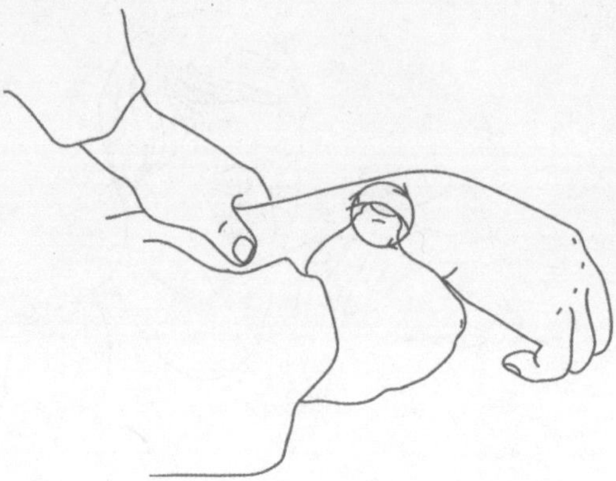

图14-5 按揉外关穴

◆ 方法四

对应点按压。用拇指按压无名指根部（图 14-6），这里是肩关节在手上的反应位置。

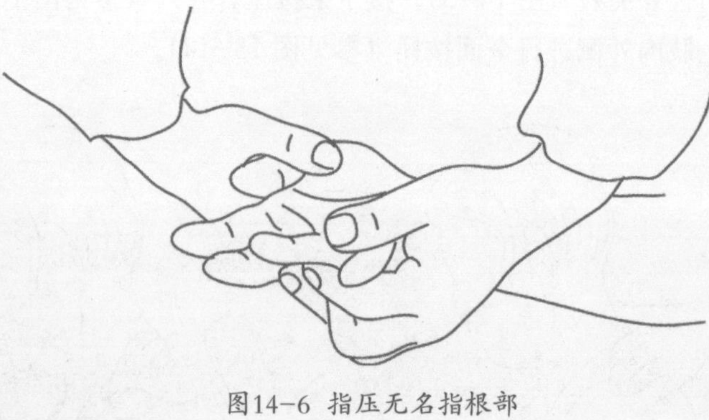

图14-6 指压无名指根部

◆ 方法五

摩肩。患者取坐位，肩自然下垂，术者站于其侧后，用双掌对颈、背、胸大面积进行按、摩、揉、捏（图 14-7、图 14-8、图 14-9）。

图14-7 捏肩部

图14-8 按或擦肩部

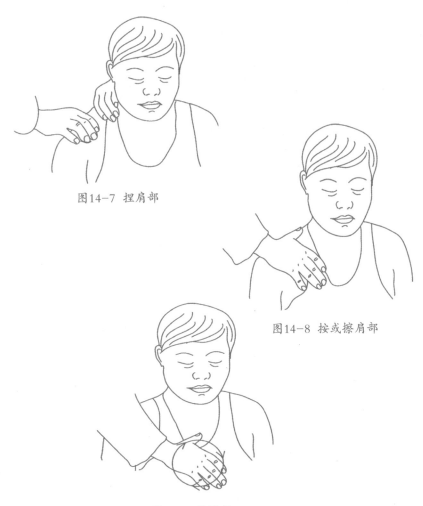

图14-9 揉胸部

◆ 方法六

点穴。术者一手扶住患者，另一手拇指在痛点部位进行点、拨、理筋数次（图 14-10），然后让患者活动换肩（图 14-11），在最痛部位上保持不动，术者一手加以固定，另一手拇指在痛点位置再一次进行点、拨、理筋（图 14-12）。

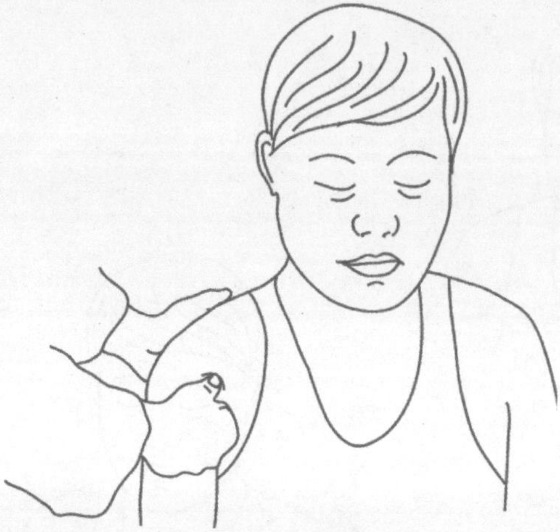

图14-10 点穴

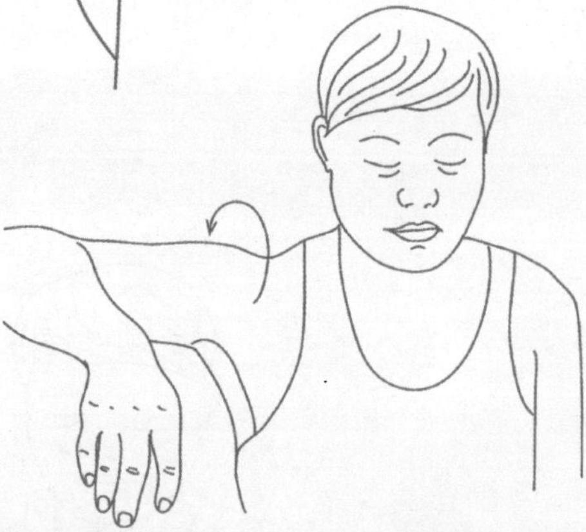

图14-11 活动肩关节

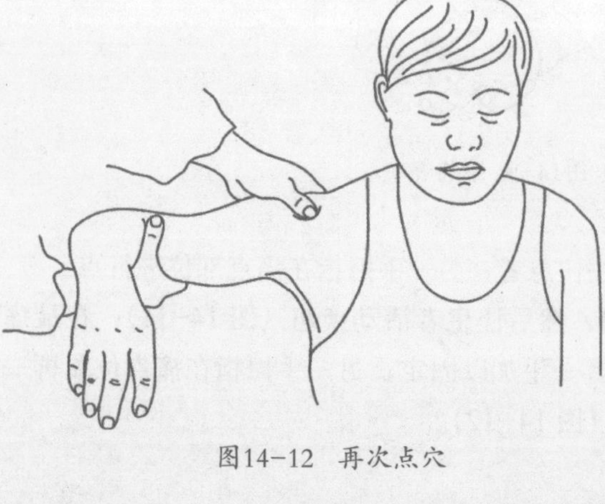

图14-12 再次点穴

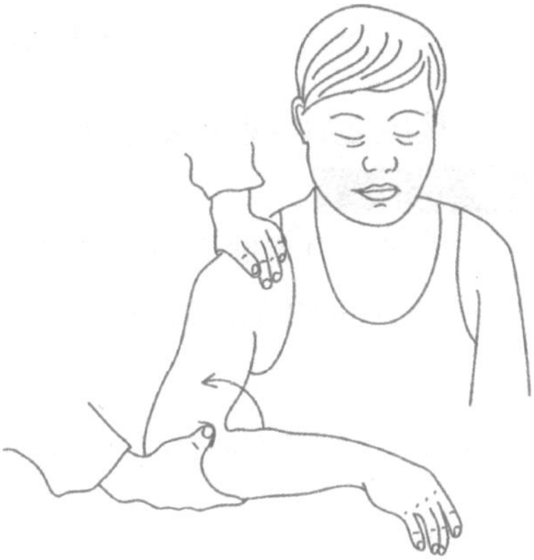
图14-13 活动肩关节

◆ 方法七

运肩。一手固定患者，另一手握同侧肘部，做肩各方向的被动性活动（图 14-13、图 14-14）。

◆ 方法八

松肩。操作姿势同摩肩。对颈、肩、胸、背大面积进行按、摩、揉、打。随即对痛点进行点按。隔日一次,15 次为一个疗程。(图 14-15)

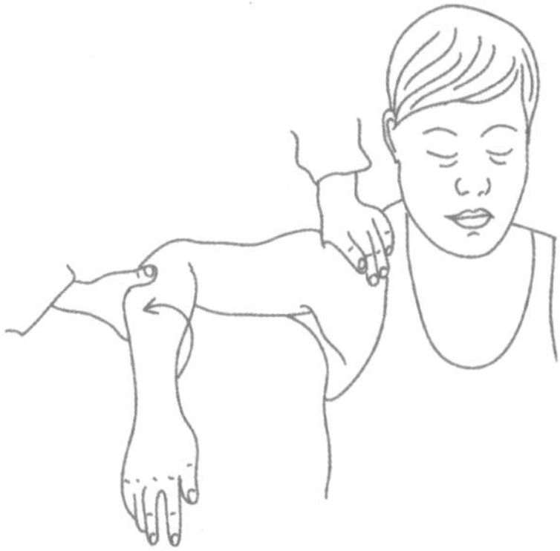
图14-14 活动肩关节

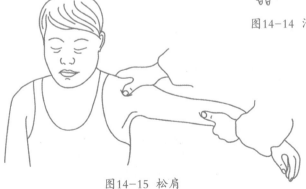
图14-15 松肩

肩关节功能锻炼

按压之后，患者要进行肩关节的功能锻炼。

◆ 方法

术者将患者健侧的手放在患肩上，另一只手握住患侧前臂（图14－16），协助其肩部做前屈（图14－17）、后伸（图14－18）、外展（图14－19）及旋转活动（图14－20）。注意活动范围要由小到大，用力不能过猛。如果患处出现了牵拉、酸胀、微痛感，说明功能锻炼达到了预期的目的。

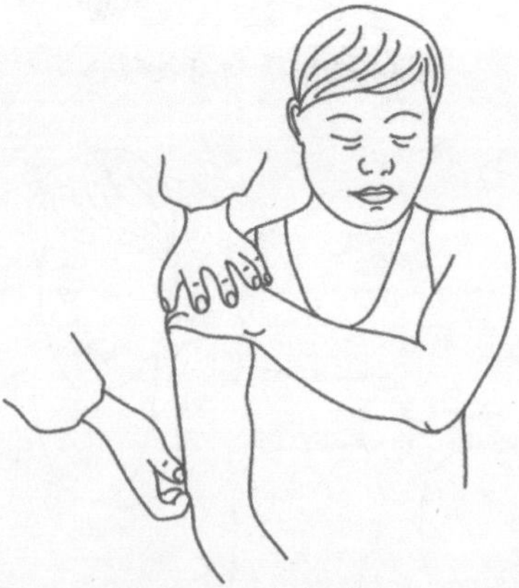

图14－16 准备动作

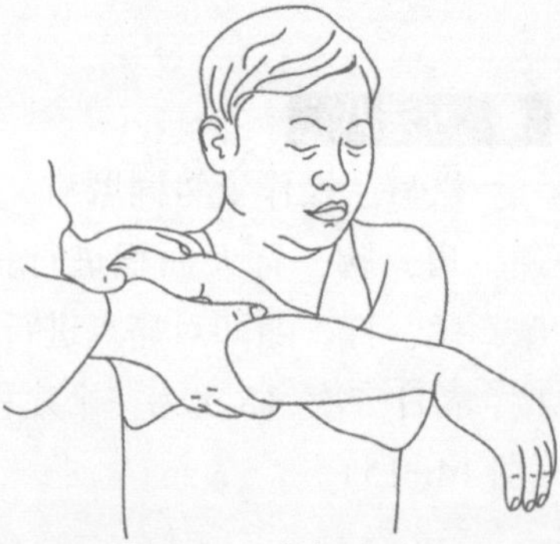

图14－17 肩部的前屈

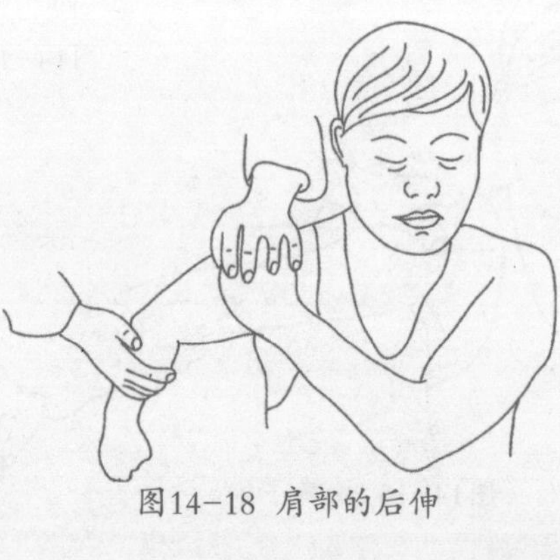

图14－18 肩部的后伸

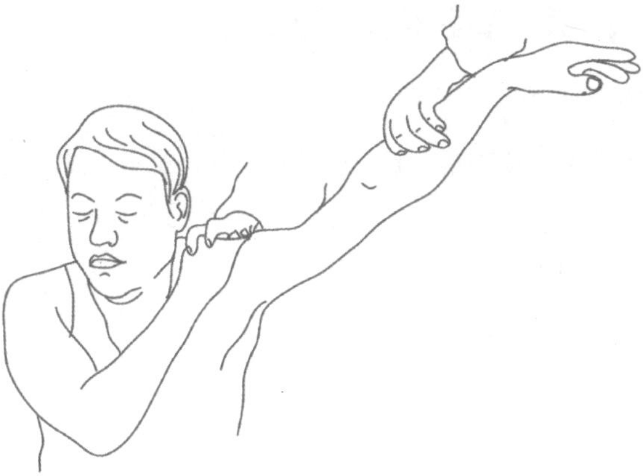

图14-19 肩部的外展

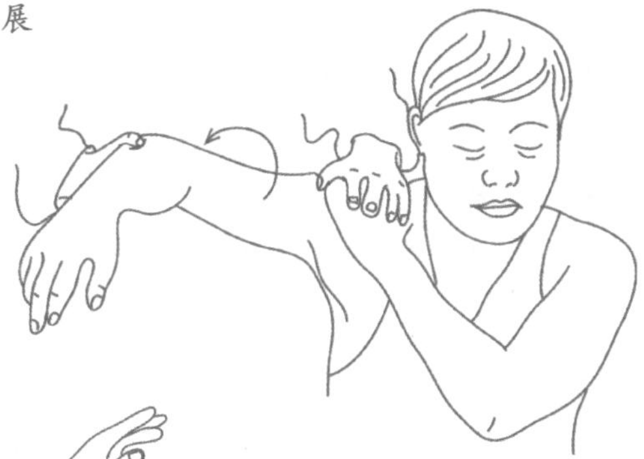

图14-20 旋转肩部

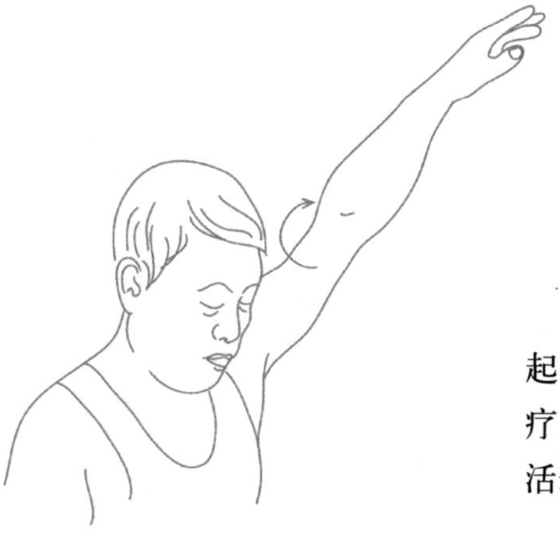

每次指压完毕后，都应举起手臂，活动一下肩关节。治疗肩周炎的秘诀就在于不断地活动肩关节（图 14-21）。

图14-21 活动肩关节

第十五章　肩膀僵硬、酸痛

肩膀僵硬、酸痛是由过度劳累，长时间提拎重物、受凉、受风寒侵袭或肩关节缺乏活动所致，指压疗法可舒筋通络，促进血液循环，消除患者的疼痛。

男　性

治疗男性肩膀酸痛的穴位很多，首选是位于颈部后发髻正中直上 0.5 寸，旁开 1.3 寸凹陷处的天柱穴（图 15–1）。以它为中心进行颈部按揉，对单纯疲劳引起的肩膀酸痛十分有效。按压此穴宜用拇指，力度时轻时重（图 15–2），持续 3 ~ 5 分钟后，再转到其他穴位（图 15–3、图 15–4）。

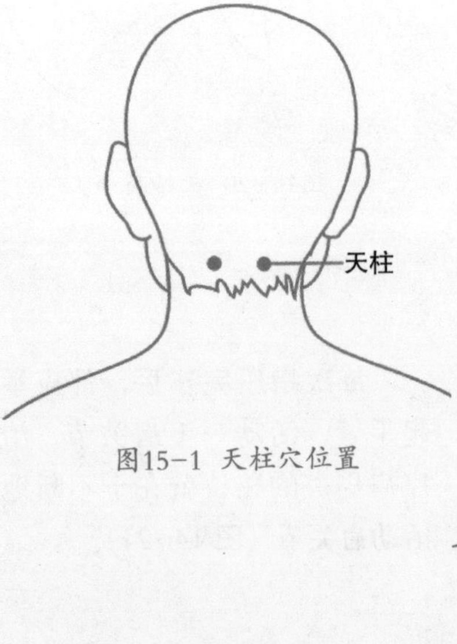

图15–1 天柱穴位置

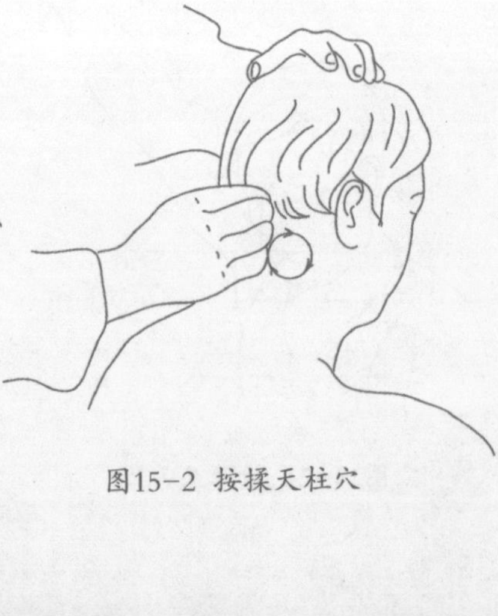

图15–2 按揉天柱穴

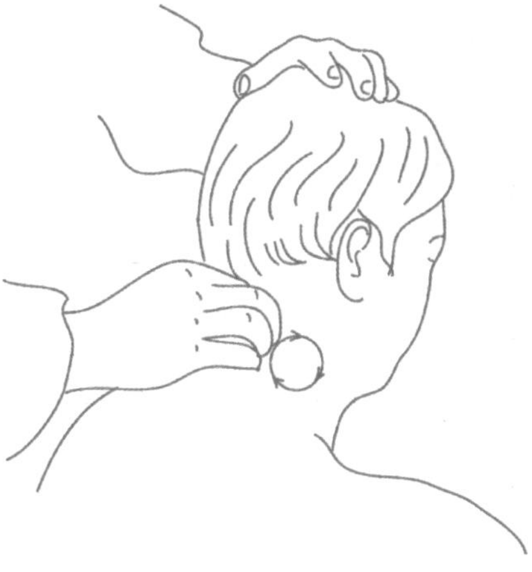

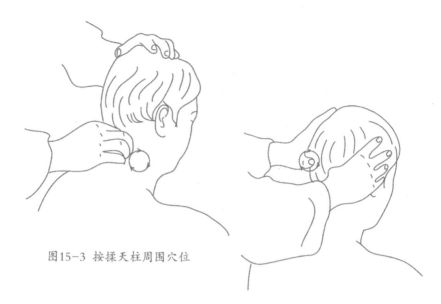

图15-3 按揉天柱周围穴位

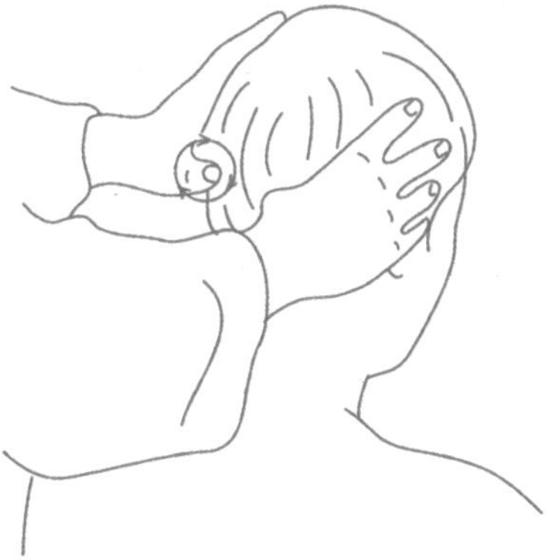

图15-4 按揉天柱周围穴位

女 性

附分穴（图 15-5）是治疗女性肩膀酸痛最有效的穴位，可以用手指按压附分穴，以产生疼痛感为佳（图 15-6）。在按压附分穴的同时，亦对膏肓穴（图 15-7）进行按压，两穴配合效果更为显著（图 15-8）。

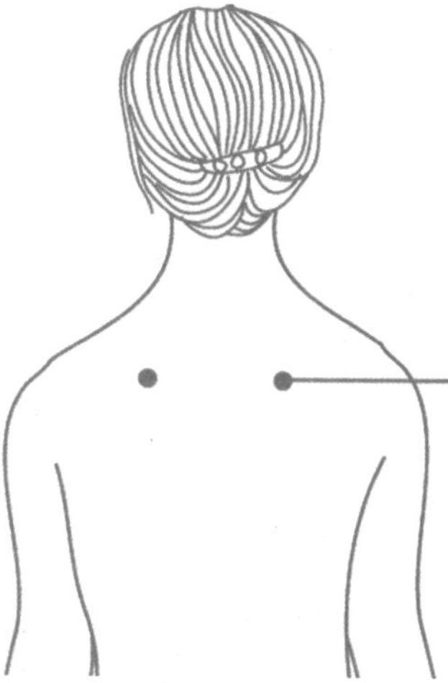

图15-5 附分穴位置

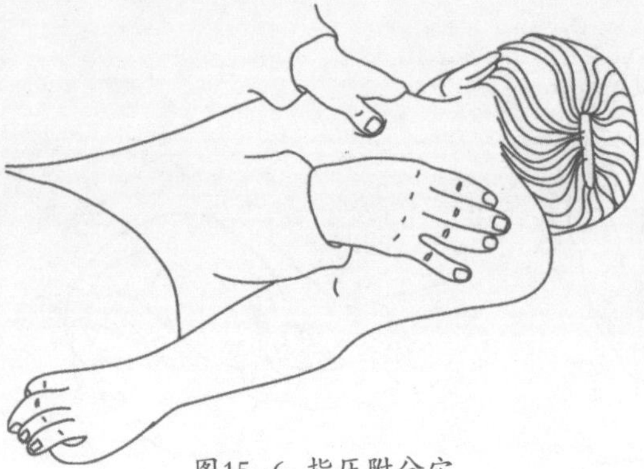

图15-6 指压附分穴

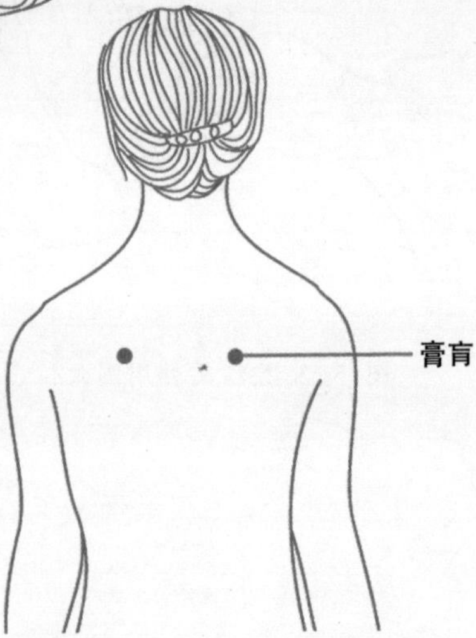

图15-7 膏肓穴位置

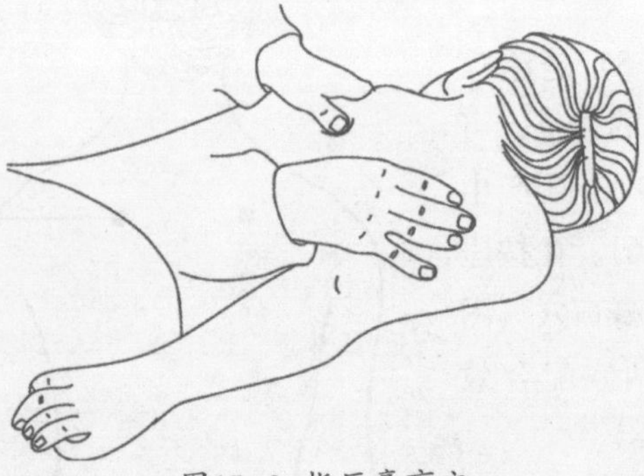

图15-8 指压膏肓穴

男女通用

用于肩部酸痛的穴位有肩贞穴（图 15–9、图 15–10）、肩井穴（图 15–11、图 15–12），尤其是因感受风寒引起的肩部酸痛，按压这两个穴位效果更好。用左手拇指按压右侧穴位、右手拇指按压左侧穴位，每穴按压 10 秒钟，反复进行。上述手法做完后，最后将两手拇指并拢，用直面贴在后脑枕骨处，往大椎穴方向来回擦 30 次左右（图 15–13）。摩擦完毕后，双手抱头，前后左右转动数次（图 15–14）。

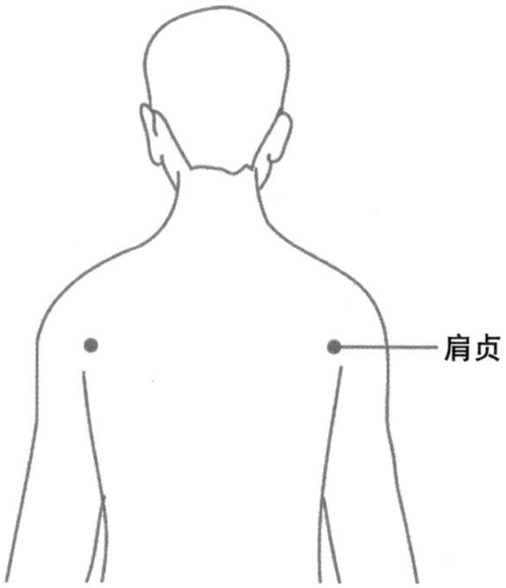

图15–9 肩贞穴位置

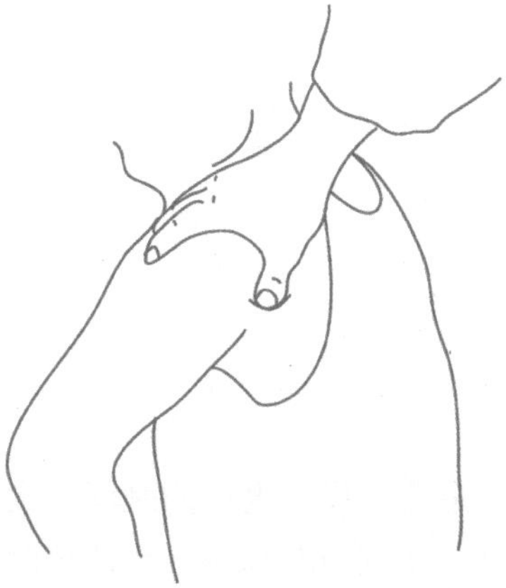
图15–10 指压肩贞穴

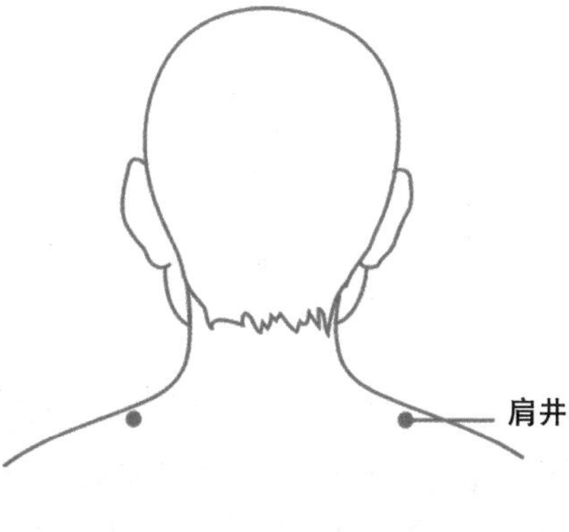

图15–11 肩井穴位置

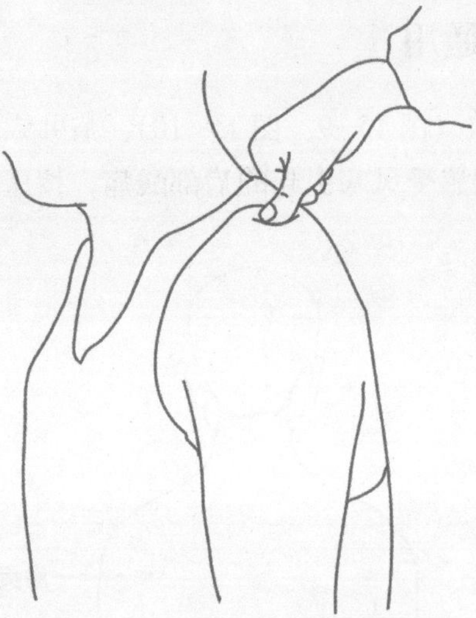
图15-12 指压肩井穴

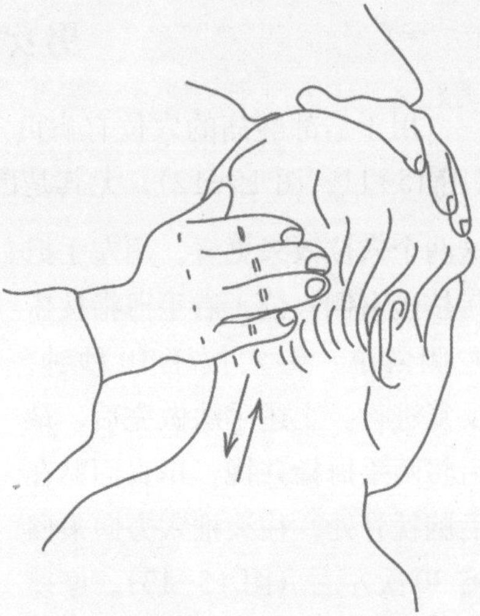
图15-13 擦后脑

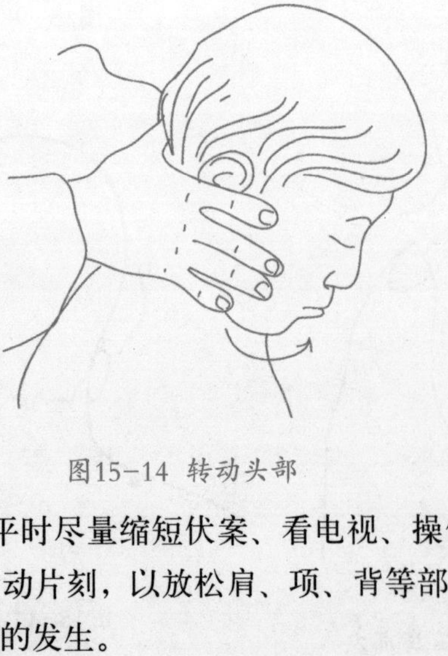
图15-14 转动头部

【提 示】平时尽量缩短伏案、看电视、操作电脑的时间，或在这期间定时活动片刻，以放松肩、项、背等部位肌肉，如此可以减少颈、臂疾病的发生。

第十六章　腰背痛

腰背痛是临床上最常见的症状之一，主要表现为下腰部或腰背部酸痛，有时竟难以忍受，须挺腰或用双手撑腰才行。指压疗法能够缓解紧张、痉挛的腰部肌肉和韧带，促进局部血液循环，恢复腰部肌肉、筋膜的功能，从而有效地减轻疼痛，增强腰部的力量。在治疗之前应首先查明原因，以便对症施术。

腰背部软组织损伤

◆ 方法

患者俯卧，术者先用双手大拇指分别按揉双侧肩井穴（参见图16–11、图16–1），然后点揉脊柱两侧足太阳穴、膀胱经穴。自大杼穴（图16–2）开始由上而下，途径厥阴俞、胃俞、三焦俞、肾

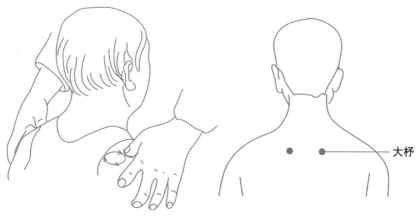

图16–1　按揉肩井

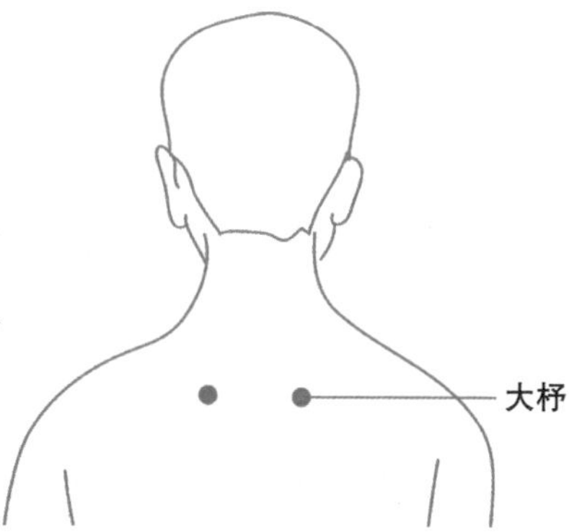

图16–2　大杼穴位置

俞、膀胱俞、会阳穴后，再斜向外下方的足少阳胆经环跳穴，最后回到膀胱经，依次按揉承扶穴、委中穴、承山穴、昆仑穴，使气血流畅（图 16-3、图 16-4、图 16-5、图 16-6、图 16-7、图 16-8、图 16-9、图 16-10、图 16-11、图 16-12、图 16-13、图 16-14）

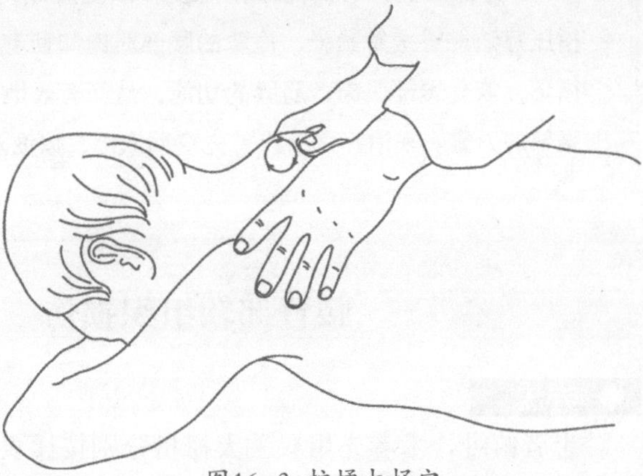

图16-3 按揉大杼穴

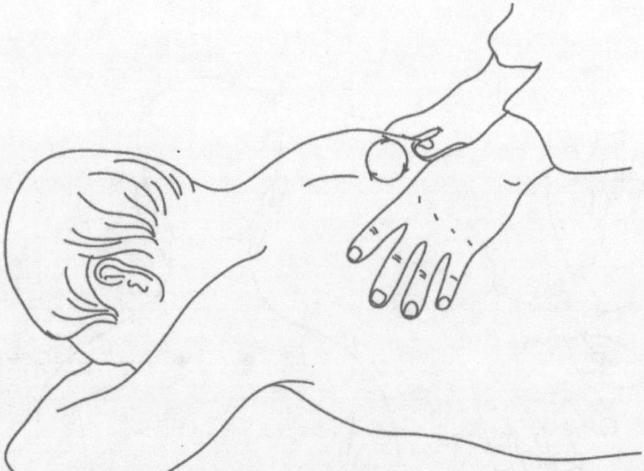

图16-4 按揉厥阴俞穴

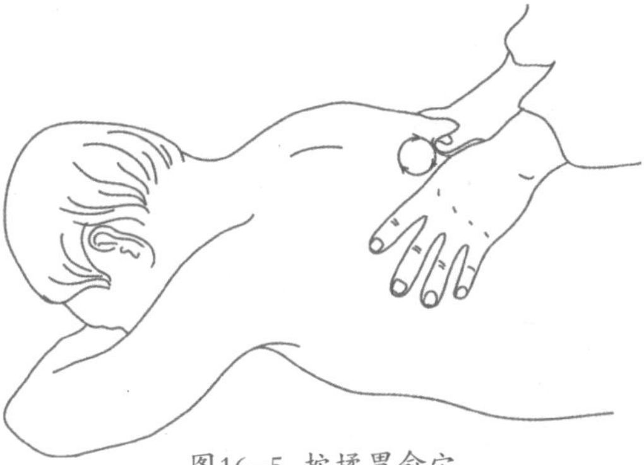

图16-5 按揉胃俞穴

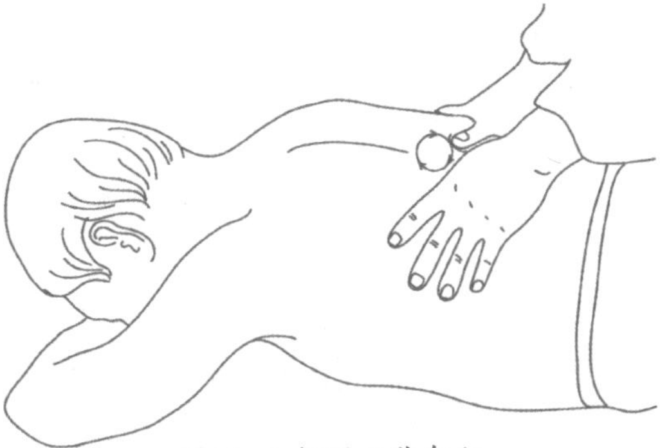

图16-6 按揉三焦俞穴

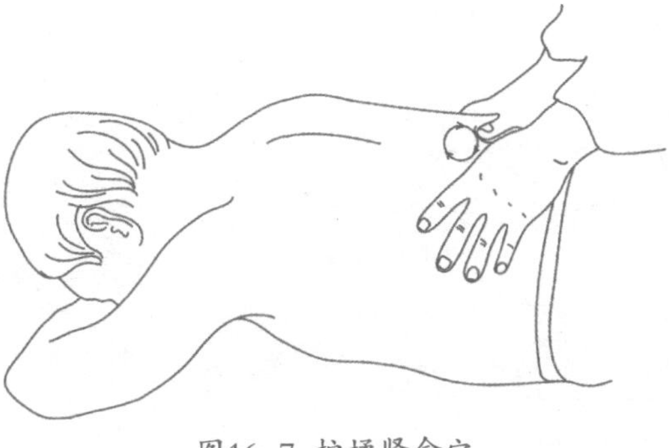

图16-7 按揉肾俞穴

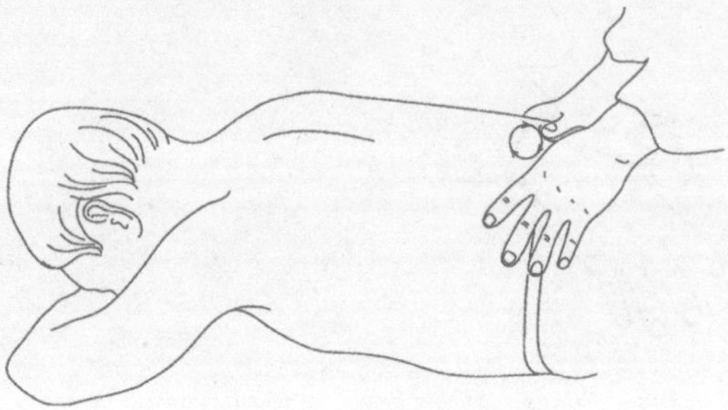

图16-8 按揉膀胱俞穴

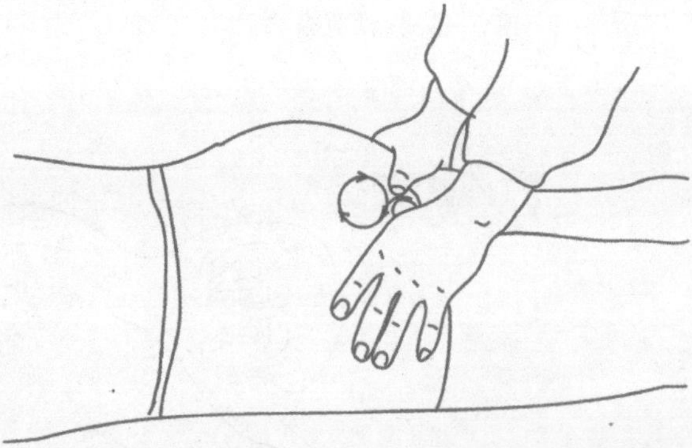

图16-9 按揉会阳穴

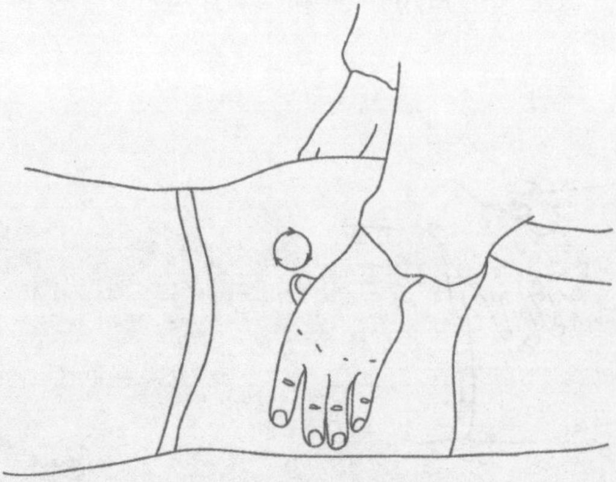

图16-10 按揉环跳穴

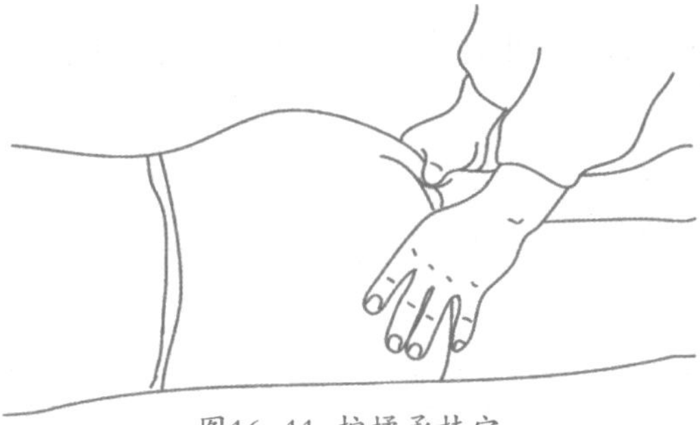

图16-11 按揉承扶穴

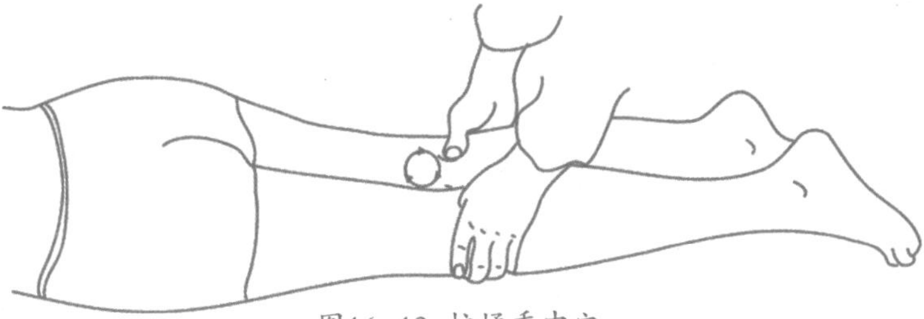

图16-12 按揉委中穴

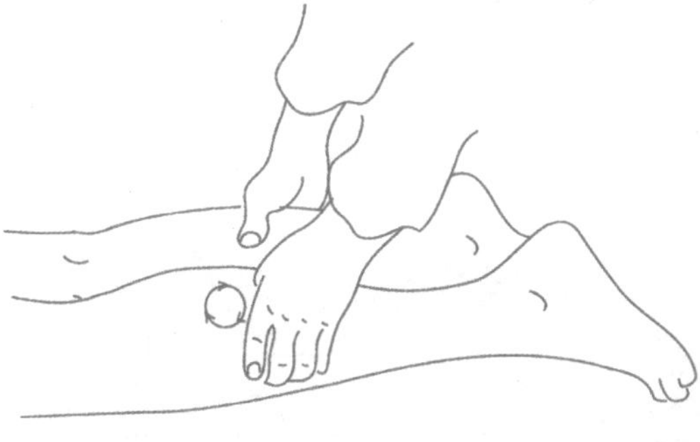

图16-13 按揉承山穴

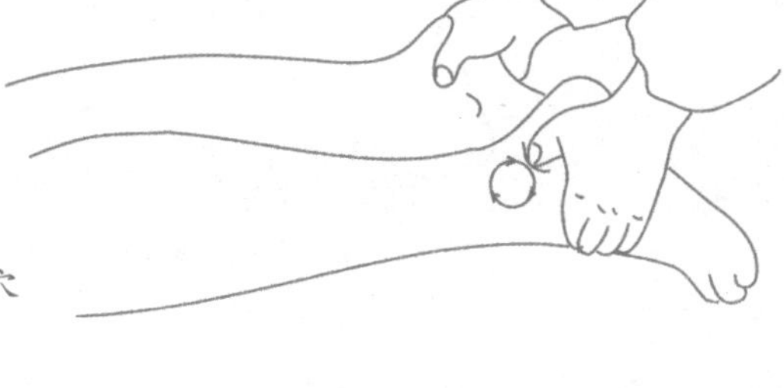

图16-14 按揉昆仑穴

术者一手按住患者腰骶部，一手握住肩部，两手同时用力推挤腰部（图 16-15）。

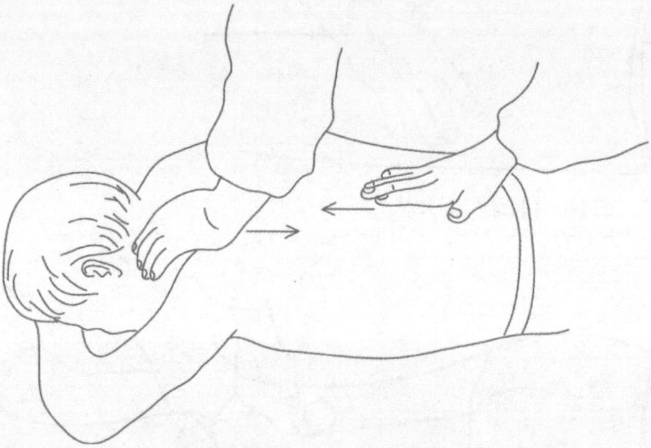

图16-15 推挤腰部

术者一手置于脊柱正中，另一手握拳轻轻频击，自第七颈椎开始自上而下，直到腰骶关节部位（图 16-16）。

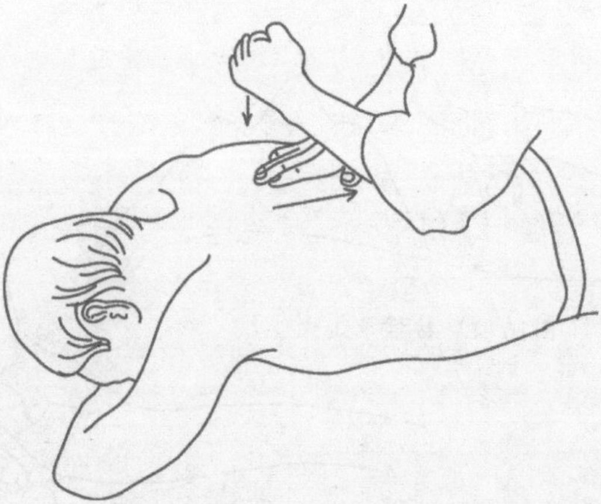

图16-16 握拳频击脊柱

术者一手按住腰骶关节部位，另一手提拉小腿下端，缓缓将下肢向后上方提拉，可出现弹响声（图 16-17）。

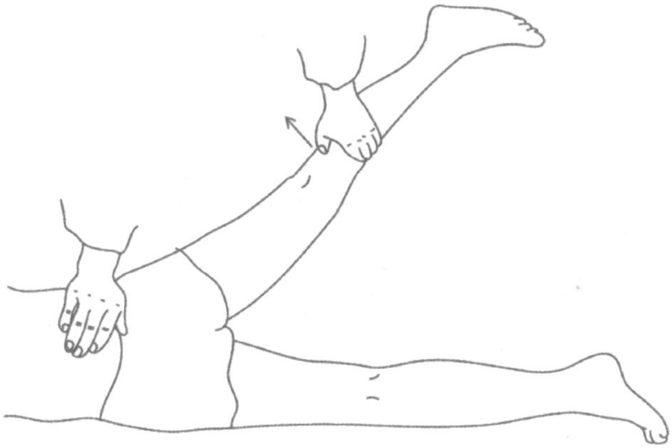

图16-17 上扳下肢

术者用手掌由上而下推揉脊柱两侧，连续 5 遍（图 16-18），最后一次，推到足跟（图 16-19）。

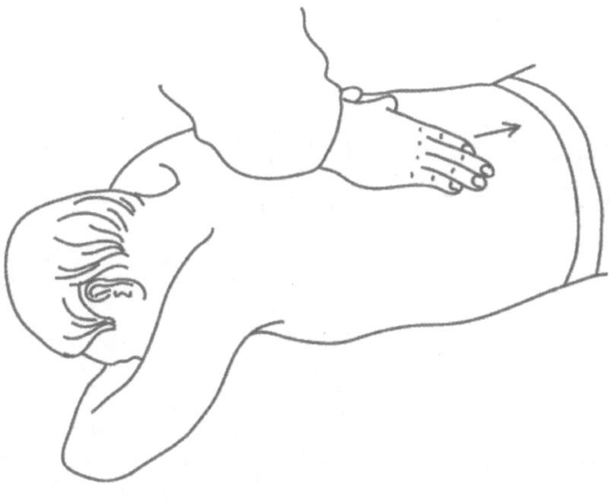

图16-18 推揉脊柱两侧

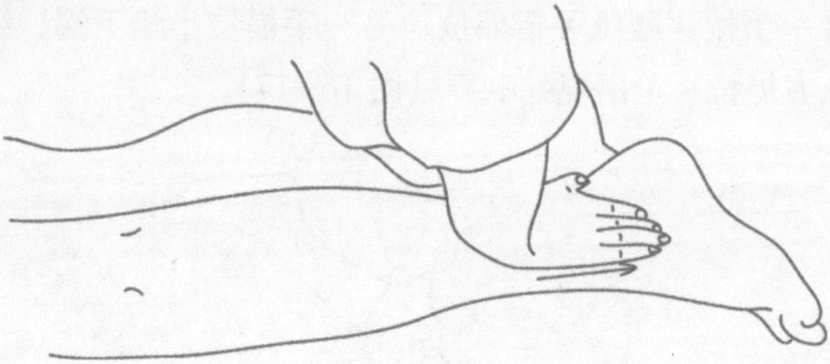

图16-19 推揉脊柱两侧至足跟

【提　示】平时保持良好的姿势，无论是站还是坐，都应挺胸抬头，腰部伸直，避免含胸塌背、跷二郎腿。

腰肌劳损

❶ 他人按摩

◆ 方法一

患者俯卧，术者站立一旁，用双手掌分推腰部数次（图 16-20、图 16-21）。

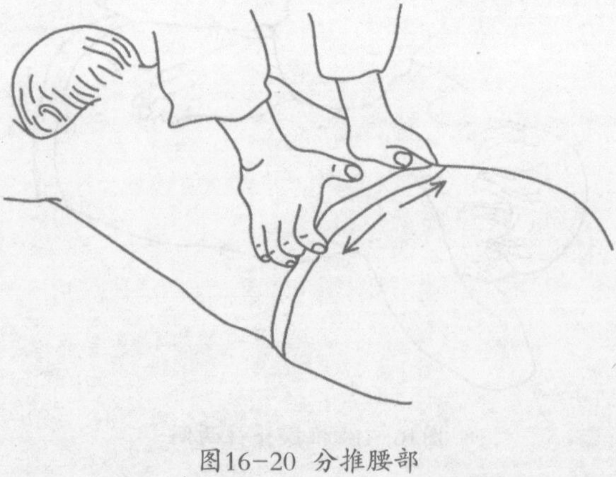

图16-20 分推腰部

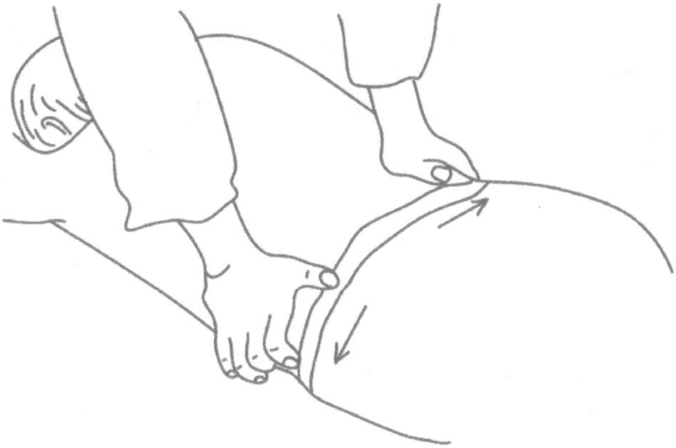

图16-21 分推腰部

◆ 方法二

用掌根自上而下旋转按揉腰部、骶部 4 ~ 5 遍（图 16-22、图 16-23、图 16-24）。接着在腰骶部做㨰法，反复施术 5 ~ 6 遍（图 16-25）。

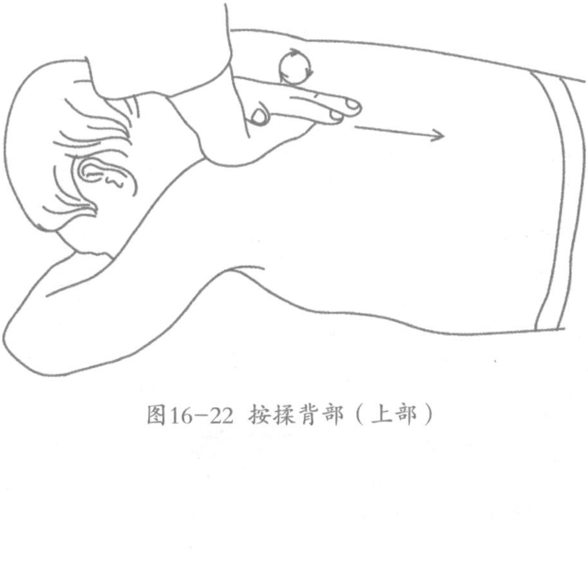

图16-22 按揉背部（上部）

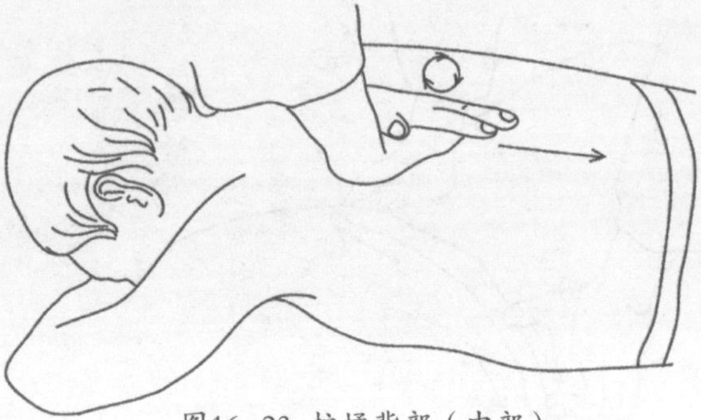

图16-23 按揉背部（中部）

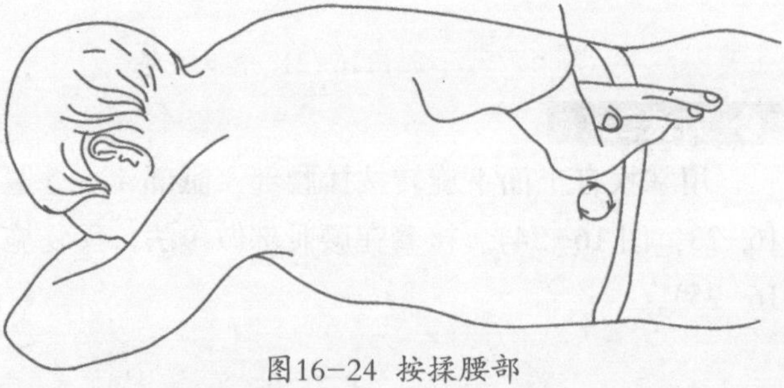

图16-24 按揉腰部

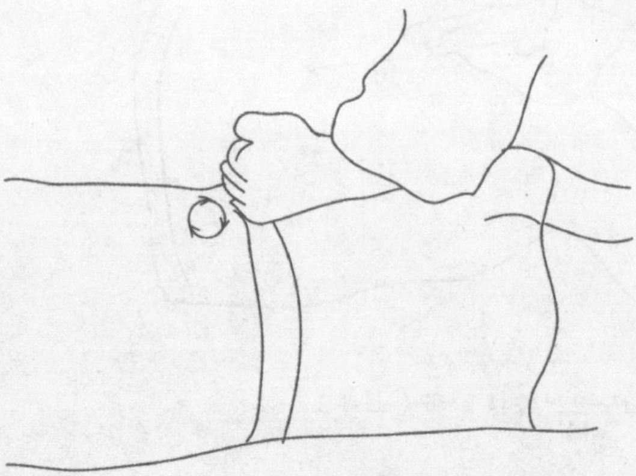

图16-25 擦揉骶部

◆ 方法三

用肘尖或拇指按压腰椎两侧的华佗夹脊穴，以酸痛为度（图16–26、图16–27、图16–28）。

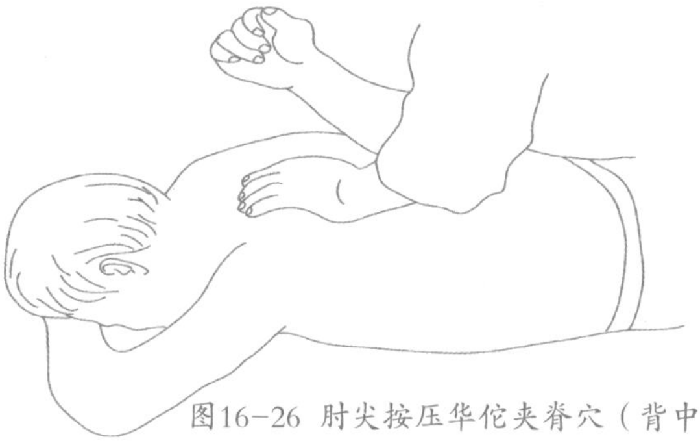

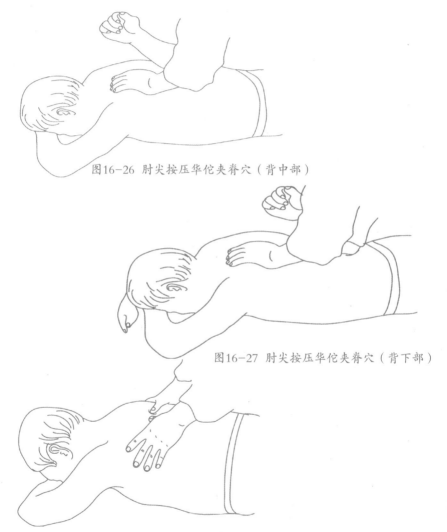

图16–26 肘尖按压华佗夹脊穴（背中部）

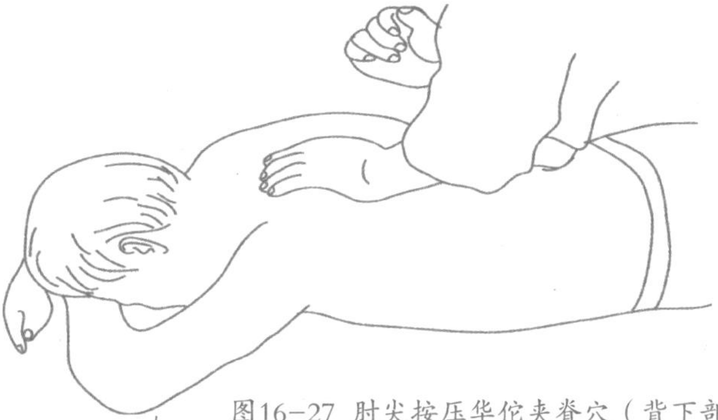

图16–27 肘尖按压华佗夹脊穴（背下部）

图16–28 拇指按压华佗夹脊穴

◆ 方法四

在腰骶部做摩擦，以透热为度（图 16–29）。

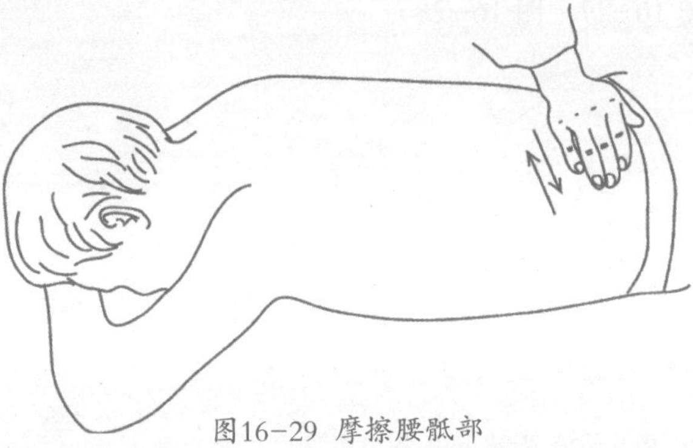

图16–29 摩擦腰骶部

❷ 自我按摩

◆ 方法一

用双手掌根自上而下推法（图 16–30、图 16–31）。

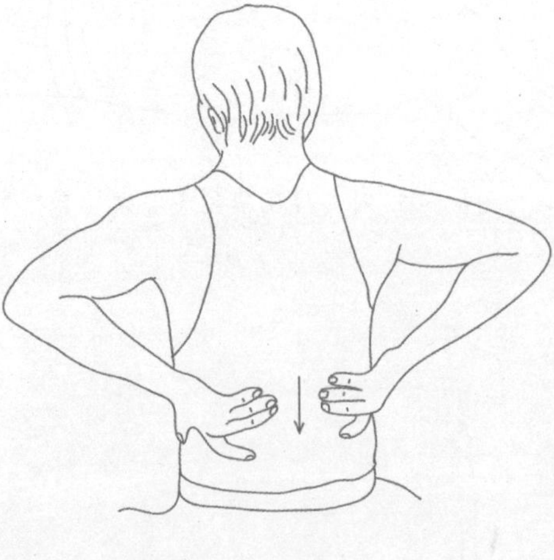

图16–30 掌根推腰部

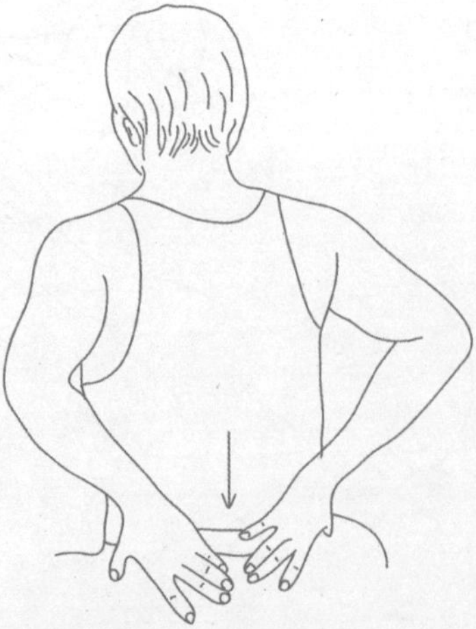

图16–31 掌根推腰部

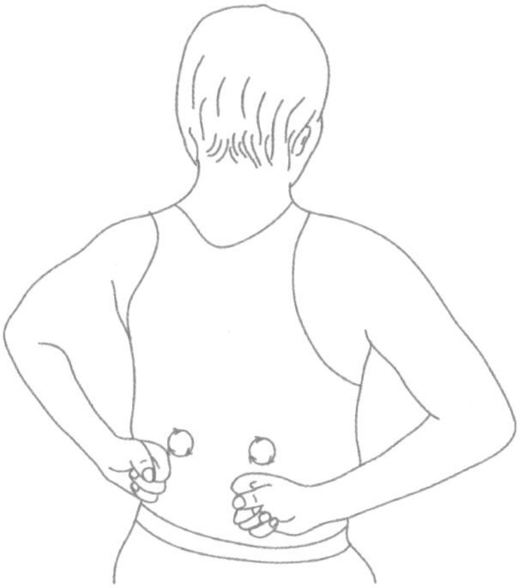

图16-32 双拳拨揉双侧腰肌

◆ 方法二

用双拳拨揉双侧腰肌（图16-32）。

◆ 方法三

用双手背擦腰骶部，以透热为宜（图16-33、图16-34）。

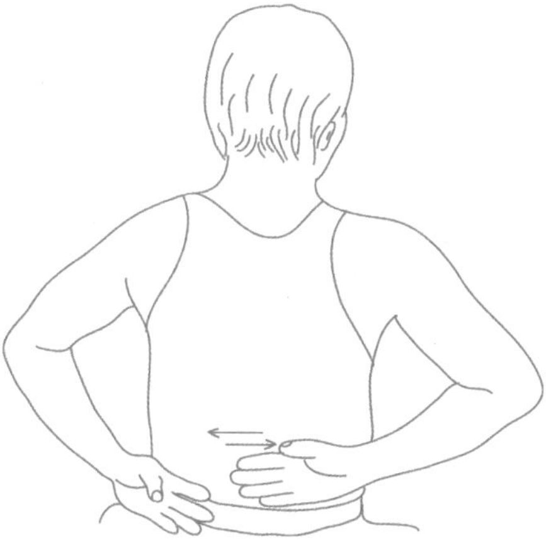

图16-33 手背擦腰骶部

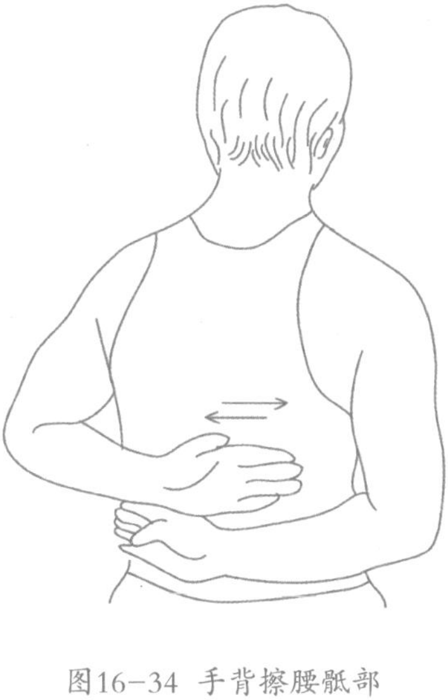

图16-34 手背擦腰骶部

◆ 方法四

腰部叩打法（图 16–35）。

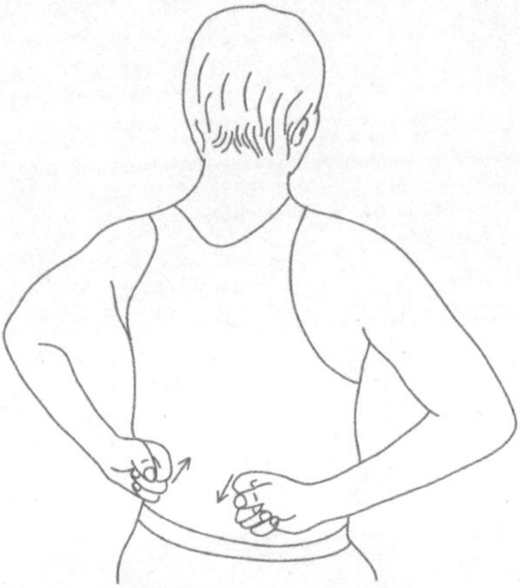

图15–35 叩打腰部

◆ 方法五

背脊锻炼法。取俯卧位，双手臂向后伸至背后，双腿伸直抬高，同时头与上身也向上抬起（图 16–36、图 16–37）。

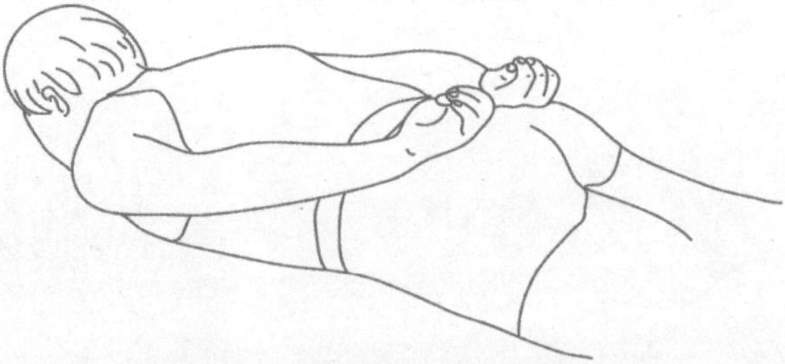

图16–36 背脊锻炼法（动作一）

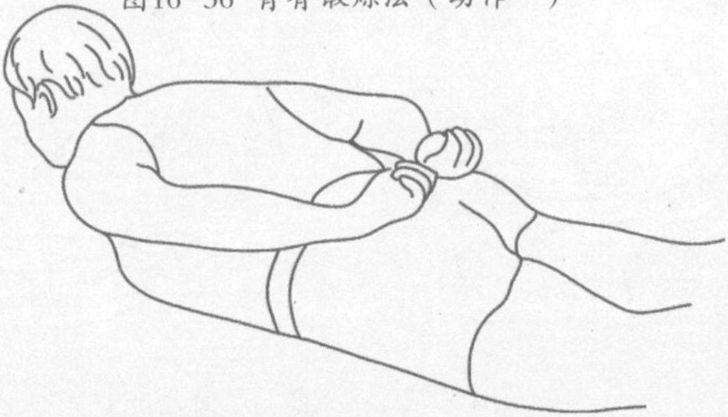

图16–37 背脊锻炼法（动作二）

【提 示】在实施指压法期间，宜配合简单的腰部功能锻炼。方法是，两足分开站立，两手叉腰，腰部做顺时针和逆时针方向的回转运动，每日 2 次，每次 1 ~ 2 分钟。此外，平时注意减少负重，避免风寒。

腰椎间盘突出症

◆ 方法一

患者取俯卧位，术者站在身体一侧，用掌根揉患者两侧腰肌、腰骶或骶髂关节 5 分钟（图 16−38、图 16−39、图 16−40）。

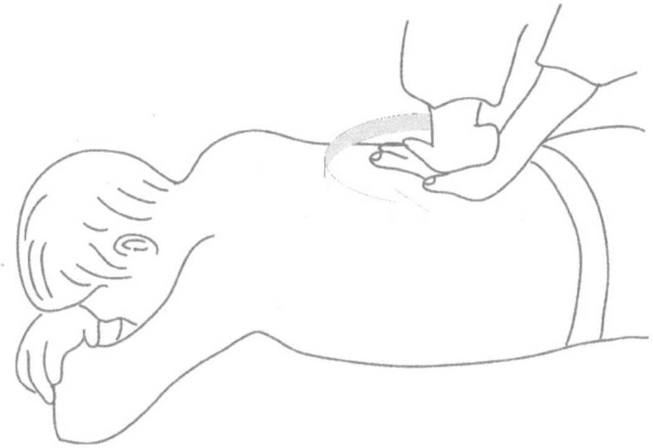

图16−38 揉两侧腰肌

◆ 方法二

在病变部位压痛点，用掌根向健侧前下方挤压 20 ~ 30 次（图 16−41）。

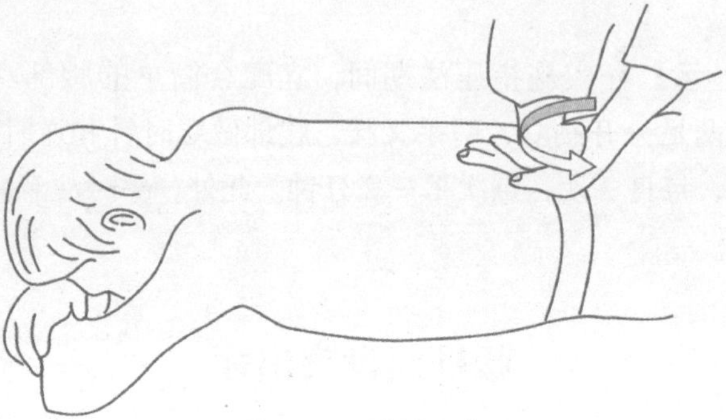

图16-39 揉腰骶部

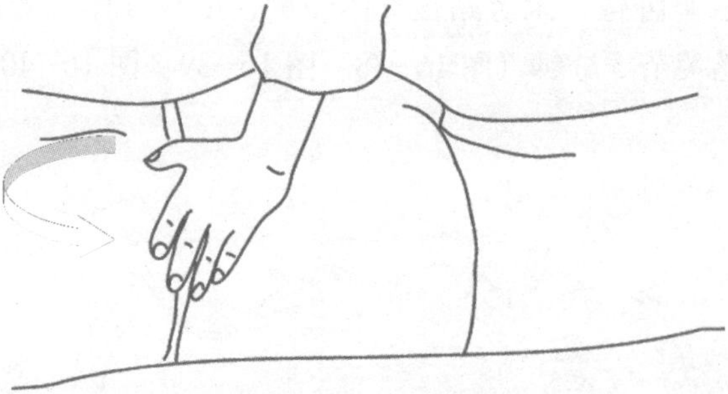

图16-40 揉骶髂关节

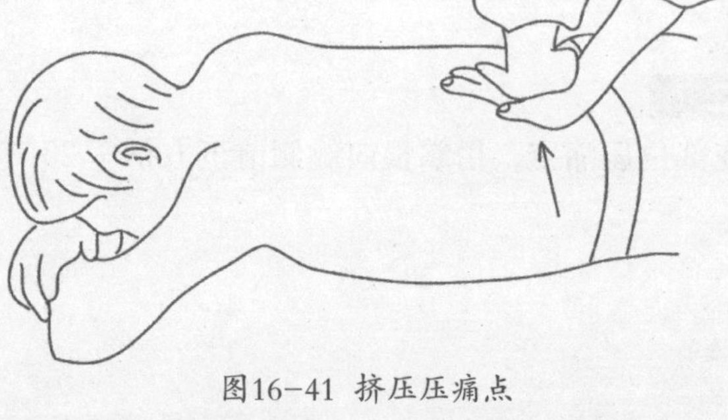

图16-41 挤压压痛点

◆ 方法三

在患侧臀部用㨰法（图 16−42）或掌根按揉法（图 16−43）治疗 3 ~ 5 分钟。然后用拇指按揉或肘压患侧的居髎穴（图 16−44、图 16−45）、环跳穴（图 16−46、图 16−47）及压痛点各 30 秒。

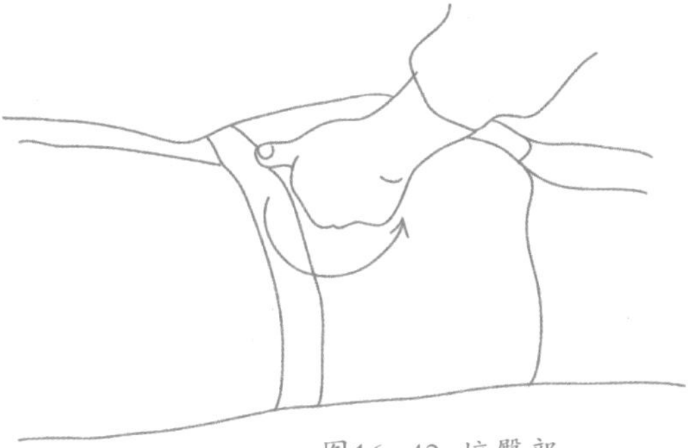

图16−42 㨰臀部

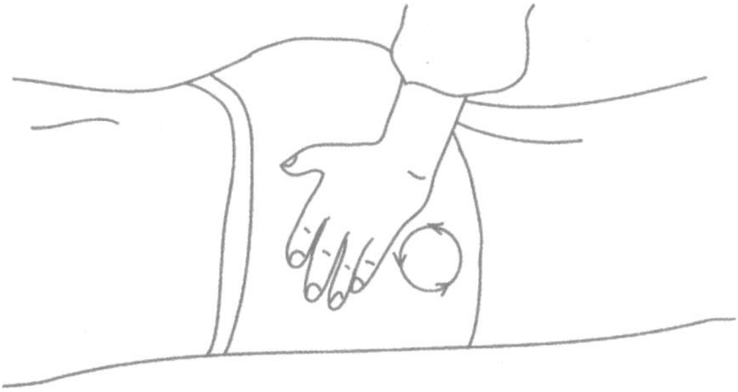

图16−43 掌根按揉臀部

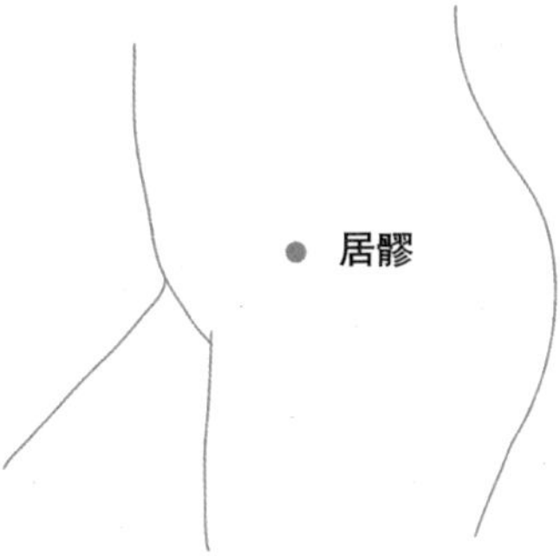

图16−44 居髎穴位置

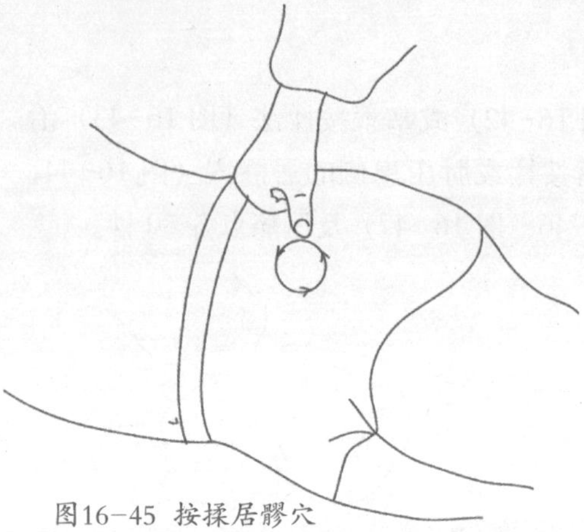

图16-45 按揉居髎穴

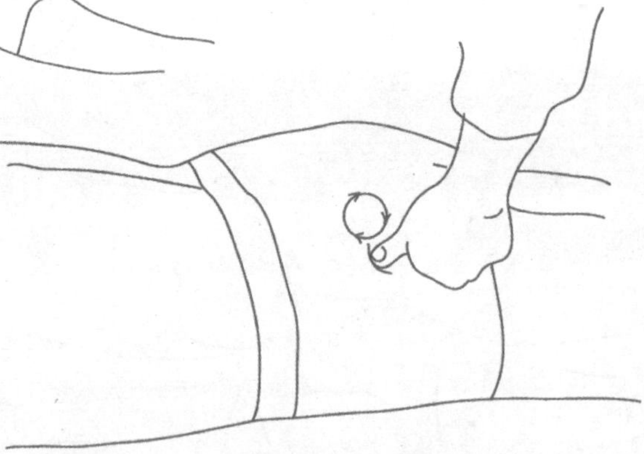

图16-46 按揉环跳穴

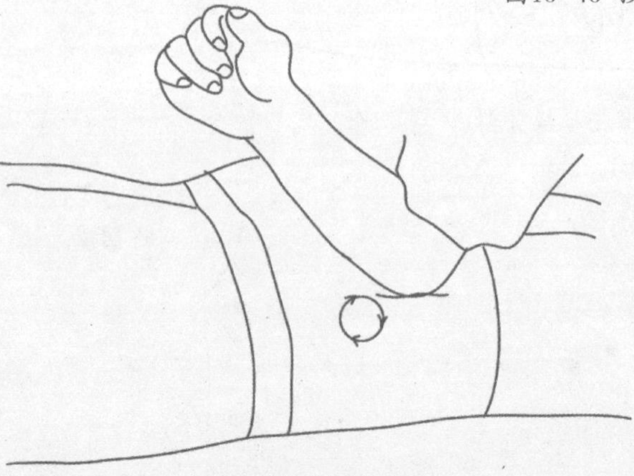

图16-47 肘压环跳穴

◆ 方法四

患者取健侧卧位，术者用掌根在其坐骨大孔处及大转子与坐骨结节凹陷处，按揉 2 ～ 3 分钟（图 16−48）。然后在大腿外侧自上而下按揉 5 ～ 8 次(图 16−49)。再用拇指按揉小腿外侧 5 ～ 8 次(图 16−50)。

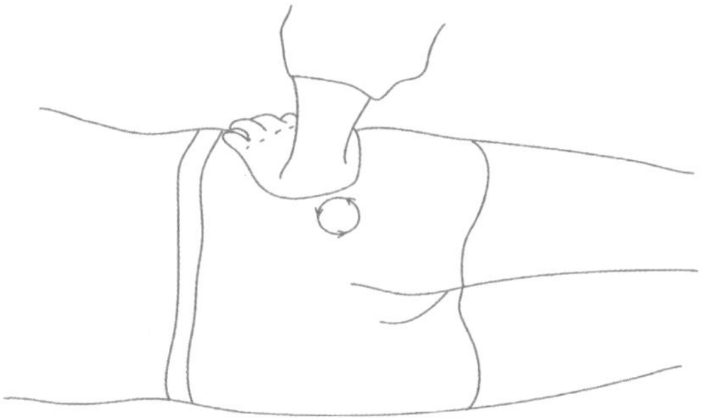

图16−48 按揉坐骨大孔

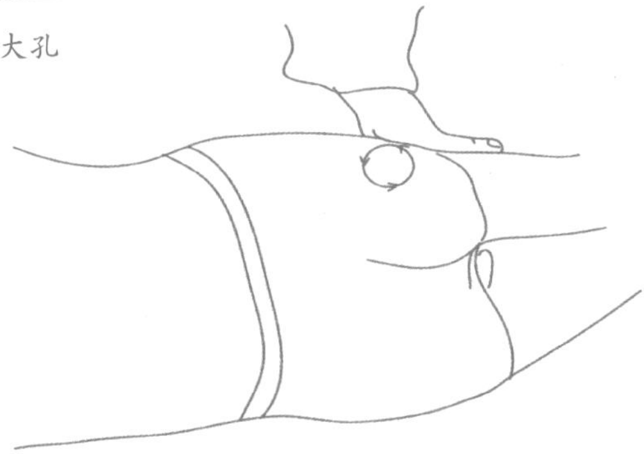

图16−49 按揉大转子

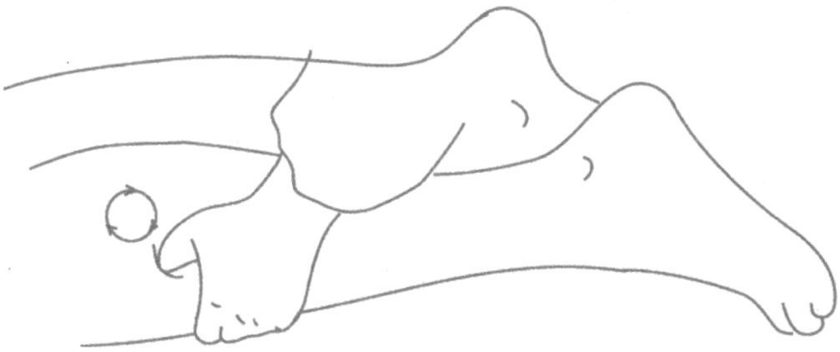

图16−50 按揉小腿外侧

◆ 方法五

患者取仰卧位，在患侧的股内收肌和大腿前外侧，用㨰法和掌根按揉法治疗 2 ~ 3 分钟（图 16–51）。令患者膝关节屈曲，用拿法治疗大腿和小腿后侧（图 16–52、图 16–53），由上而下进行 5 次，再做被动的直腿抬高动作（图 16–54）。

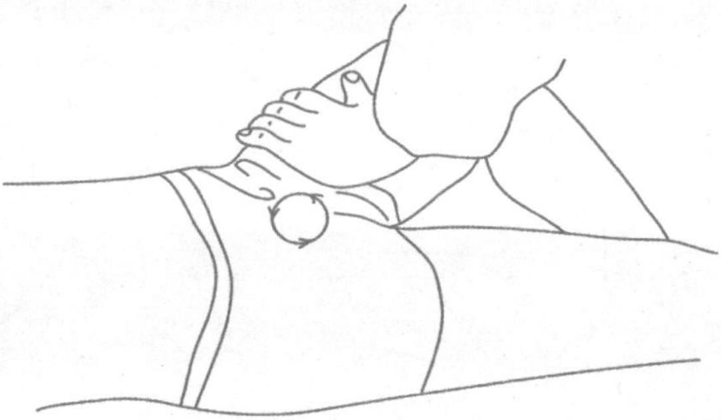

图16–51 按揉股内收肌

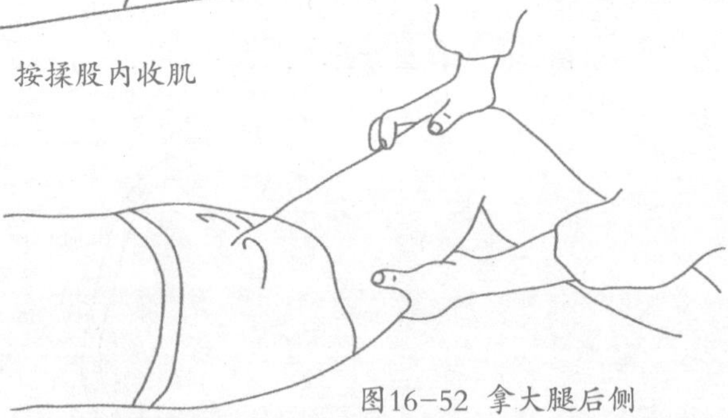

图16–52 拿大腿后侧

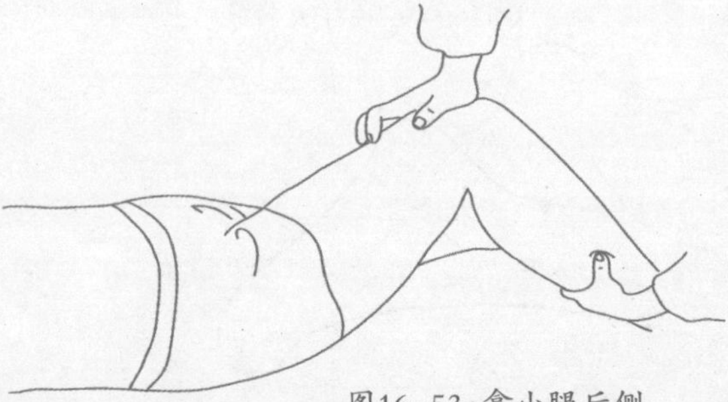

图16–53 拿小腿后侧

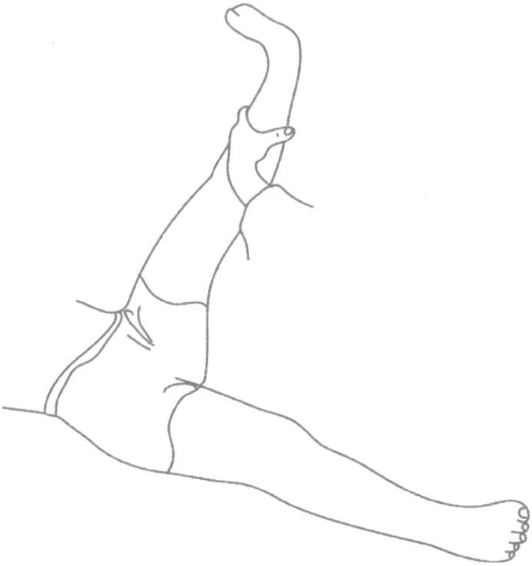

图16-54 做被动直腿抬高动作

◆ 方法六

患者取仰卧位，术者站在身体一侧，用中指指腹按揉委中穴（图16-55），然后用抖法施治于下肢（图 16-56），再做双下肢的搓法（图16-57）。

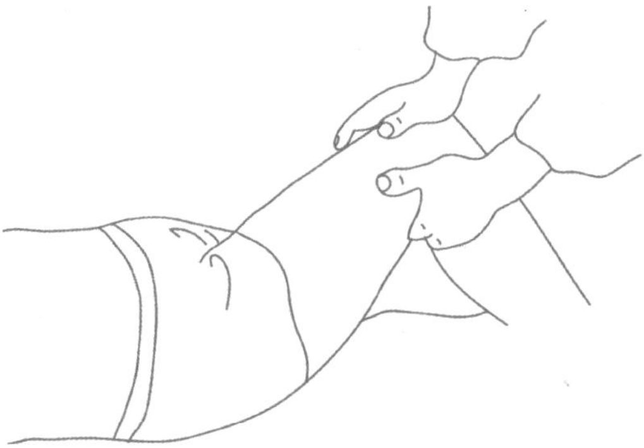

图16-55 按揉委中穴

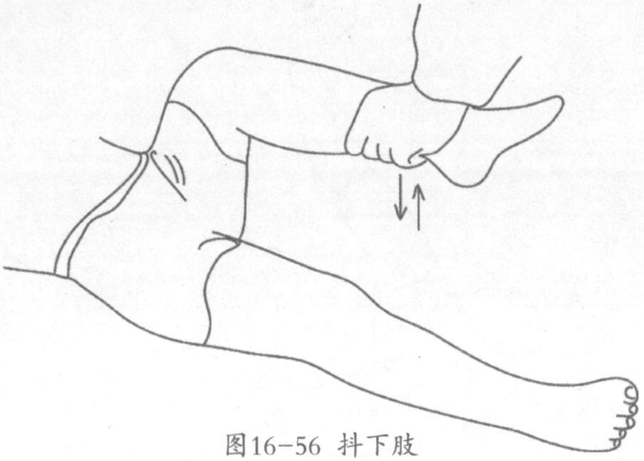

图16-56 抖下肢

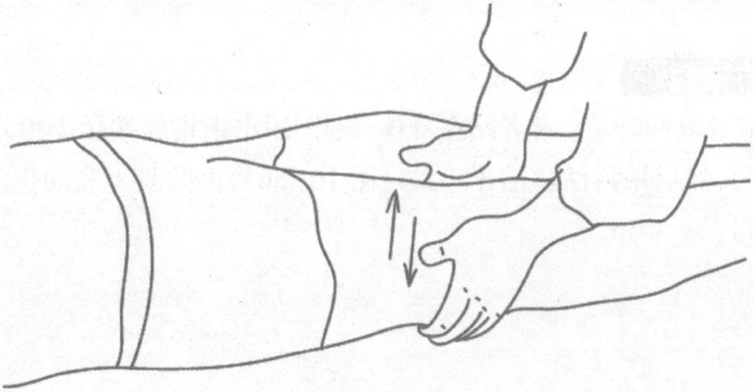

图16-57 搓下肢

【提　示】腰椎间盘突出症患者，在急性期要完全卧硬板床休息，时间最少3周。然后应逐渐开始腰背肌锻炼，并在腰围保护下起床活动，直至可以取消腰围。经保守治疗不能缓解或有手术适应证者则需手术治疗。

第十七章　阳痿

阳痿是指阴茎不能勃起或是起而不坚，以致影响正常的性交。指压按摩能补气养血，益肾壮阳，促进垂体肾上腺至生殖腺的激素分泌，从而增强性功能。

◆ 方法一

按压命门穴（参见图 3–48、图 3–49）。患者可以先把手在火上烤热或搓热，然后用拇指点按（图 17–1）。等温度下降时，再来回推擦十几下（图 17–2）。之后，再将手烤热，重复按压在命门穴上，如此反复多遍。直到，感到有一股热流传到尾骨处。

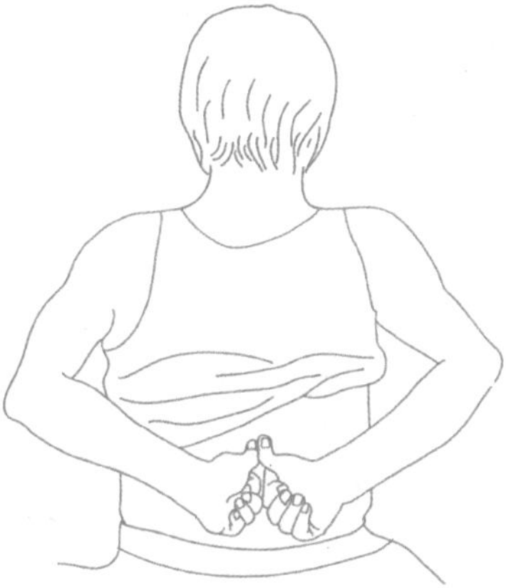

图17–1　点按命门穴

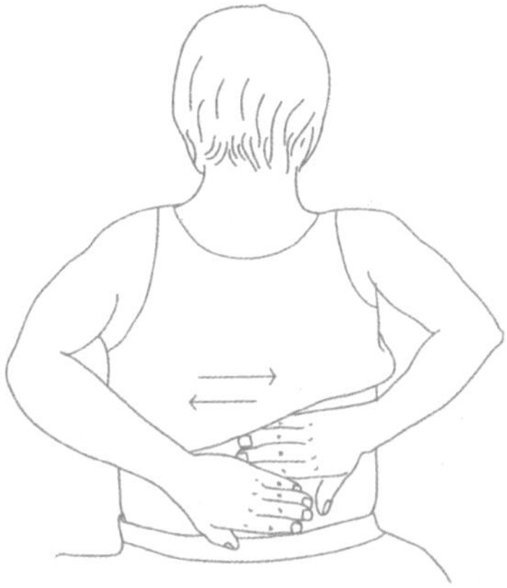

图17–2　擦命门穴

按气海穴（图 17–3、图 17–4）、关元穴（图 17–5、图 17–6）、中极穴（图 17–7）、阴包穴（图 17–8、图 17–9）。阴包穴在膝上 4 寸，大腿内侧股内廉两筋间。每天晚上睡觉之前按揉以上穴位，按压时身心要放松，呼吸自然，每穴按压 3 ～ 5 分钟。

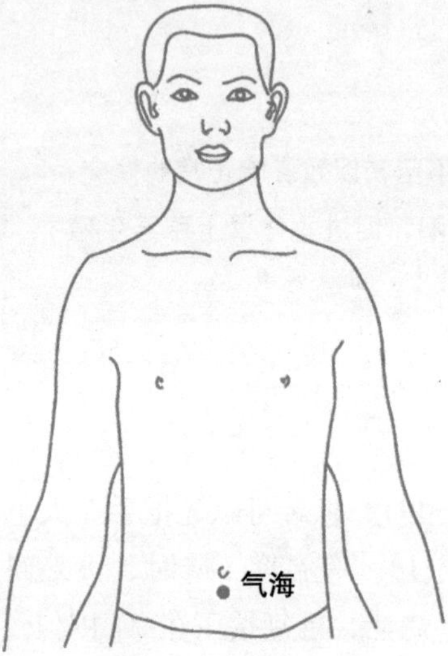

图17-3 气海穴位置

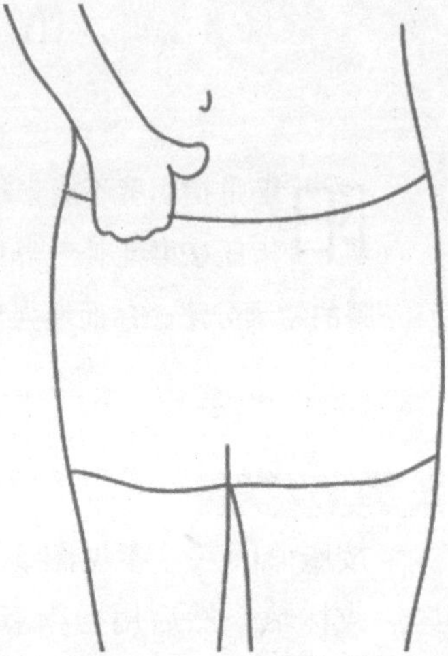

图17-4 按揉气海穴

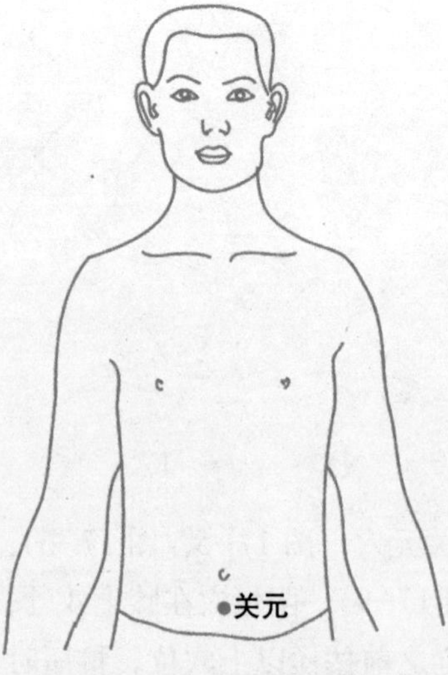

图17-5 关元穴位置

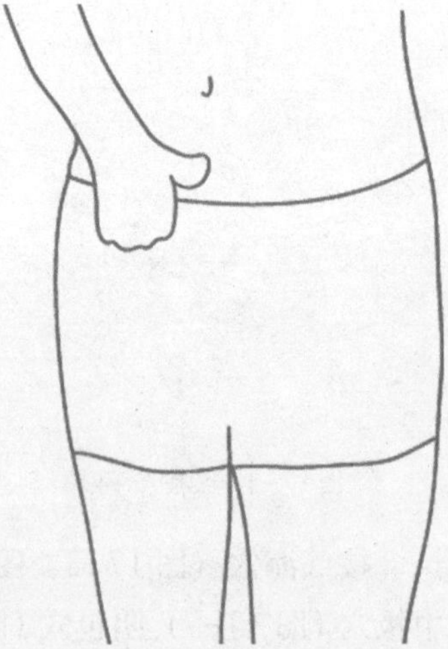

图17-6 按揉关元穴

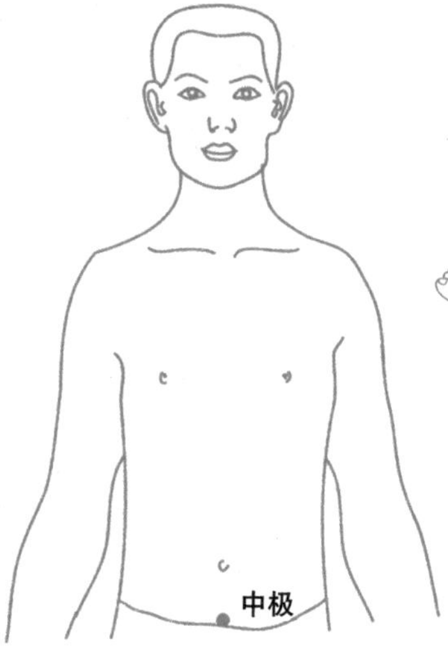

图17-7 中极穴位置

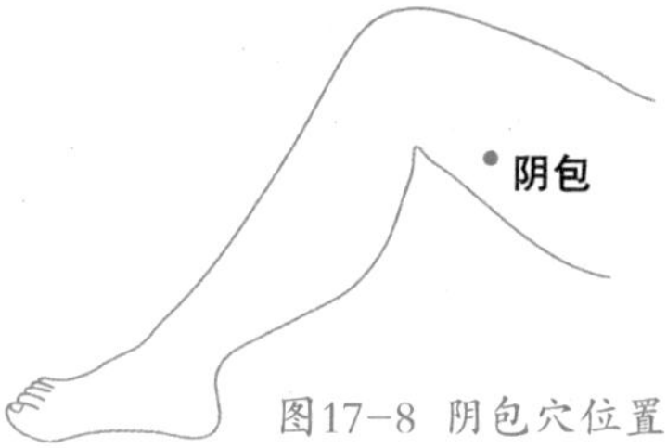

图17-8 阴包穴位置

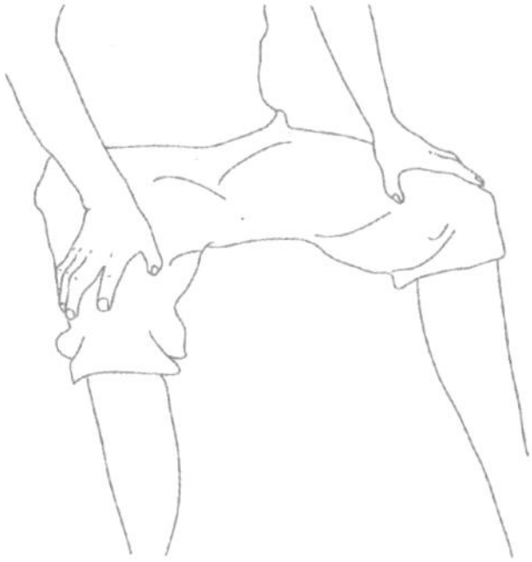

图17-9 按揉阴包穴

◆ 方法二

患者取坐位或站位，将中指叠于食指背上，两食指并拢紧贴腰骶正中（图 17-10），从腰阳关穴摩至长强穴（图 17-11），反复按

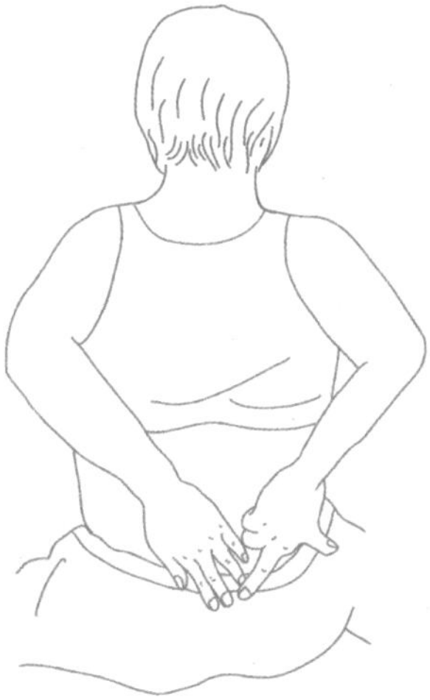

图17-10 摩腰骶部

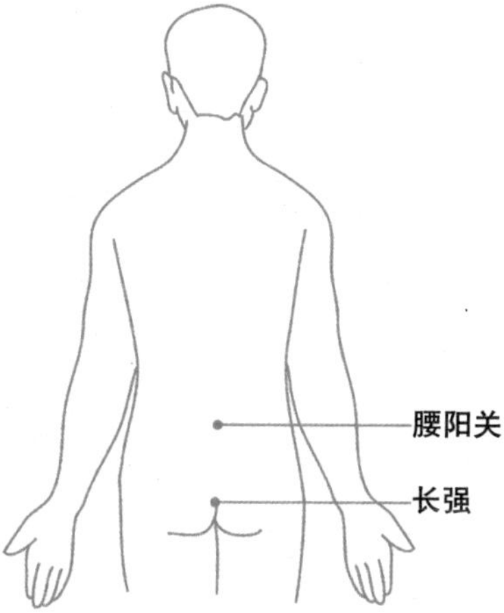

图17-11 腰阳关、长强穴位置

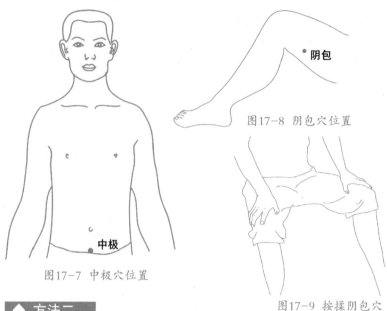

摩 100 次，使骶部有发热感为度，每日 1 次，7 次为一个疗程。

在运用上述方法的同时，阳痿患者每晚睡前最好先用热水洗脚，然后用拇指压脚心（图 17–12）。按压一会儿后，再搓揉（图 17–13），直到脚心发红为止。

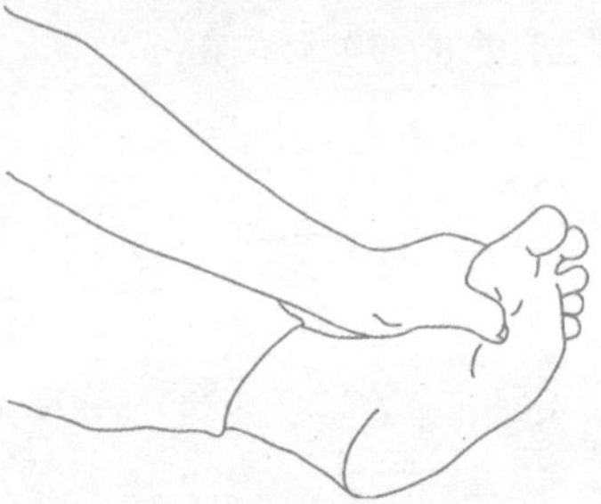

图17–12 指压脚心

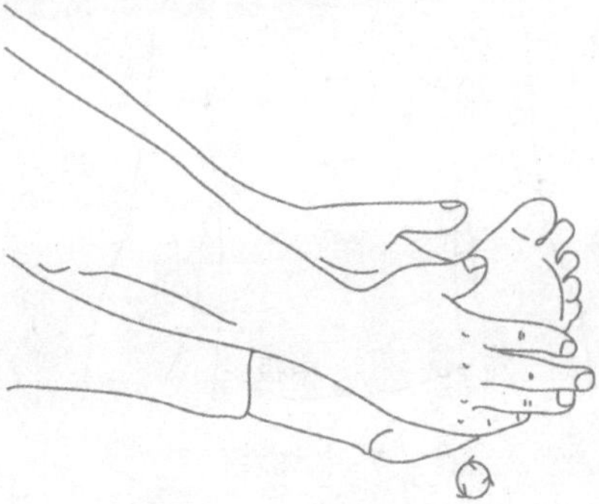

图17–13 搓揉脚心

◆ 方法三

在用热水洗脚的同时，双手不断摩擦，擦热后立刻放到腰部，热度消失后，搓热再放，直到腰部从里到外都有热感为止（图 17–14）。

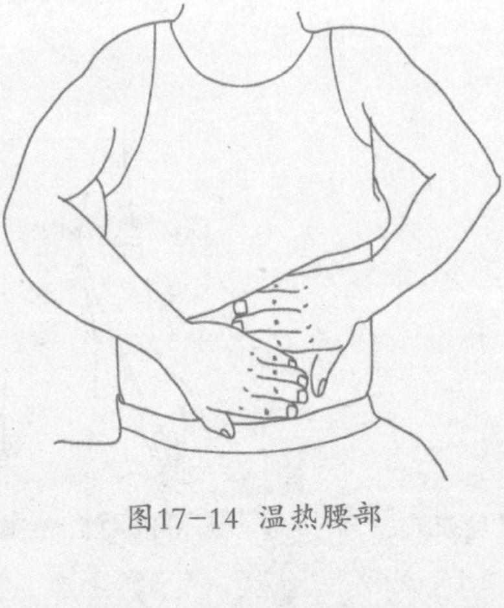

图17–14 温热腰部

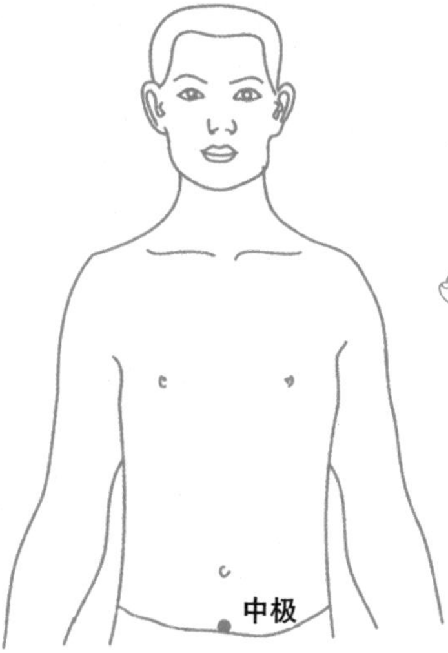

图17-7 中极穴位置

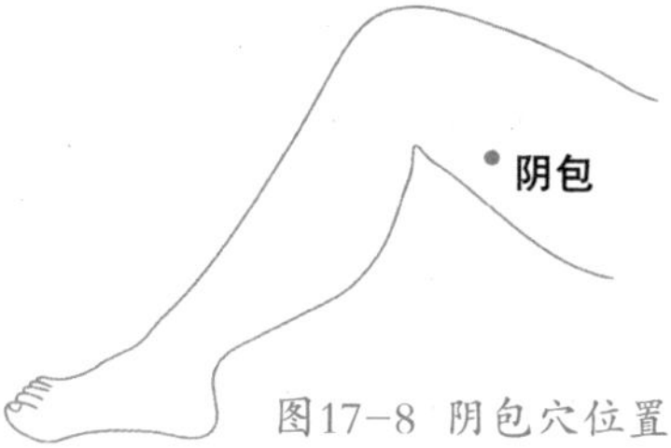

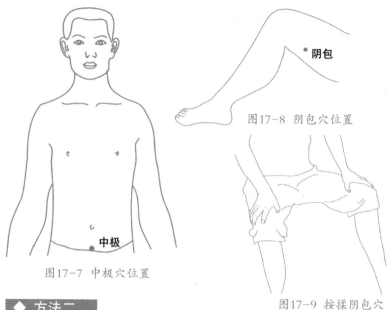

图17-8 阴包穴位置

图17-9 按揉阴包穴

◆ 方法二

患者取坐位或站位，将中指叠于食指背上，两食指并拢紧贴腰骶正中（图 17-10），从腰阳关穴摩至长强穴（图 17-11），反复按

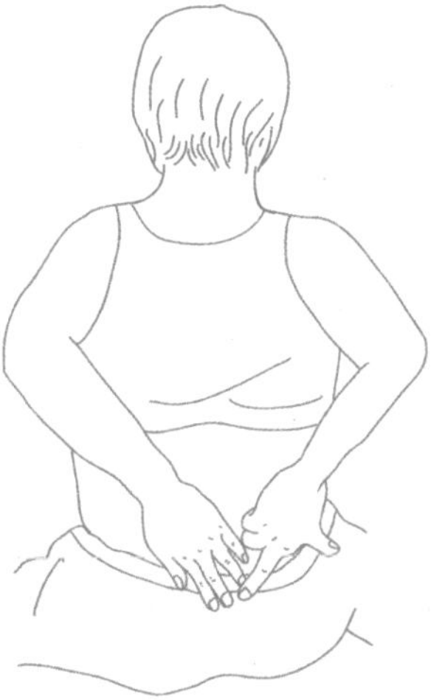

图17-10 摩腰骶部

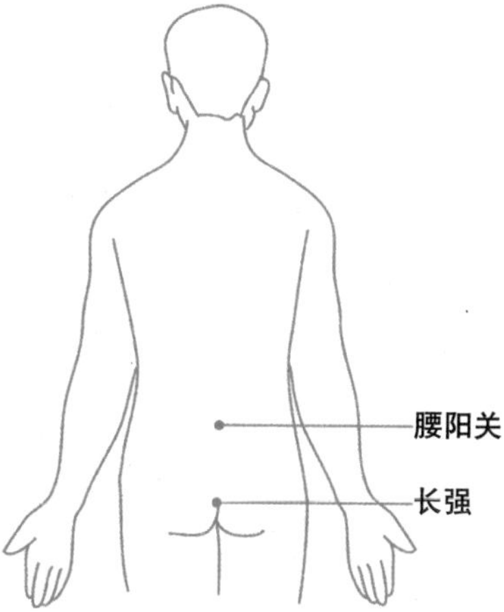

图17-11 腰阳关、长强穴位置

摩100次，使骶部有发热感为度，每日1次，7次为一个疗程。

在运用上述方法的同时，阳痿患者每晚睡前最好先用热水洗脚，然后用拇指压脚心（图17–12）。按压一会儿后，再搓揉（图17–13），直到脚心发红为止。

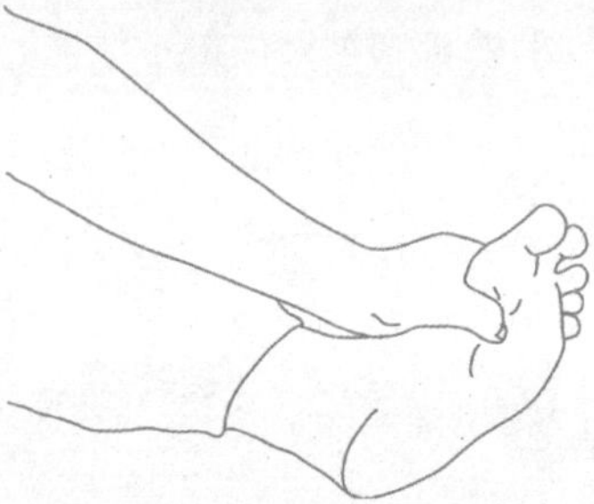

图17–12 指压脚心

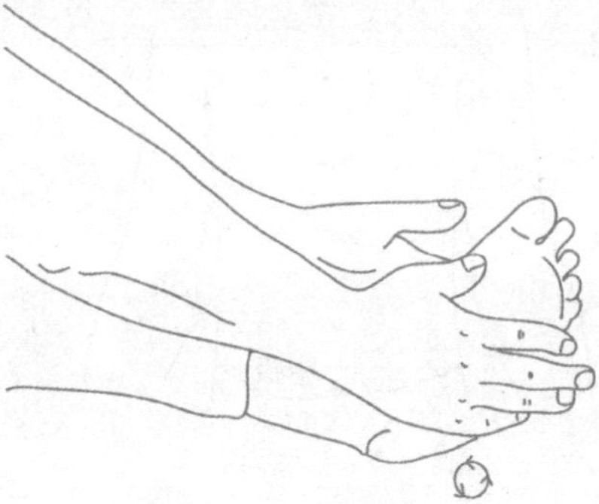

图17–13 搓揉脚心

◆ 方法三

在用热水洗脚的同时，双手不断摩擦，擦热后立刻放到腰部，热度消失后，搓热再放，直到腰部从里到外都有热感为止（图17–14）。

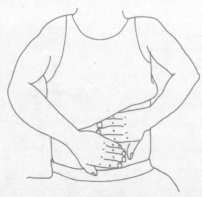

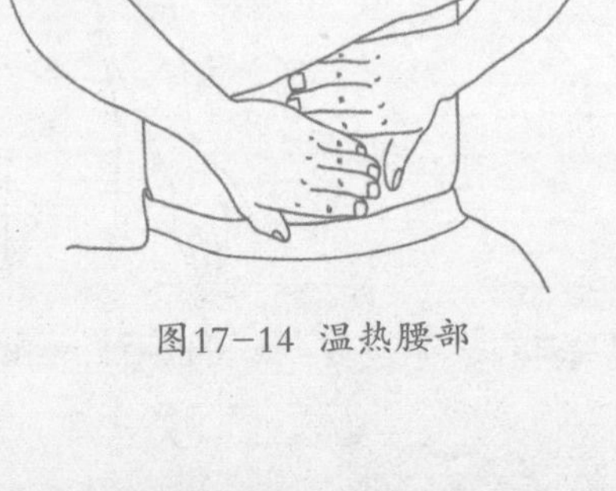

图17–14 温热腰部

第十八章　慢性前列腺炎

慢性前列腺炎是中年男子常见的一种泌尿系统疾病，多由湿热之邪、脾肾亏损等引起。指压疗法可缓解病情。

◆ 方法一

用拇指掐压或按揉秩边穴（图 18–1、图 18–2）和三阴交穴（图 18–3、图 18–4），每次 3 ～ 5 分钟，每日 1 ～ 2 次，连续 2 周为一个疗程。

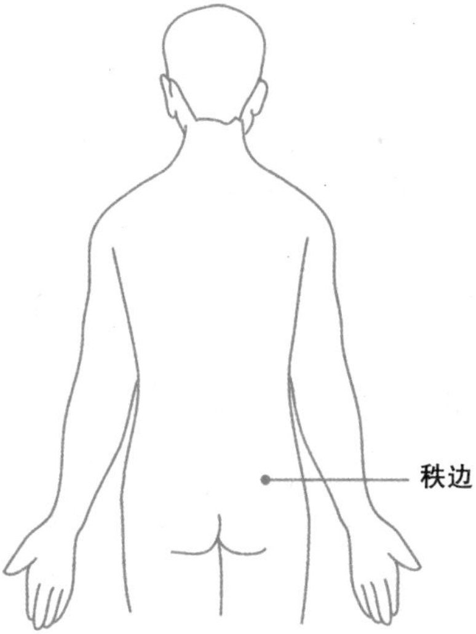

图18–1　秩边穴位置

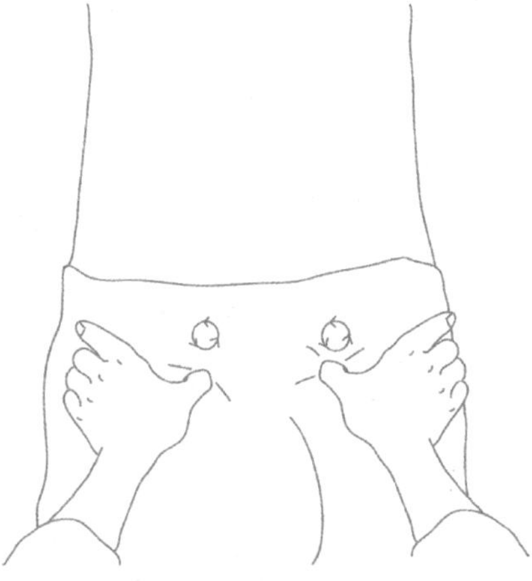

图18–2　按揉秩边穴

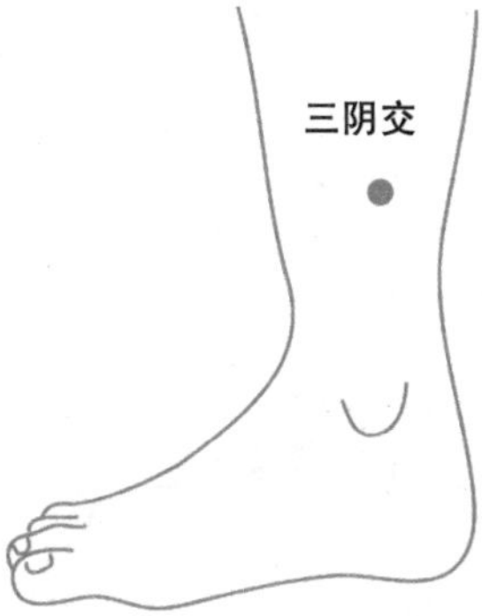

图18–3　三阴交穴位置

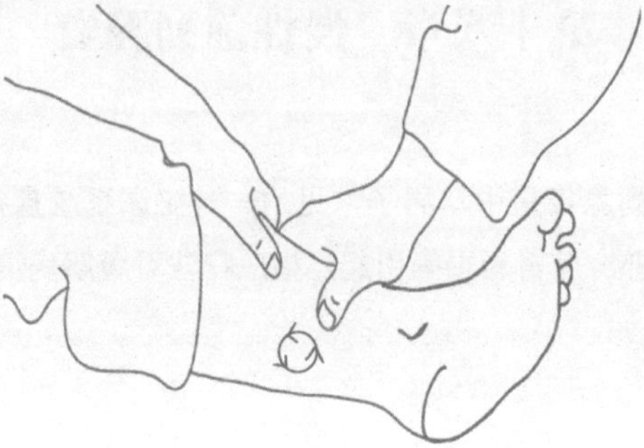

图18-4 按揉三阴交穴

◆ 方法二

用拇指分别按压八髎穴，每穴按压 1 ～ 2 分钟，每日至少按压一次（图 18-5、图 18-6）。按压时间要长一些，按一次至少要在 10 分钟以上。按压时最好使每个穴位都能有得气感。这样才能反射性地使前列腺收缩，排除炎性分泌物。

【提　示】慢性前列腺炎是一种慢性疾病，指压起效不会太快，所以要有耐心，坚持指压手法，同时最好用中医药配合治疗。

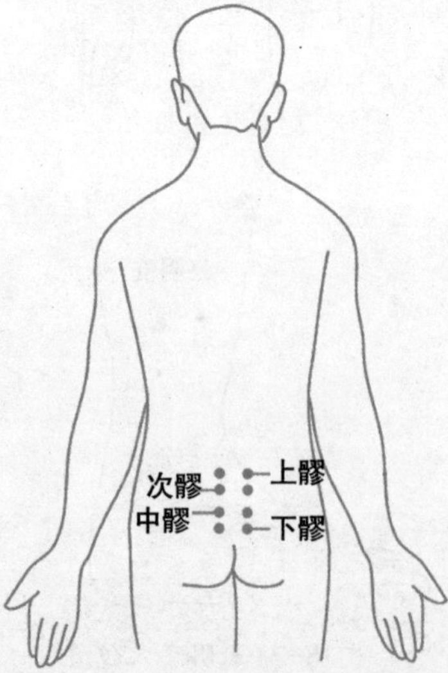

图18-5 八髎穴位置

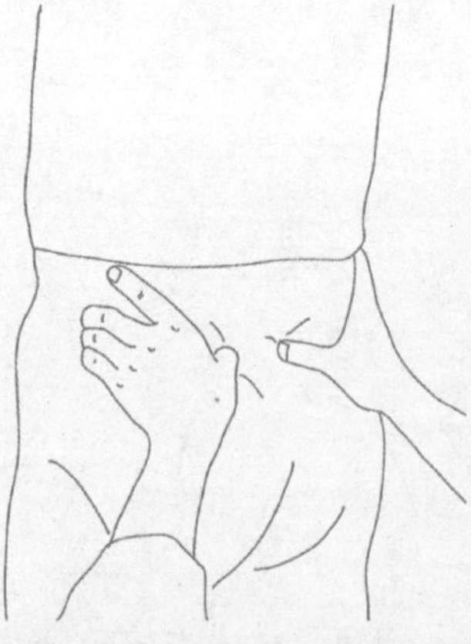

图18-6 按压八髎穴

3

第三篇

指压减肥法

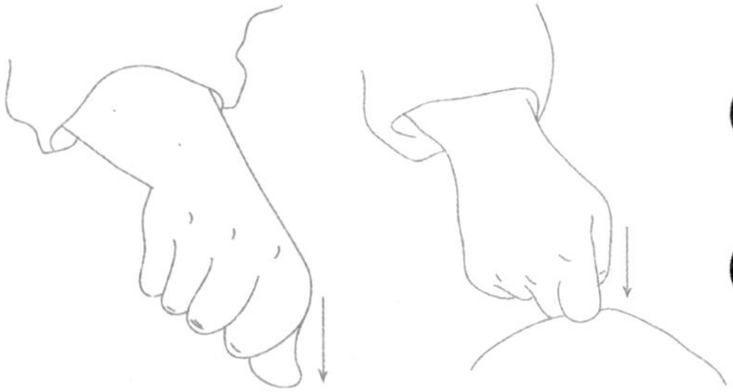

第十九章　指压减肥

头、颈部指压减肥法

◆ 步骤一

指压用于脸部减肥美容，可促进血液循环，加快脂肪分解，重塑面部轮廓。

按压部位为印堂穴、迎香穴、太阳穴、承浆穴。被按摩者仰卧，操作者用一手食指指腹按压印堂穴，另一食指指腹按压迎香穴 3 分钟，用力适中，动作流畅。然后一手拇指指腹按压太阳穴，另一手拇指指腹按压承浆穴，注意要以指端按压，不能用指甲掐穴。（图 19–1、图 19–2）

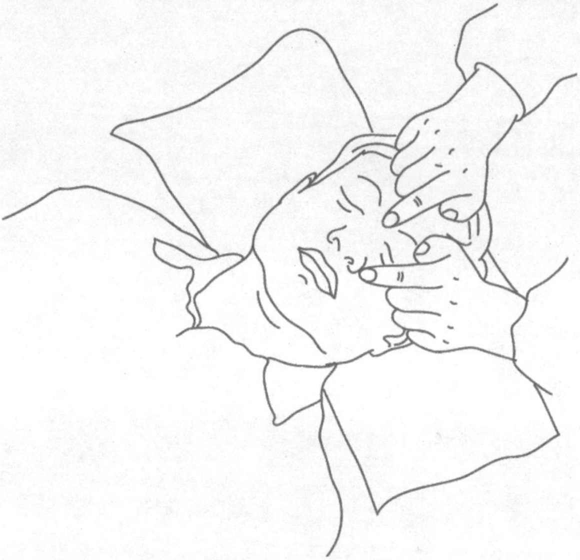

图19-1 指压印堂穴、迎香穴

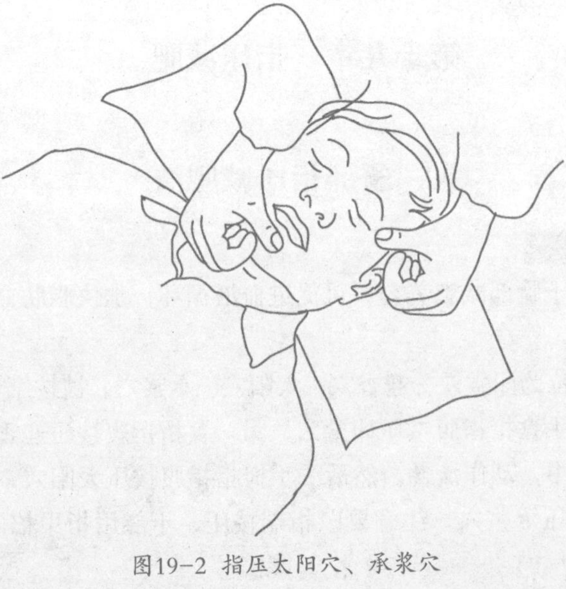

图19-2 指压太阳穴、承浆穴

◆ 步骤二

用于左右面颊的减肥美容。可疏通经络，调整新陈代谢。

按压部位为丝竹空穴、下关穴、颊车穴、大迎穴。被按摩者侧卧，操作者一手按住被按摩者的头顶，另一手食指指腹按压其下关穴再推运到丝竹空穴，按压 3 分钟。然后再用拇指指腹按压大迎穴，再推运到颊车穴，压中带揉，用力适中。指压完一侧，再按此法，按压另一侧。(图 19–3、图 19–4)

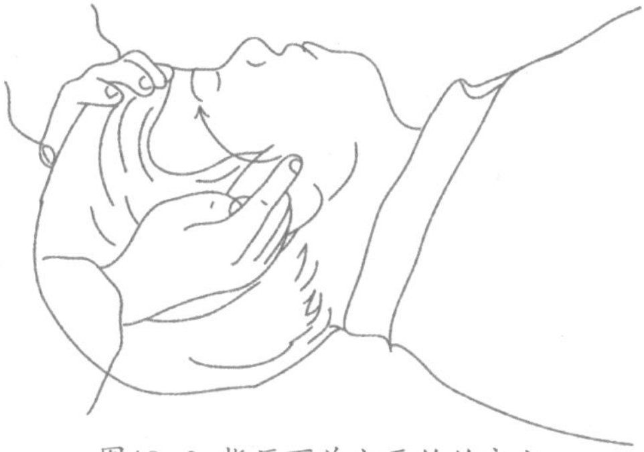

图19–3 指压下关穴至丝竹空穴

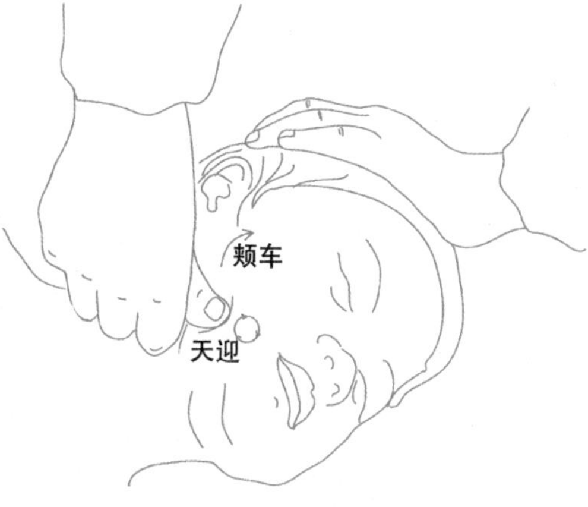

图19–4 指压大迎穴至颊车穴

◆ 步骤三

用于唇部及下颌部的减肥。

按压部位为水沟穴、地仓穴、脾俞穴、胃俞穴。被按摩者仰卧，操作者用一手食指指腹按压水沟穴，再推运到地仓穴，按压3分钟。被按摩者俯卧，操作者再用食指指腹依次按压脾俞穴、胃俞穴，先顺时针再逆时针方向按压。（图19-5、图19-6、图19-7）

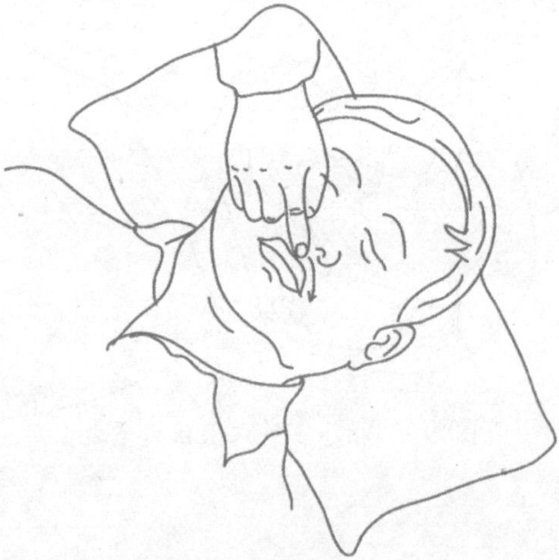

图19-5 指压水沟穴至地仓穴

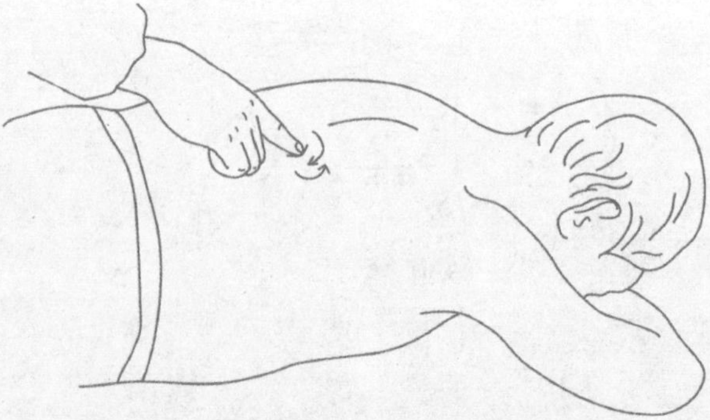

图19-6 指压脾俞穴

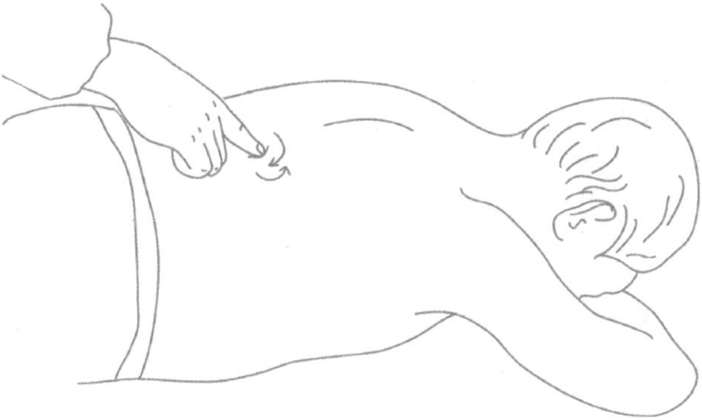

图19-7 指压胃俞穴

◆ 步骤四

用于头部减肥，能调节内分泌系统，刺激头部毛细血管的扩张与收缩。

按压部位为百会穴、上星穴、神庭穴、头维穴。被按摩者仰卧，操作者用一手食指指端顺时针按压其百会穴，指端要有弹性，再运行到上星穴。按顺时针、逆时针方向各按压 3 分钟。然后再按压头维穴、神庭穴。(图 19-8、图 19-9)

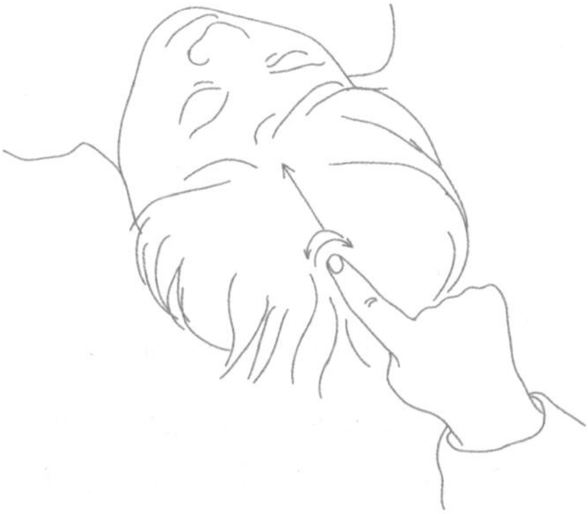

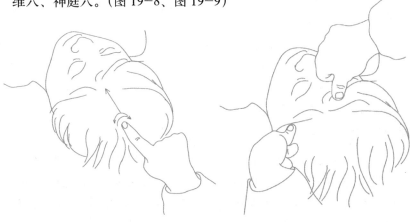

图19-8 指压百会穴至上星穴

图19-9 指压头维穴、神庭穴

◆ 步骤五

用于左右两侧头部的减肥。

按压部位为角孙穴、天冲穴、悬厘穴、率谷穴。被按摩者取坐位，操作者用食指指腹按揉其天冲穴，再运行到角孙穴，按压3分钟。然后再用拇指指腹按压悬厘穴、率谷穴，用力，以被按摩者稍有酸胀感为宜。（图19-10、图19-11、图19-12）

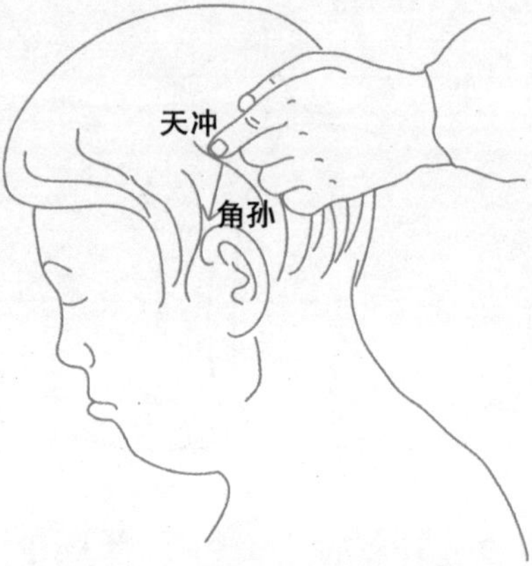

图19-10 指压天冲穴至角孙穴

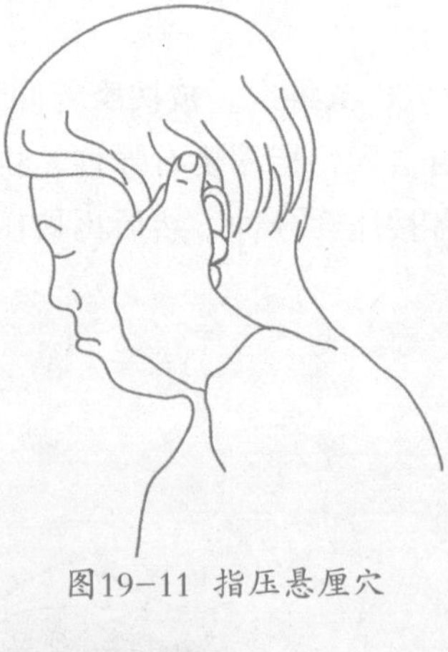

图19-11 指压悬厘穴

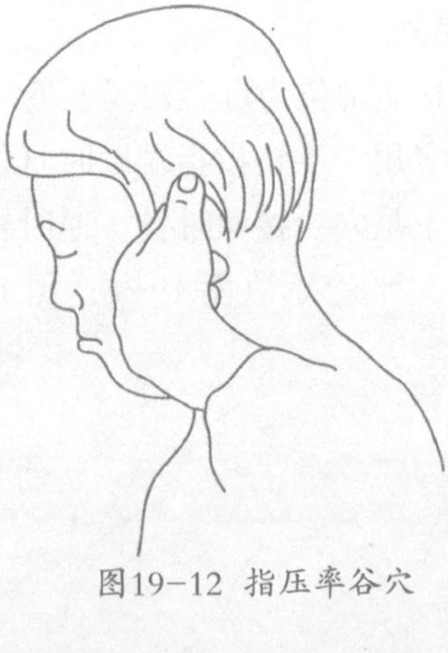

图19-12 指压率谷穴

◆ 步骤六

用于后头部的减肥。能活血通经，调节代谢功能，加速脂肪分解。

按压部位为风池穴、翳风穴、完骨穴、承灵穴。被按摩者取坐位，操作者用食指指端依次按压风池穴、翳风穴，按顺时针、逆时针方向各按揉10次，然后再用拇指指腹按压完骨穴、承灵穴。做完一侧再按另一侧。（图19-13、图19-14、图19-15、图19-16）

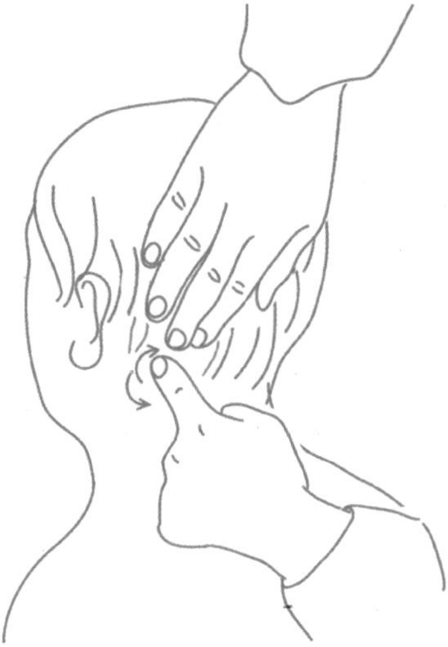

图19-13 指压风池穴

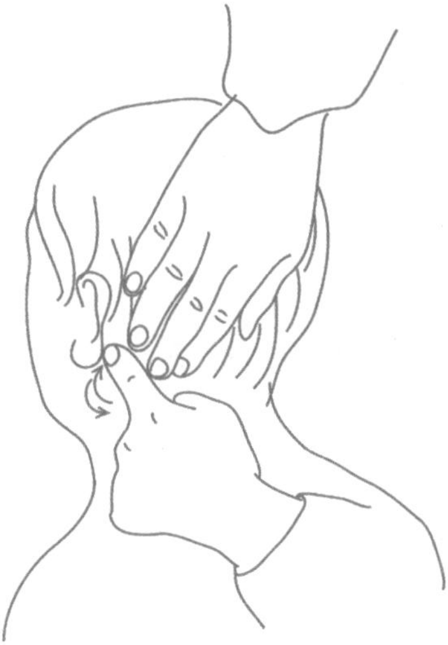

图19-14 指压翳风穴

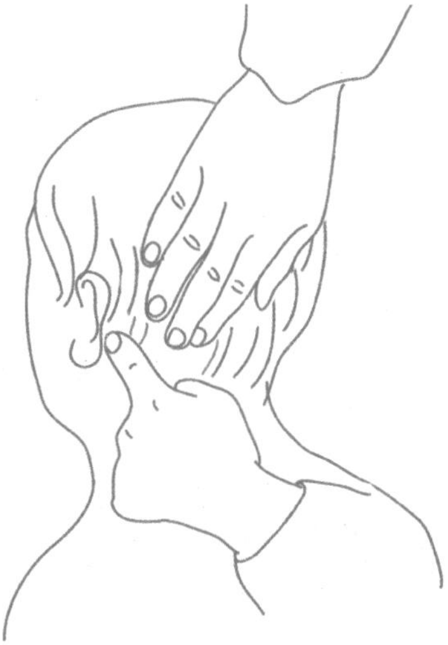

图19-15 指压完骨穴

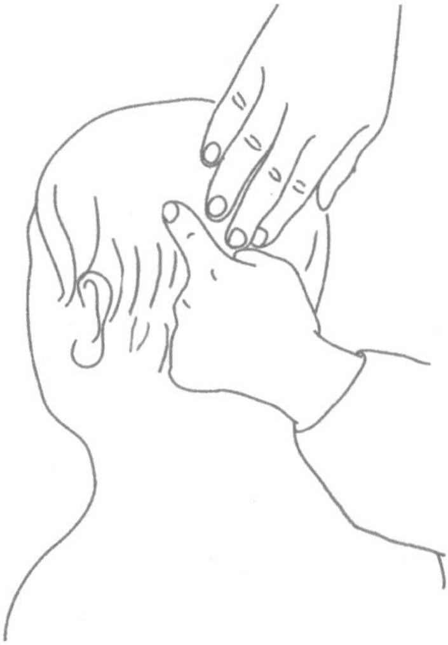

图19-16 指压承灵穴

◆ 步骤七

用于颈部的减肥，能调节内分泌，抑制食欲。

按压部位为人迎穴、缺盆穴、关元穴、外关穴。被按摩者仰卧，操作者以食指指端按揉其人迎穴、缺盆穴，反复操作 3 分钟。然后用拇指指腹按揉其关元穴，按揉时间不可过长，以揉为主，按压为辅，指力不可过重。按压外关穴，待其稍有酸胀感后持续 3 分钟。（图 19−17、图 19−18、图 19−19、图 19−20）

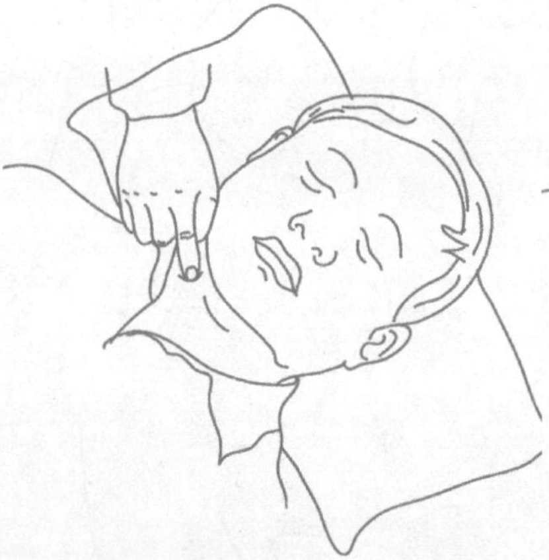

图19−17 指压人迎穴

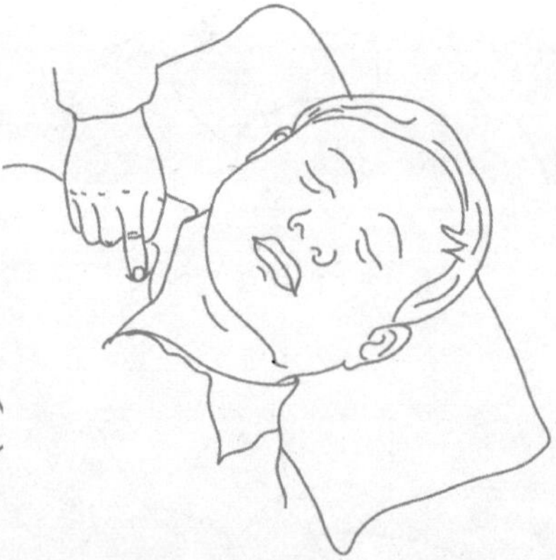

图19−18 指压缺盆穴

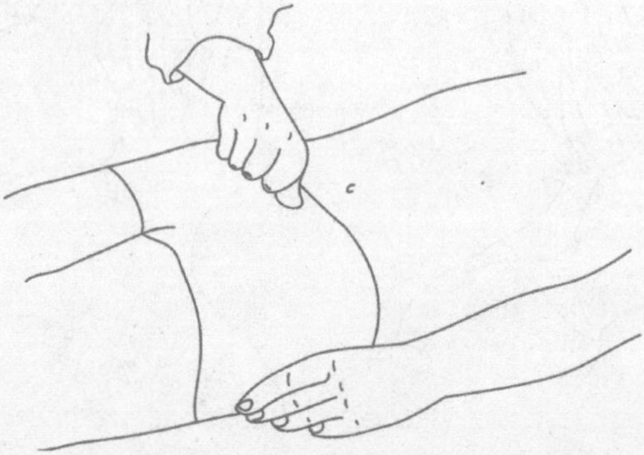

图19−19 指压关元穴

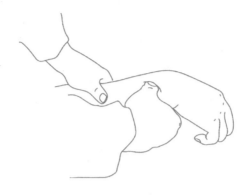

图19-20 指压外关穴

胸腹部指压减肥法

◆ 步骤一

用于胸部减肥健美，能调节内分泌，促进脂肪代谢，减少胸部多余脂肪。

按压部位为膻中穴、玉堂穴、内关穴、大陵穴。被按摩者仰卧，操作者用拇指指腹按压膻中穴、玉堂穴，待局部有酸麻胀感后，边按边揉，反复操作 3 分钟。然后用食指按压内关穴、大陵穴，揉中带按，揉按结合。（图 19−21、图 19−22、图 19−23）

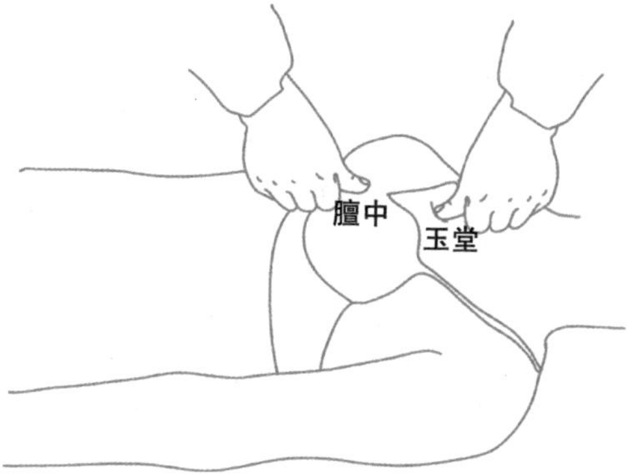

图19-21 指压膻中穴、玉堂穴

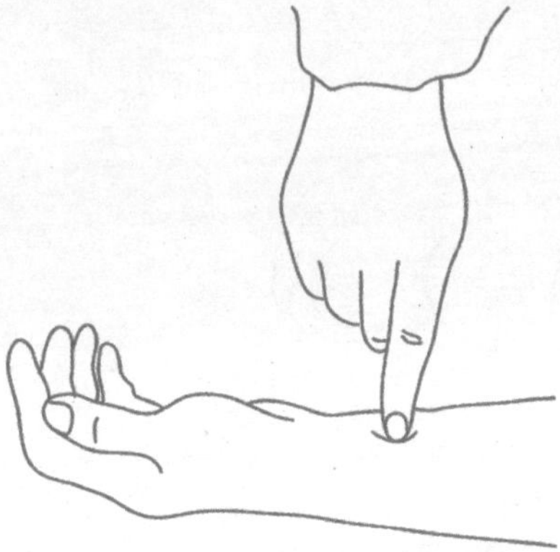

图19-22 指压内关穴

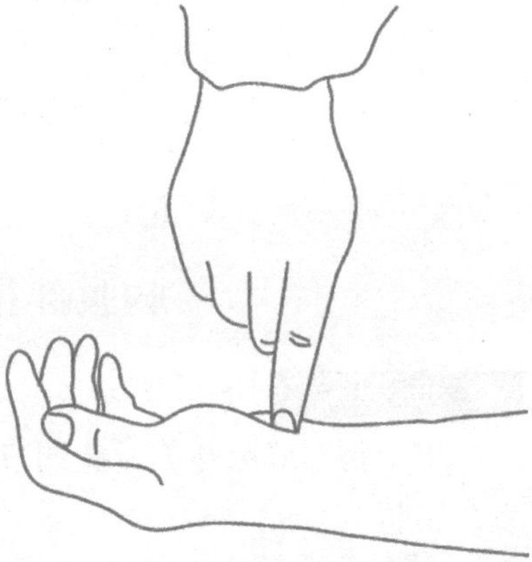

图19-23 指压大陵穴

◆ 步骤二

用于胸部及女性乳房过于肥大的减肥。能调节内分泌，疏通经络，促进新陈代谢，收紧皮肤。

按压部位为中府穴、俞府穴、气户穴、乳根穴、紫宫穴、水分穴、三阴交穴。被按摩者仰卧，操作者用食指轻揉其中府穴，再运行到气户穴、俞府穴，待局部有酸麻胀感后，持续 3 分钟。然后用拇指指腹按压乳根穴、紫宫穴，反复操作 3 分钟。再用食指指端按揉水分穴。三阴交穴取穴要准，用力要轻。（图 19-24、图 19-25、图 19-26、图 19-27、图 19-28）

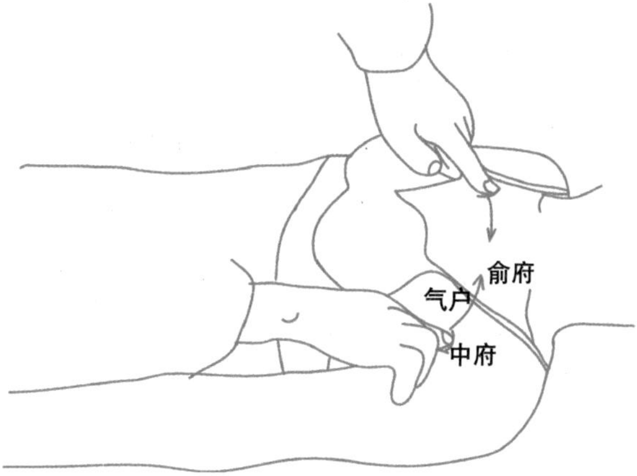

图19-24 指压中府穴至气户穴、俞府穴

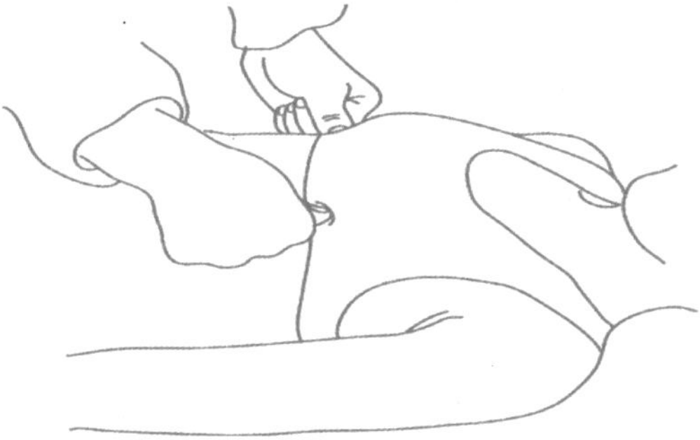

图19-25 指压乳根穴

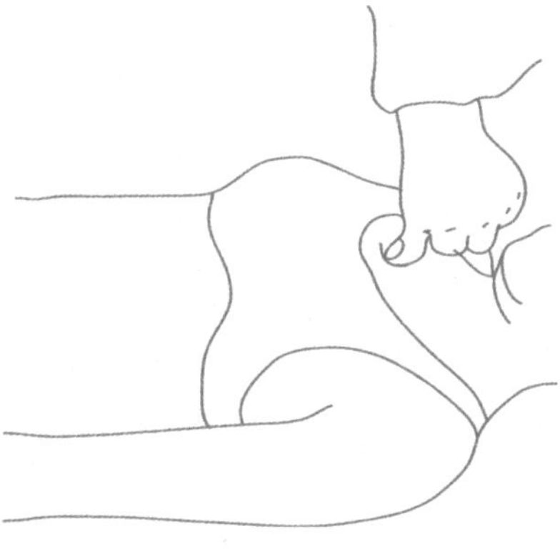

图19-26 指压紫宫穴

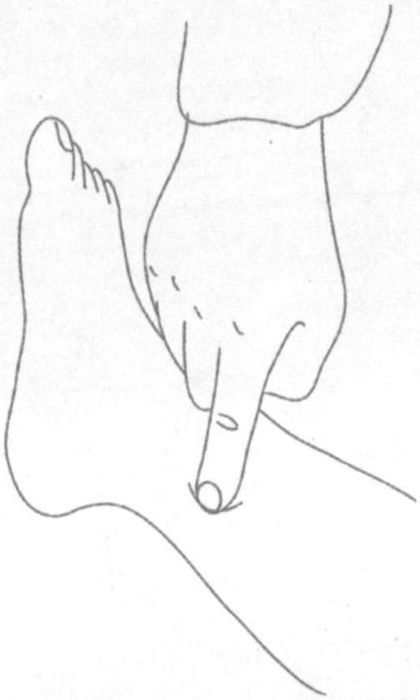

图19-27 指压三阴交

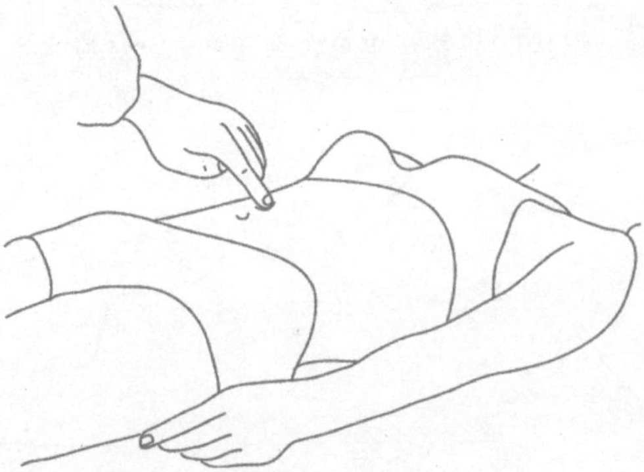

图19-28 指压水分穴

◆ 步骤三

用于左右肋部减肥。能促进血液循环，调节组织器官的功能活动。

按压部位为大包穴、期门穴、支沟穴、阳陵泉穴。被按摩者仰卧，操作者用食指指端轻轻按揉大包穴，再运行至期门穴，按顺时针、逆时针方向各按揉 10 次。然后用拇指按压支沟穴、阳陵泉穴，反复操作 3 分钟。按压这些穴位时，指力要柔和。（图 19-29、图 19-30、图 19-31）

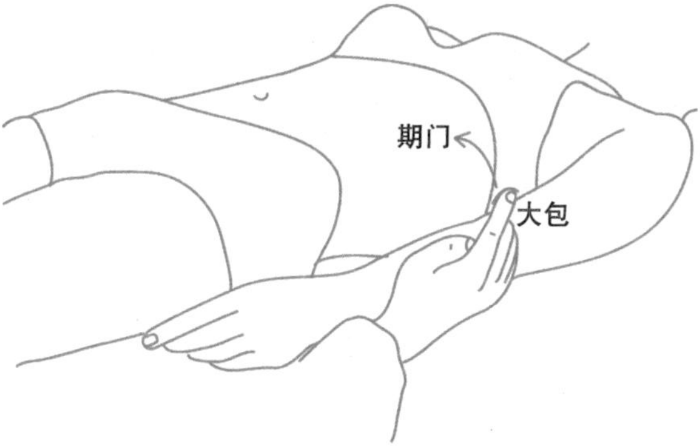

图19-29 指压大包穴至期门穴

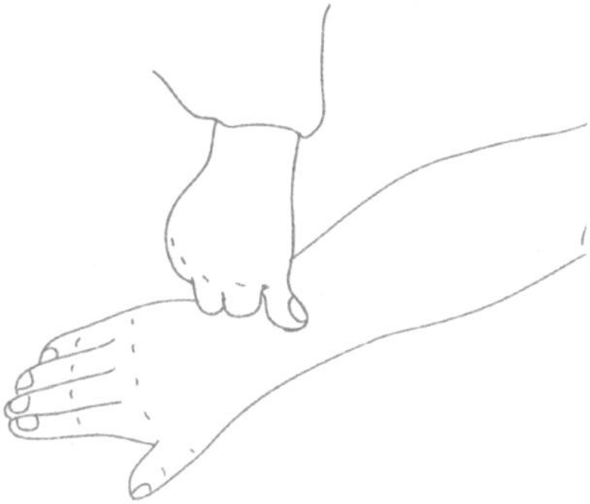

图19-30 指压支沟穴

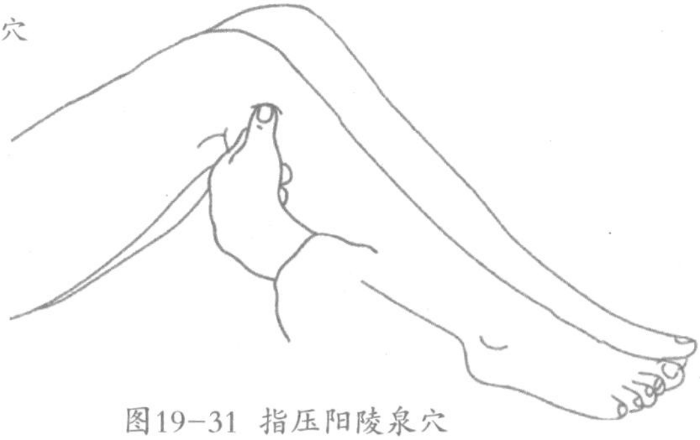

图19-31 指压阳陵泉穴

◆ 步骤四

用于两肋部减肥。能促进胆汁分泌，加快血液循环和新陈代谢，降低食欲，分解脂肪。

按压部位为章门穴、京门穴、肝俞穴、胆俞穴。被按摩者侧卧，操作者用食指轻按京门穴，再运行到章门穴，待其局部有酸麻胀感后，持续5分钟。然后，被按摩者俯卧，操作者用拇指指端揉其肝俞穴、胆俞穴，反复操作3分钟。取穴要准，按揉结合，用力以被按摩者能接受为宜。（图19−32、图19−33）

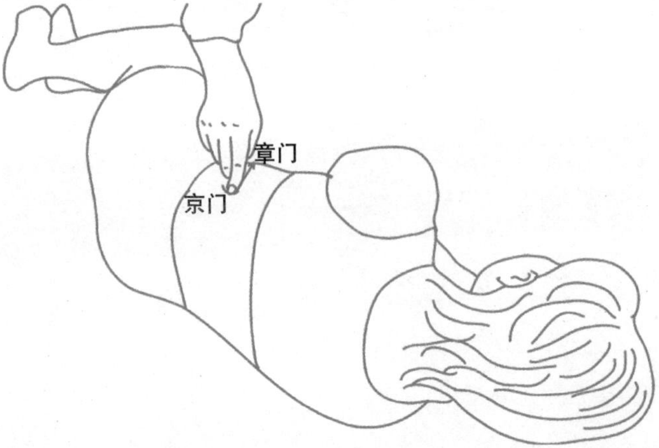

图19−32 指压京门穴至章门穴

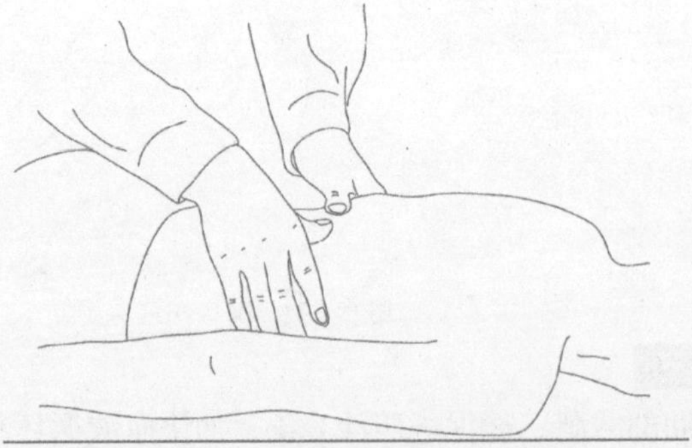

图19−33 指压肝俞穴、胆俞穴

◆ 步骤五

用于上腹部减肥，能调节脾胃功能，防止脂肪在腹部堆积，收腹美体。

按压部位为上脘穴、中脘穴、建里穴、梁门穴、下脘穴、承满穴、通谷穴。被按摩者仰卧，操作者食指、中指并拢，按揉上脘穴、中脘穴，再运行到建里穴、梁门穴。待局部有酸麻胀感后，持续5分钟。然后操作者中指、食指并拢，依次按揉下脘穴、承满穴、通谷穴，按揉3分钟，揉中带按，由表及里，由轻渐重。注意，饭后1小时内不能按压，以免造成胃及肠道的损伤。（图19－34、图19－35、图19－36）

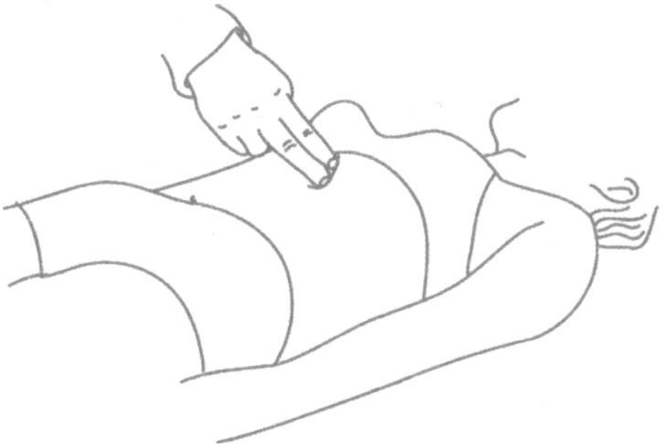

图19－34 指压上脘穴、中脘穴

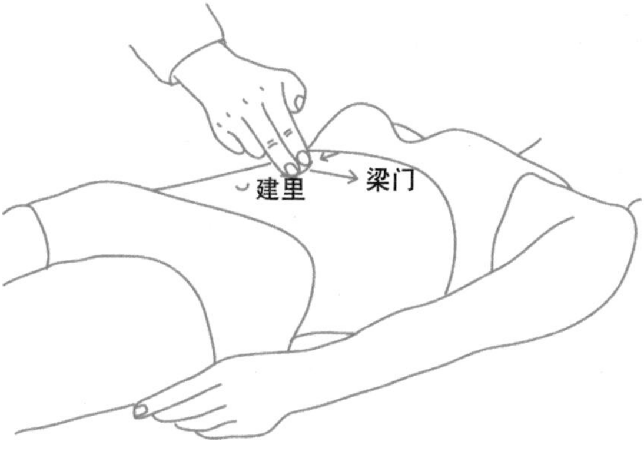

图19－35 指压建里穴、梁门穴

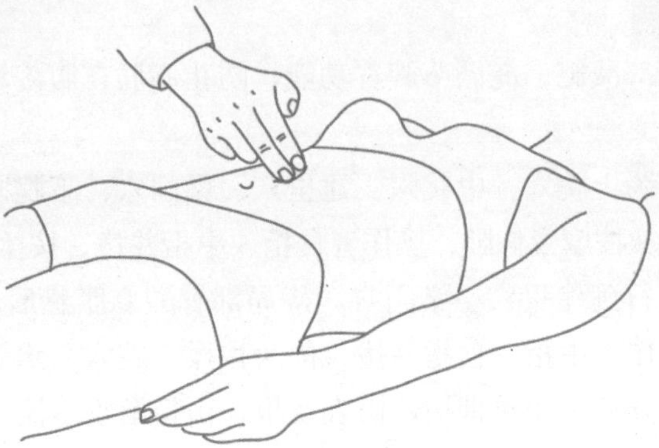

图19-36 按揉下脘穴

◆ 步骤六

用于腹中部的减肥。能改善皮肤呼吸状况，分解脂肪，减少腹部赘肉。

按压的部位为天枢穴、大横穴、商曲穴、石门穴。被按摩者仰卧，操作者食指、中指并拢，按压其天枢穴、大横穴，待局部有酸麻胀感后，再按顺时针、逆时针方向各揉10次，反复操作5分钟。然后食指、中指并拢，再用指端依次按压其商曲穴、石门穴，按揉3分钟，注意用力均匀，力度适中。被按摩者，腹部肌肉要放松，以免造成局部肿痛。（图19-37、图19-38、图19-39、图19-40）

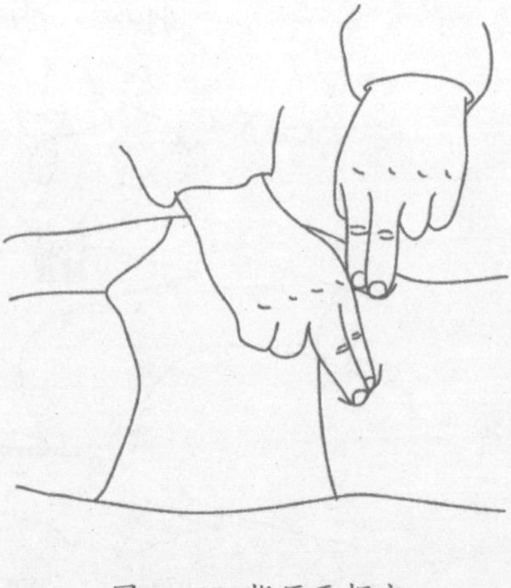

图19-37 指压天枢穴

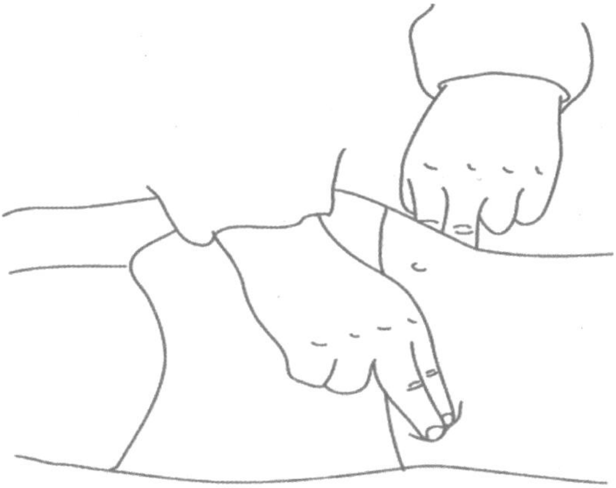

图19-38 指压大横穴

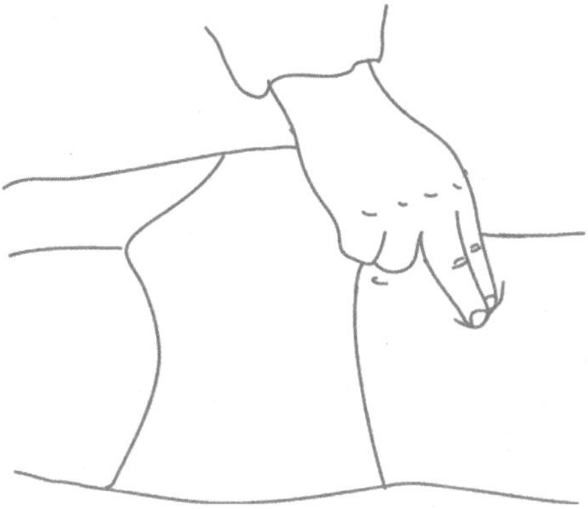

图19-39 指压商曲穴

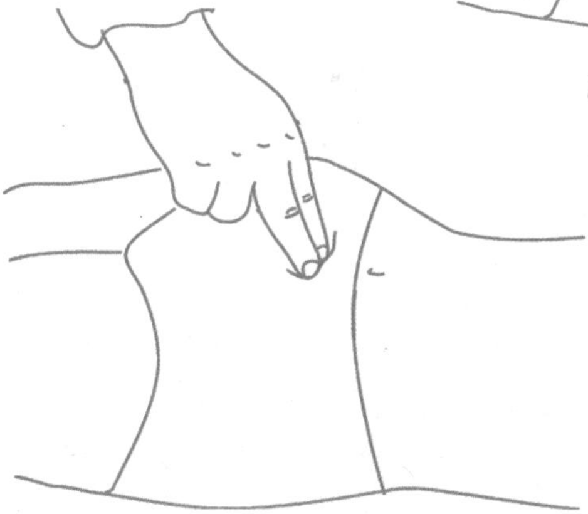

图19-40 指压石门穴

◆ 步骤七

用于下腹部的减肥。调节脏腑功能，收紧皮肤。

按压的部位为关元穴、中极穴、水道穴、归来穴。被按摩者仰卧，操作者食指、中指并拢，用指端依次按揉关元穴、中极穴，待其局部有酸麻胀感后，再顺时针、逆时针方向各揉10次，反复操作5分钟。然后食指、中指并拢，依次按揉水道穴、归来穴，按揉3分钟，用力适中。（图19−41、图19−42、图19−43、图19−44）

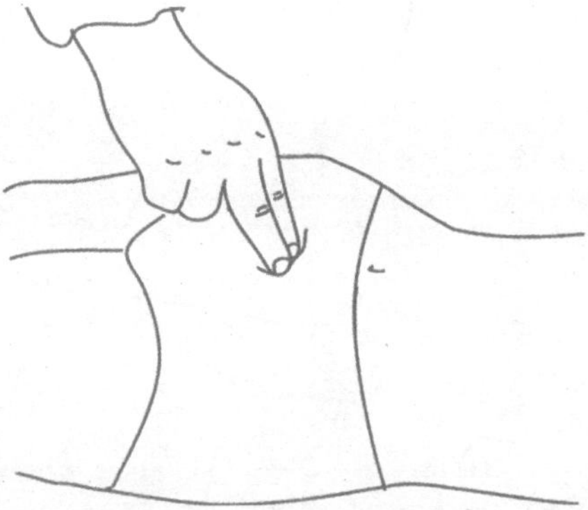

图19−41 指压关元穴

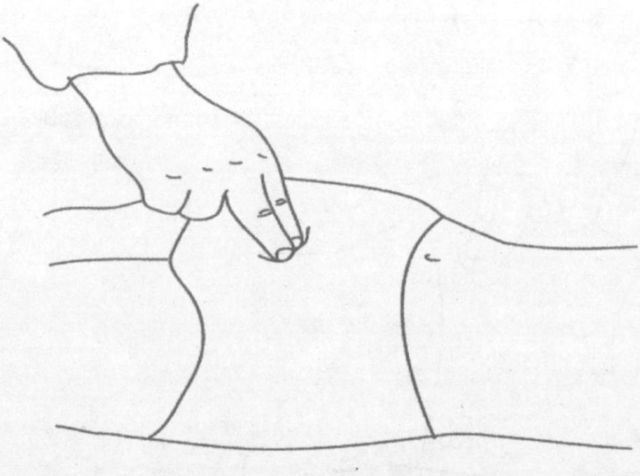

图19−42 指压中极穴

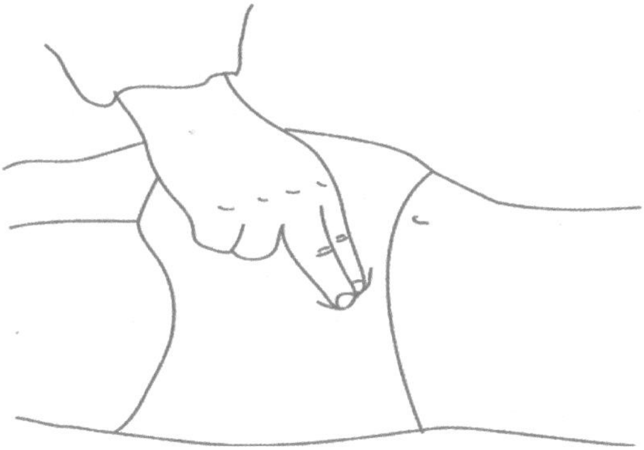

图19-43 指压水道穴

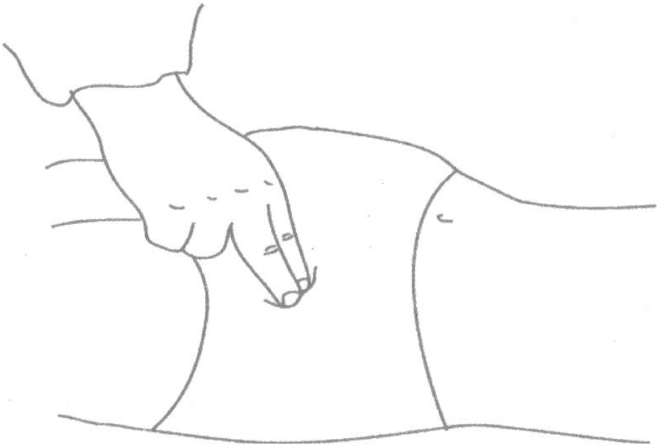

图19-44 指压归来穴

◆ 步骤八

用于下腹部的减肥，可以调节人体吸收和排泄功能，促进脂肪分解，恢复皮肤弹性。

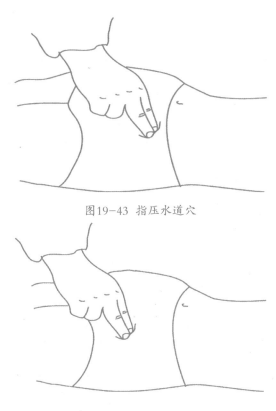

按压的部位为气海穴、大赫穴、三焦俞、大肠俞。被按摩者先仰卧，操作者立于一侧，食指、中指并拢按压气海穴、大赫穴，待局部有酸麻胀感后，再顺时针、逆时针方向各揉 10 次，反复操作 5 分钟。然后，被按摩者俯卧，操作者用拇指指腹依次按压其三焦俞、大肠俞两穴，采用边揉边按的方法，反复操作 3 分钟。（图 19-45、图 19-46、图 19-47、图 19-48）

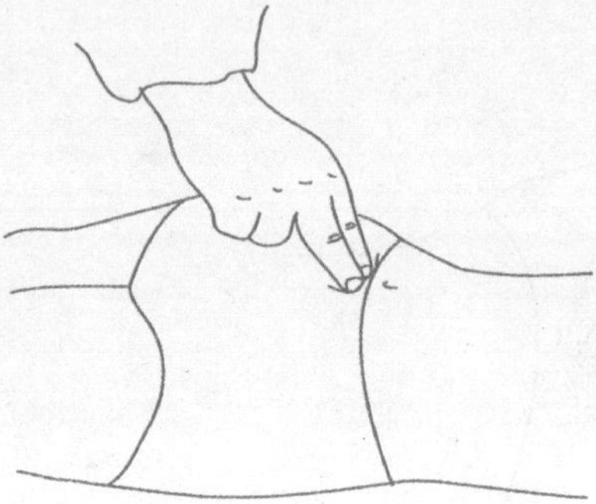
图19-45 指压气海穴

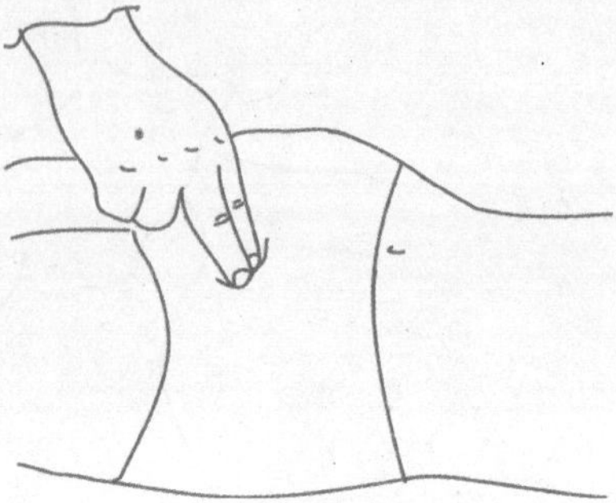
图19-46 指压大赫穴

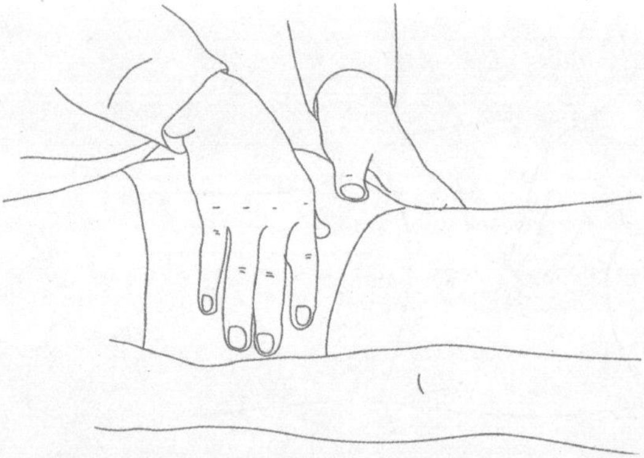
图19-47 指压大肠俞穴

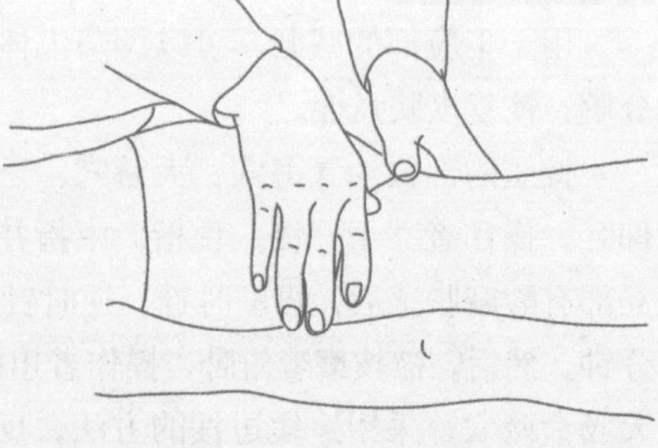
图19-48 指压三焦俞穴

肩背部指压减肥法

◆ 步骤一

用于两肩的减肥。能改善肩部血液循环状况，疏通经络，促进脂肪代谢。

按压部位为肩井穴、天宗穴、肩贞穴、曲垣穴、秉风穴、大杼穴、肩中俞、肩外俞。被按摩者取坐位，操作者用拇指指腹依次按压肩井穴、秉风穴、天宗穴、肩贞穴，顺时针、逆时针方向各按揉10次。然后用食指依次按压肩中俞、肩外俞、大杼穴、曲垣穴，按揉结合，反复操作3分钟。指压要轻柔，按揉不能同一方向，必须按顺时针、逆时针两个方向反复按揉。再按此法按揉另一侧。（图19-49、图19-50、图19-51、图19-52、图19-53、图19-54、图19-55、图19-56）

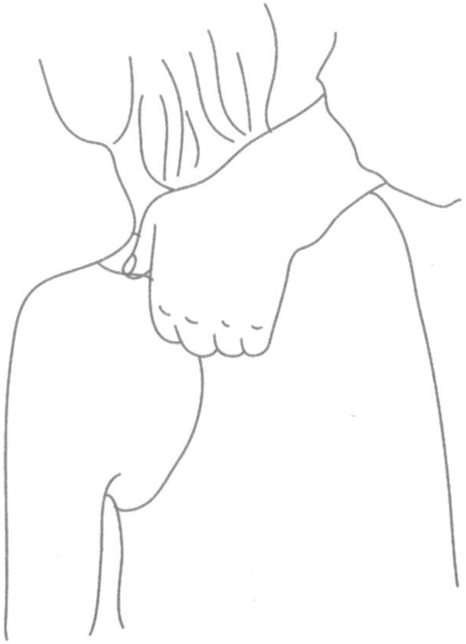

图19-49 指压肩井穴

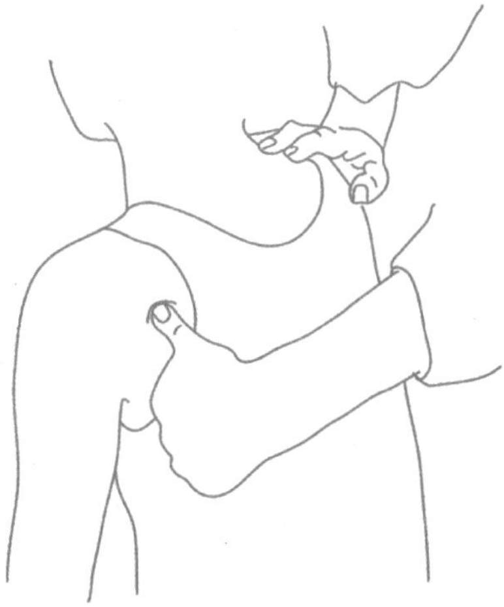

图19-50 指压秉风穴

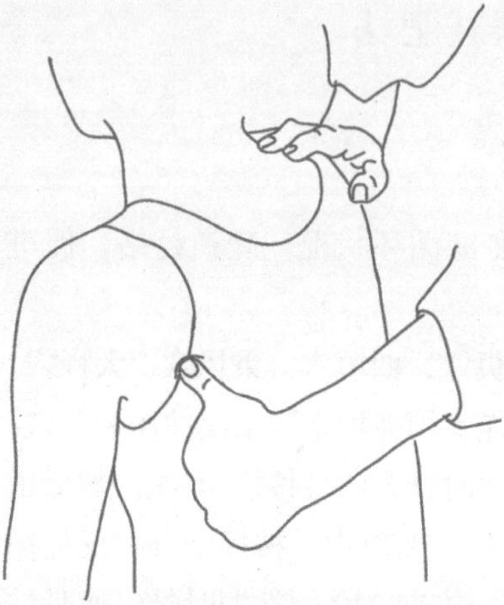

图19-51 指压天宗穴

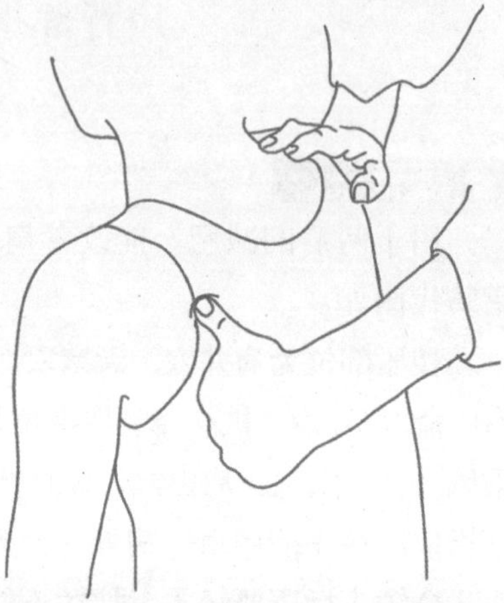

图19-52 指压曲垣穴

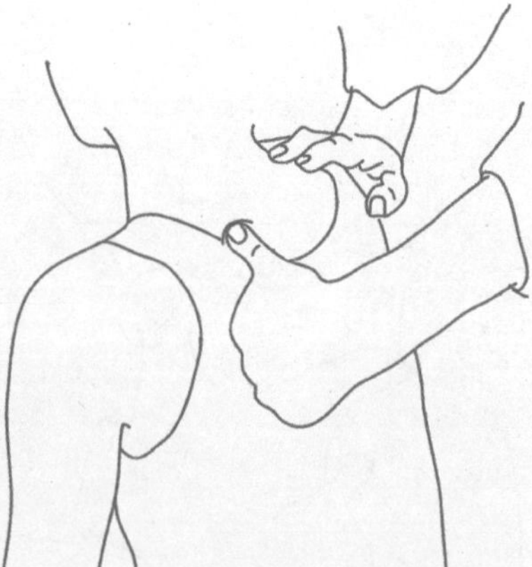

图19-53 指压肩中俞穴

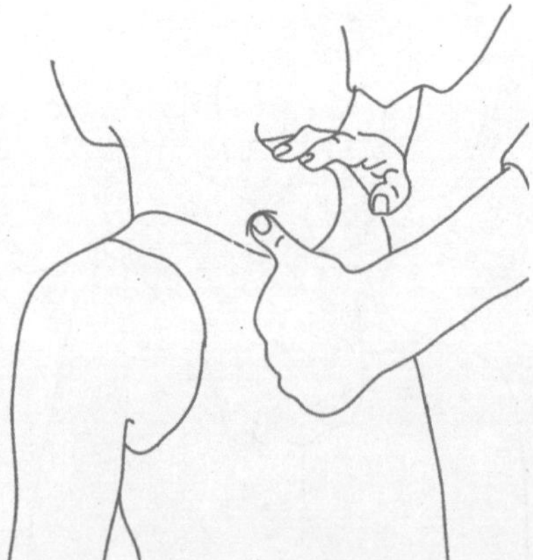

图19-54 指压大杼穴

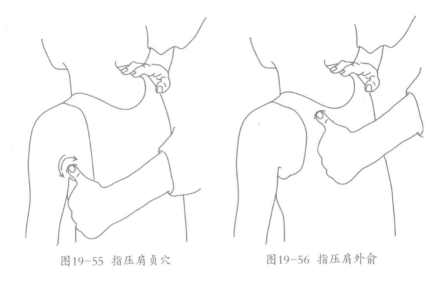

图19-55 指压肩贞穴

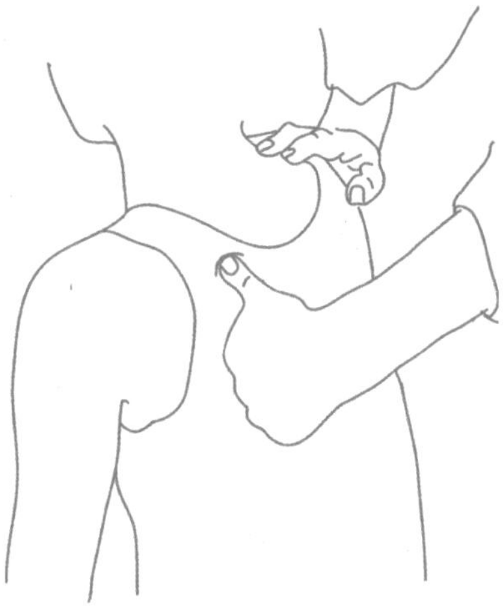

图19-56 指压肩外俞

◆ 步骤二

用于肩关节周围减肥。能改善皮肤呼吸状况，促进脂肪分解，达到去脂瘦身美体的效果。

按压部位为肩髃穴、巨骨穴、命门穴、大椎穴。被按摩者取坐位，操作者用拇指指端依次按压巨骨穴、肩髃穴，按顺时针、逆时针方向各按揉 10 次。然后再用拇指依次按压命门穴、大椎穴，按顺时针、逆时针方向各按揉 8 次。反复操作 3 分钟。可根据被按摩者肩部脂肪的薄厚，施以不同的力度。脂肪厚者，指压可稍用力，脂肪薄者，指压宜轻柔。（图 19-57、图 19-58、图 19-59、图 19-60）

◆ 步骤三

用于背部的减肥，可调节组织器官的活动功能，疏通经络，加快身体热能消耗，促进胃肠蠕动，达到美体瘦身的效果。

按压部位为心俞穴、膈俞穴、肝俞穴、脾俞穴、胃俞穴、小肠俞穴、风门穴、神堂穴、魂门穴、阳纲穴。被按摩者俯卧，操作者用食指

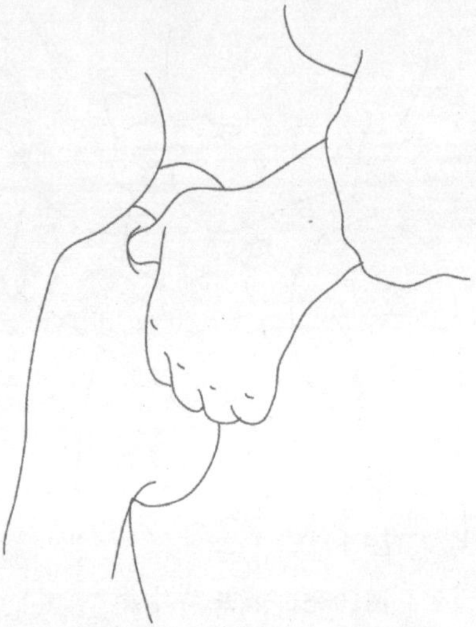

图19-57 指压巨骨穴

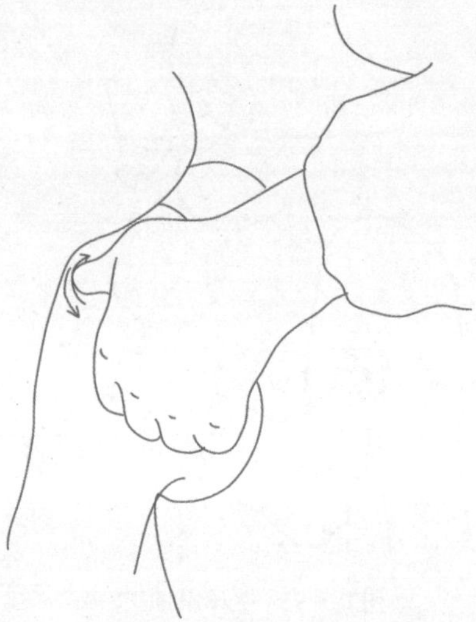

图19-58 指压肩髃穴

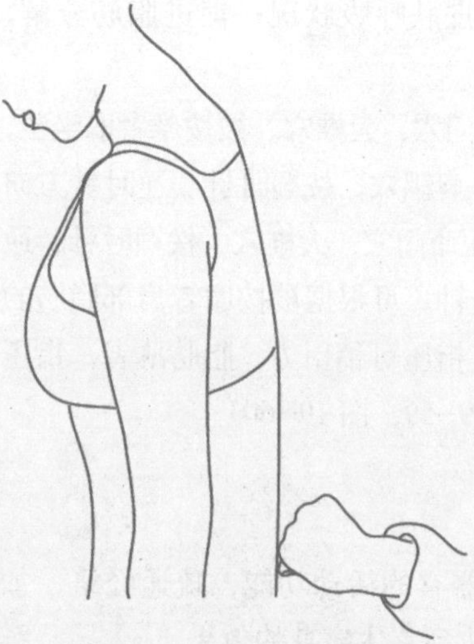

图19-59 指压命门穴

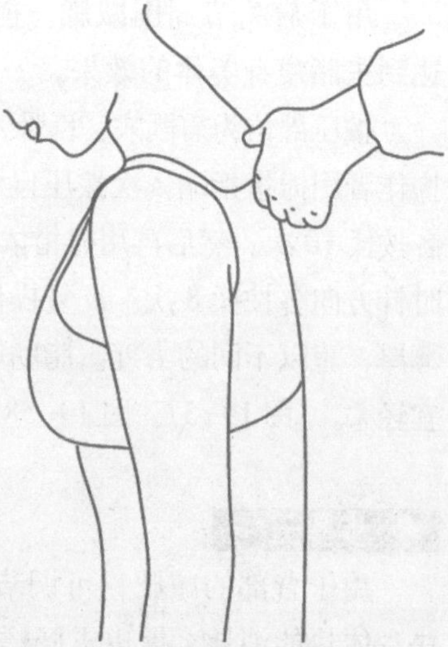

图19-60 指压大椎穴

指端按压其心俞穴、膈俞穴、肝俞穴、脾俞穴、胃俞穴、小肠俞穴，依次按揉，按逆时针、顺时针方向各揉10次。然后，再用食指指端按揉风门穴、神堂穴、魂门穴、阳纲穴，按揉结合，反复操作10分钟，按压时要由表及里，由轻到重。（图19-61）

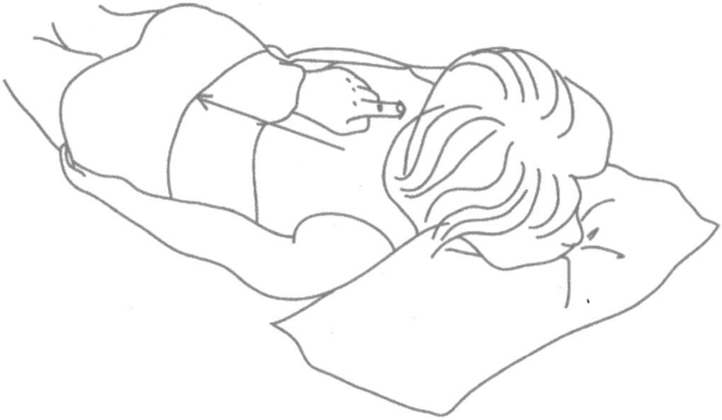

图19-61 指压背部穴位

腰臀部指压减肥法

◆ 步骤一

用于腰部的减肥。可调节心、肾、胃、肠等脏腑功能，有收腰美体的效果。

按压部位为胃仓穴、肾俞穴、大肠俞穴、秩边穴。被按摩者俯卧，操作者用拇指指腹依次按压胃仓穴、肾俞穴，待局部有酸麻胀感后，再按顺时针、逆时针方向各揉10次，反复操作5分钟。然后用食指指端按压大肠俞穴、秩边穴，按揉结合，指力要轻柔，力度要施在穴位上，以免造成被按摩者的内脏损伤。（图19-62、图19-63、图19-64、图19-65）

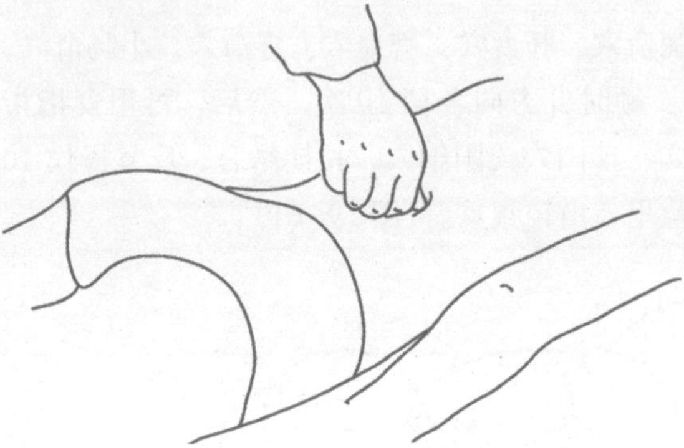

图19-62 指压胃仓穴

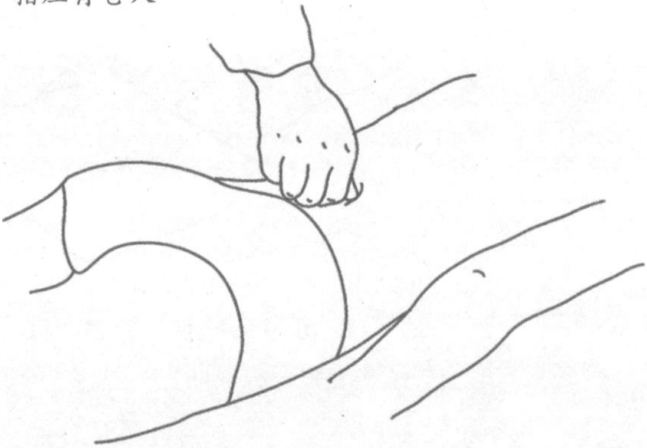

图19-63 指压肾俞穴

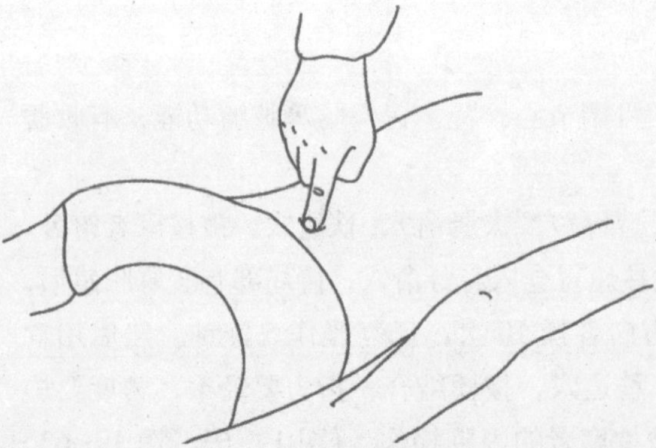

图19-64 指压大肠俞穴

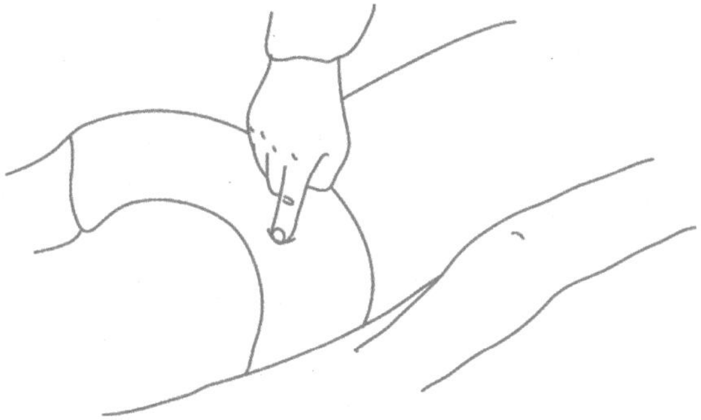

图19-65 指压秩边穴

◆ 步骤二

用于腰部减肥。可调节神经及内分泌系统，引起食欲下降，达到重塑腰形的效果。

按压部位为膈关穴、胞肓穴、气海穴、关元穴。被按摩者仰卧，操作者用拇指指端依次按压气海穴、关元穴，待局部有酸麻胀感后，再按顺时针、逆时针方向各按揉10次。反复操作5分钟。然后，被按摩者俯卧，操作者用食指指腹按揉膈关穴、胞肓穴，反复操作3分钟。（图19-66、图19-67、图19-68、图19-69）

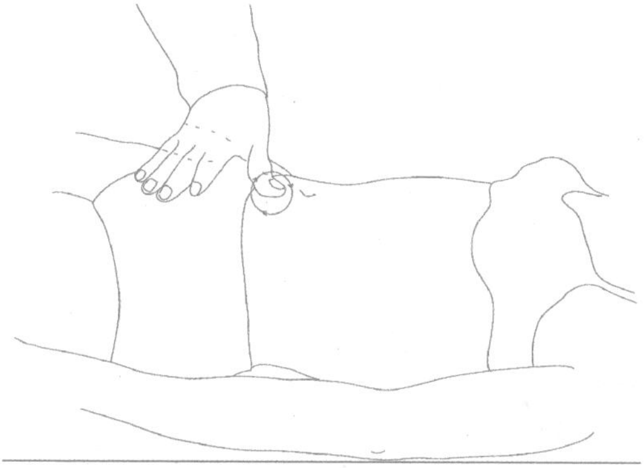

图19-66 指压气海穴

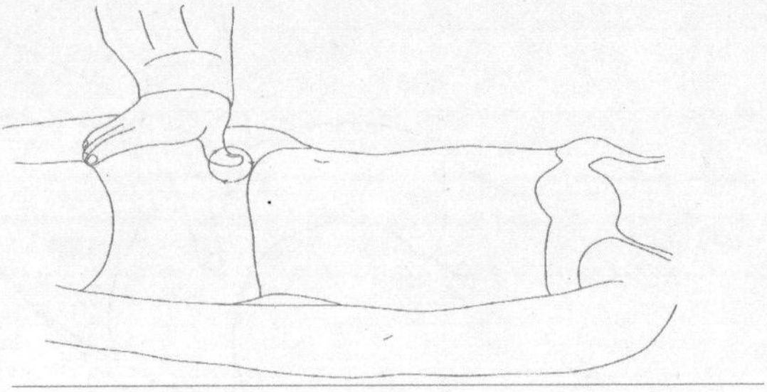

图19-67 指压关元穴

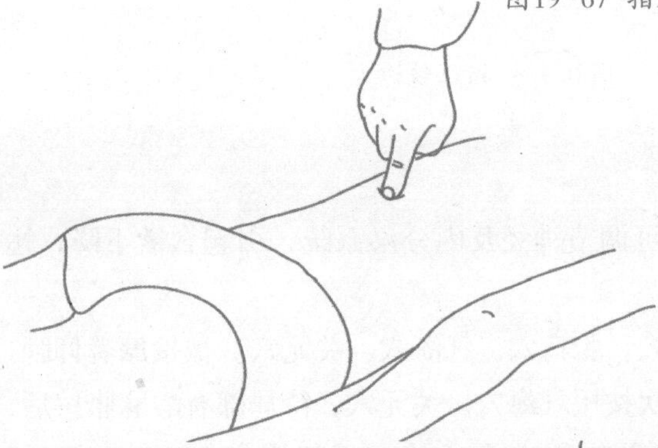

图19-68 指压膈关穴

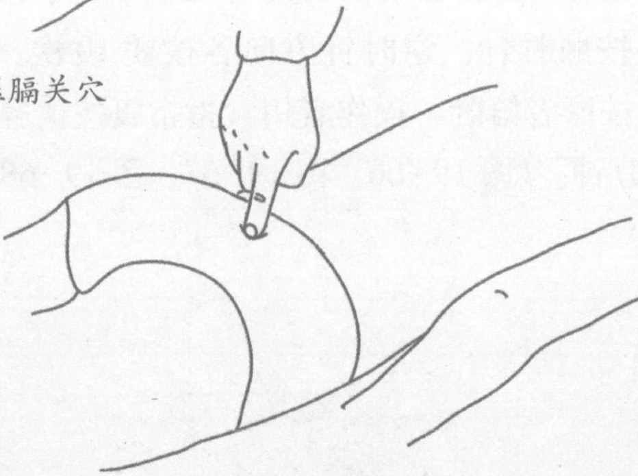

图19-69 指压胞肓穴

◆ 步骤三

用于腰骶部减肥。指压法的物理刺激，可以促进肠道蠕动，加快新陈代谢和脂肪分解，改善皮肤呼吸，起到收腰瘦身的效果。

按压部位为三焦俞穴、膀胱俞穴、白环俞穴、委中穴。被按摩者俯卧，身体和两腿均放松，操作者用拇指指腹按压其三焦俞穴，再运行到膀胱俞穴及白环俞穴，待局部有酸麻胀感后，再按顺时针、逆时针方向各按揉 15 次，反复操作 3 分钟。然后再用食指指端按压委中穴，注意不能只向一个方向旋转按压，以免造成局部肌肉疼痛。用此法再按揉另一侧。（图 19−70、图 19−71）

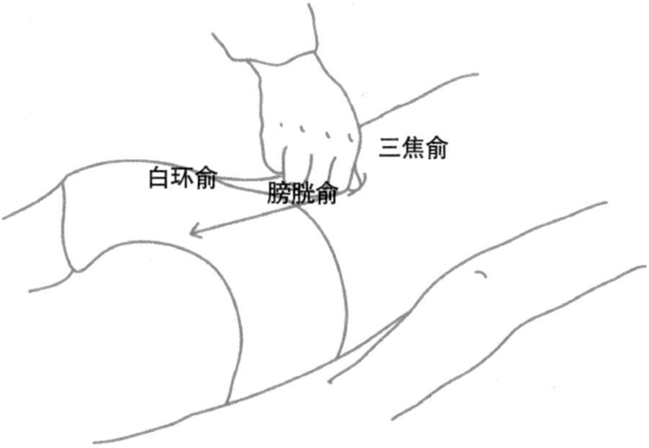

图19−70 指压三焦俞穴至膀胱俞穴、白环俞穴

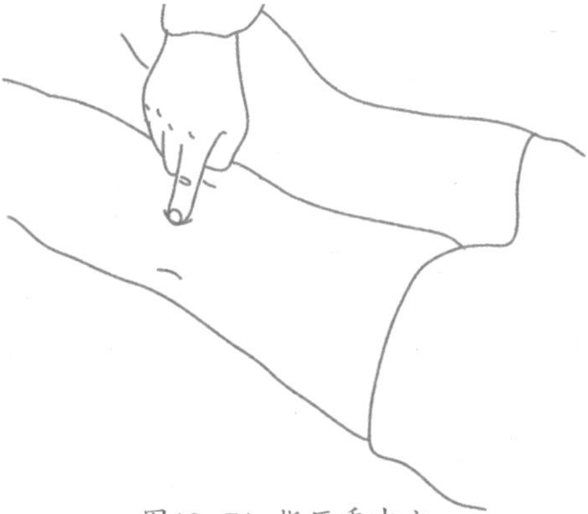

图19−71 指压委中穴

◆ 步骤四

用于臀部减肥，能疏通经络，调整代谢，加快脂肪分解，恢复皮肤弹性，有收臀美体的效果。

按压部位为环跳穴、会阳穴、五枢穴、维道穴。被按摩者侧卧，操作者中指、食指并拢，按压其环跳穴，再运行至会阳穴，依次按揉，再顺时针、逆时针各揉10次。然后中、食指并拢，按压维道穴、五枢穴。(图19-72、图19-73)

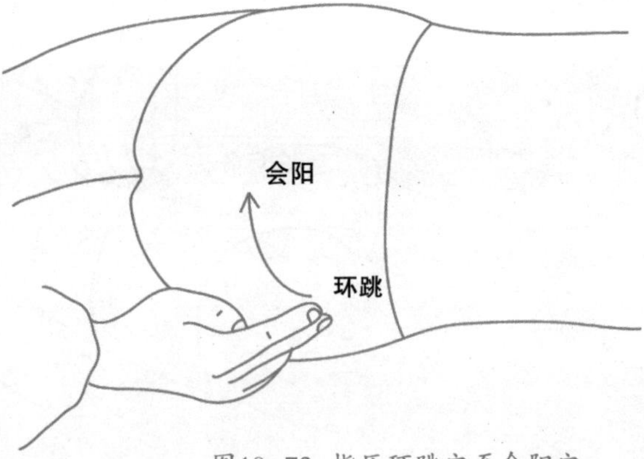

图19-72 指压环跳穴至会阳穴

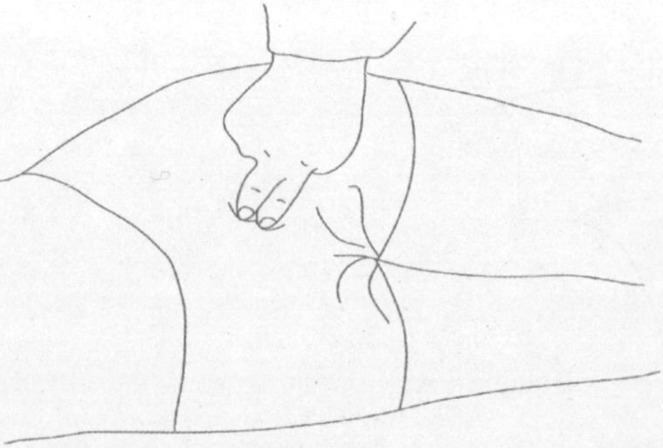

图19-73 指压维道穴、五枢穴

◆ 步骤五

用于后臀部减肥，可达到瘦身美体的效果。

按压部位为命门穴、秩边穴、承扶穴、委中穴。被按摩者俯卧，操作者中、食指并拢，按压其命门穴、秩边穴，反复操作3分钟，速度要适中，不宜过快。然后再按揉承扶穴、委中穴，待局部有酸麻胀感后，再按顺时针、逆时针方向各揉10次，用此法再按揉另一侧。（图19-74、图19-75、图19-76、图19-77）

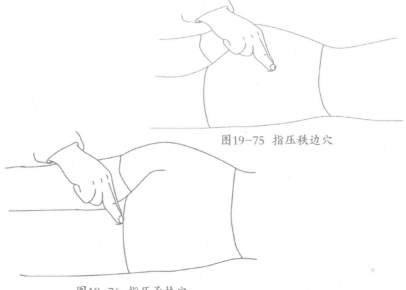

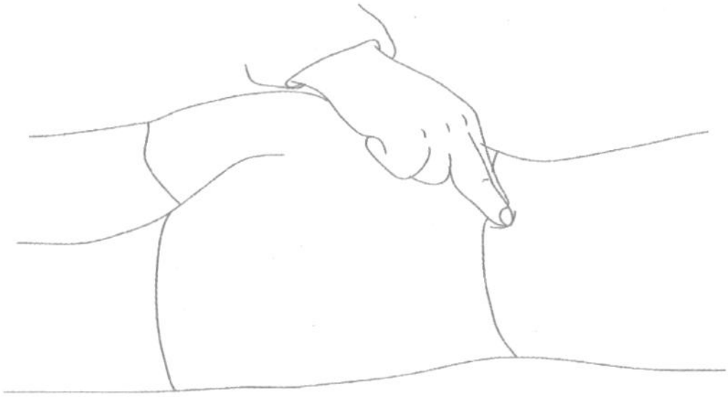

图19-74 指压命门穴

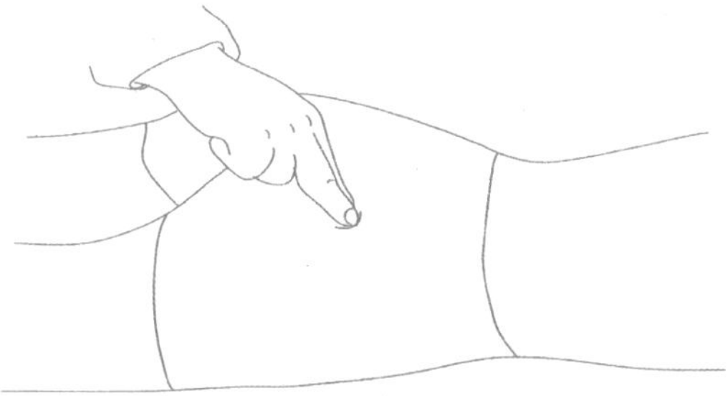

图19-75 指压秩边穴

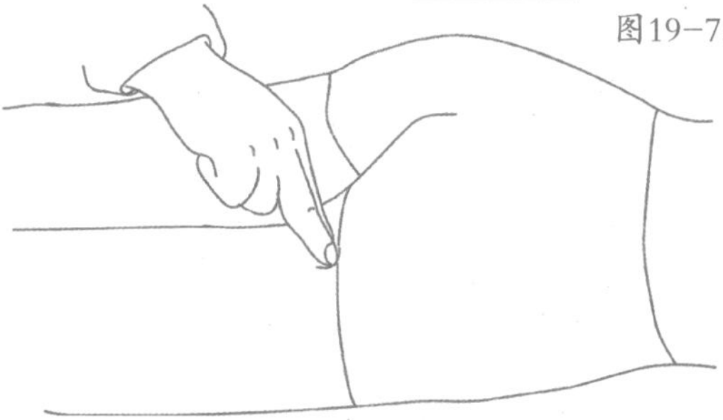

图19-76 指压承扶穴

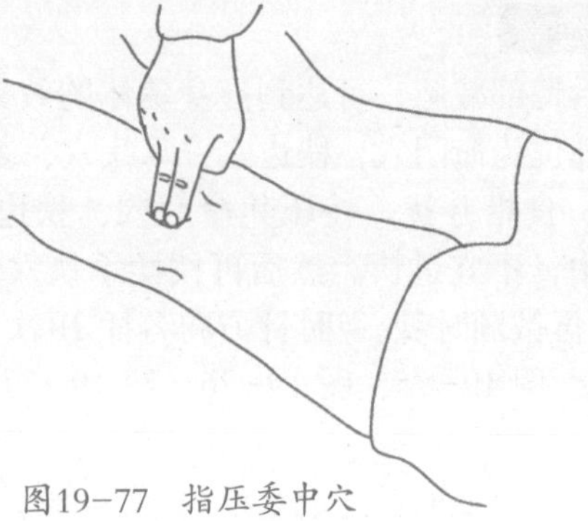

图19-77 指压委中穴

上肢指压减肥法

◆ 步骤一

用于肩关节以下，肘关节以上的上臂减肥，指压法的物理刺激可使上臂腧穴周围皮肤温度升高，改善皮肤的呼吸状况，加快脂肪分解。

按压部位为肩髃穴、手五里穴、天泉穴、青灵穴。被按摩者端坐，操作者立于侧面，用拇指指端按压其肩髃穴，再运行至手五里穴，按顺时针、逆时针方向各揉10次。然后用食指指腹按揉天泉穴、青灵穴，按中带揉，力度适中。(图19-78、图19-79、图19-80)

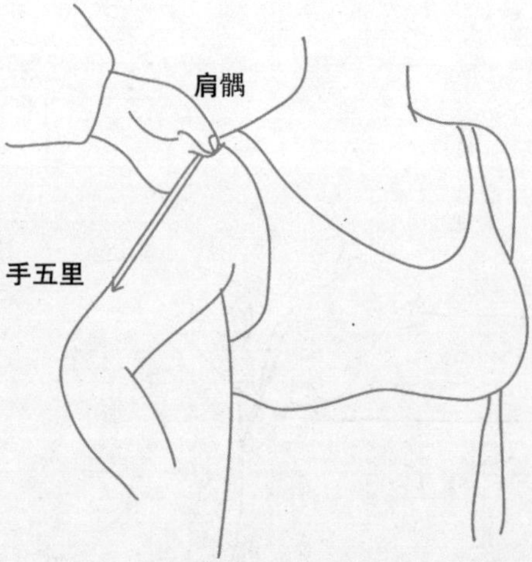

图19-78 指压肩髃穴至手五里穴

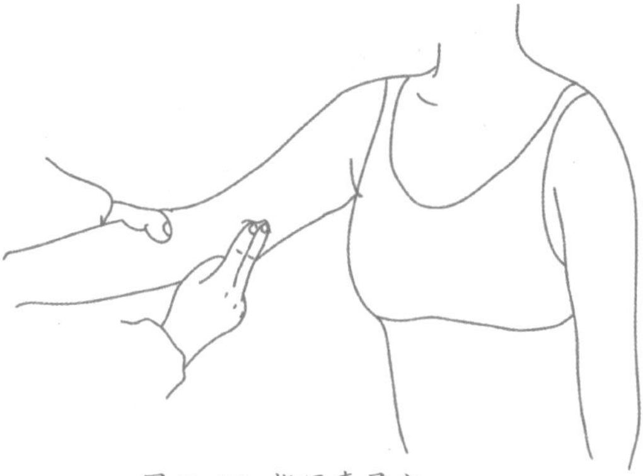

图19-79 指压青灵穴

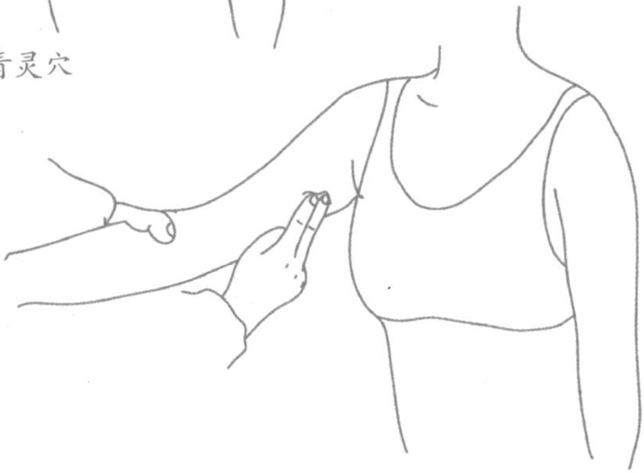

图19-80 指压天泉穴

◆ 步骤二

用于肘部和腕关节以上的前臂减肥，也可防治肘关节炎。

按压部位为曲池穴、少海穴、天井穴、手三里穴、上廉穴、支沟穴、外关穴、孔最穴。被按摩者端坐，操作者立于侧面，用拇指指端依次按压曲池穴、少海穴、天井穴，待局部有酸麻胀感后，再按顺时针、逆时针方向各揉10次。然后，用拇指指端依次按揉手三里穴、上廉穴、支沟穴、外关穴、孔最穴，边按边揉，循环操作3分钟。（图19-81、图19-82、图19-83、图19-84、图19-85、图19-86、图19-30、图19-20）

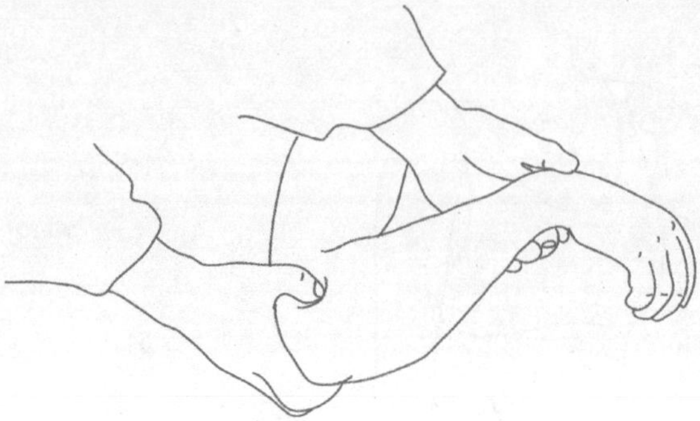

图19-81 指压曲池穴

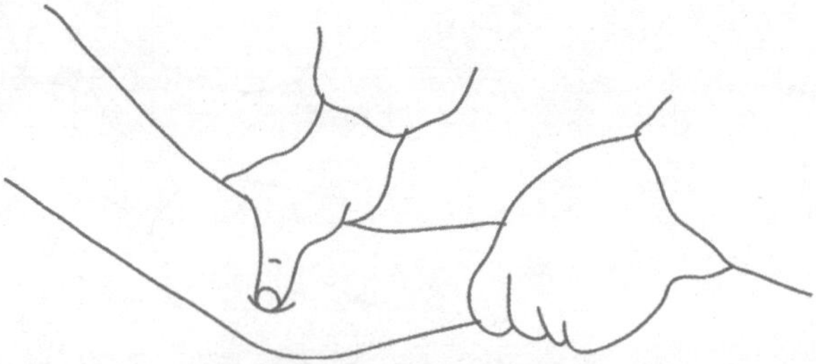

图19-82 指压少海穴

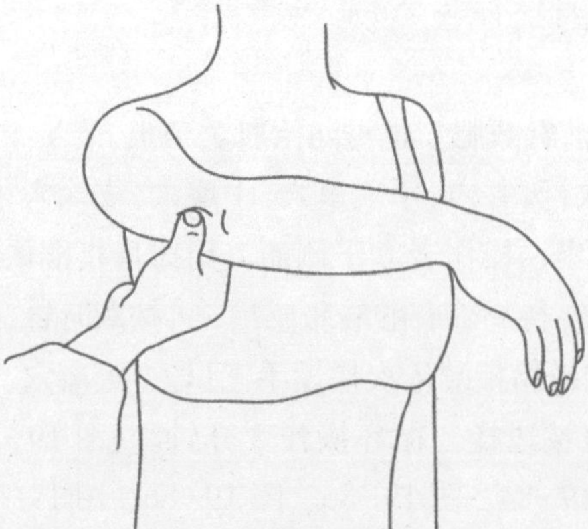

图19-83 指压天井穴

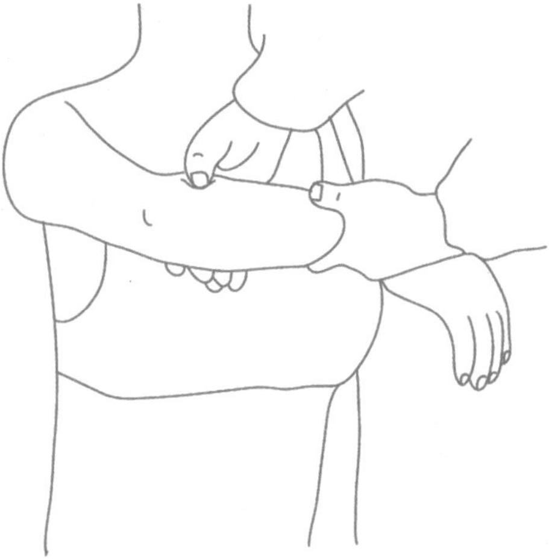

图19-84 指压手三里穴

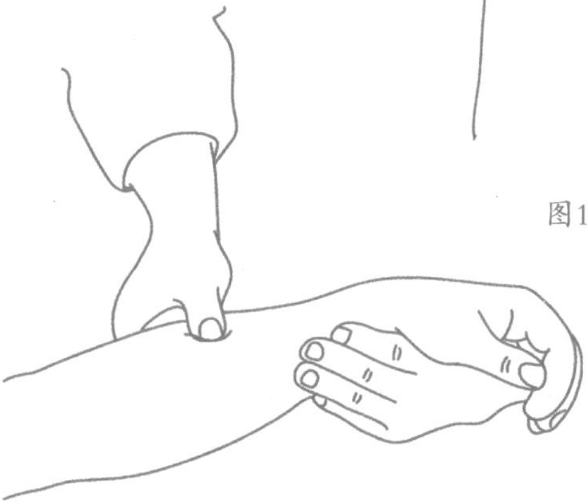

图19-85 指压孔最穴

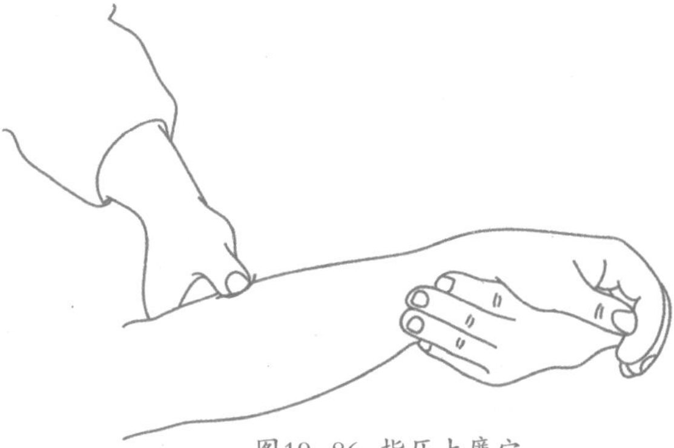

图19-86 指压上廉穴

◆ 步骤三

用于手腕和手掌减肥。

按压部位为阳池穴、合谷穴、中渚穴、三间穴。被按摩者端坐，手臂平放，操作者用拇指指端依次按压其阳池穴、合谷穴，待局部有酸麻感觉后，反复按揉3分钟。

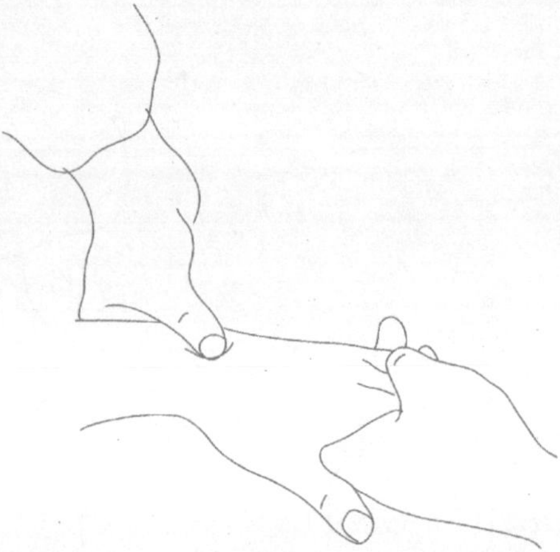

图19-87 指压阳池穴

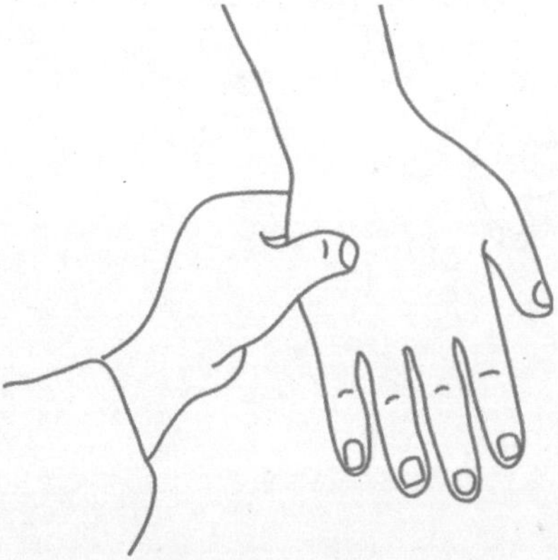

图19-88 指压中渚穴

然后再用拇指指端按揉中渚穴、三间穴，揉按结合，反复操作3分钟。（图19-87、图10-3、图19-88、图19-89）

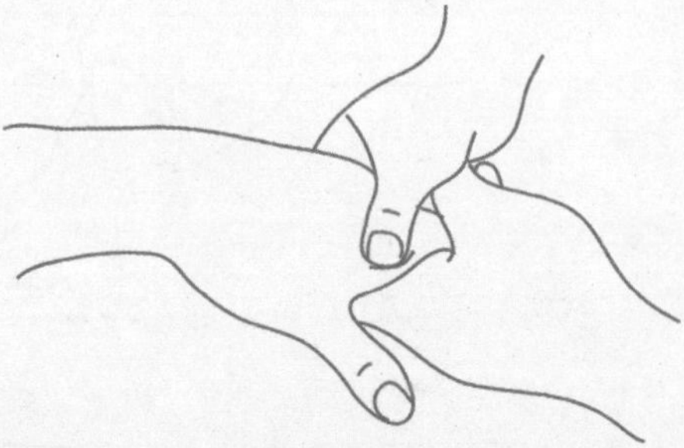

图19-89 指压三间穴

下肢指压减肥法

◆ 步骤一

用于大腿部减肥，指压腧穴可促进血液循环，加快新陈代谢，从而达到瘦身美腿的效果。

按压部位为风市穴、殷门穴、委阳穴、阳陵泉穴。被按摩者侧卧，操作者立于侧面，用拇指指端依次按压风市穴、殷门穴，待局部有酸麻胀感后，再按顺时针、逆时针方向各揉10次。然后用食指指腹依次按揉其委阳穴、阳陵泉穴。（图19-90、图19-91、图19-31）

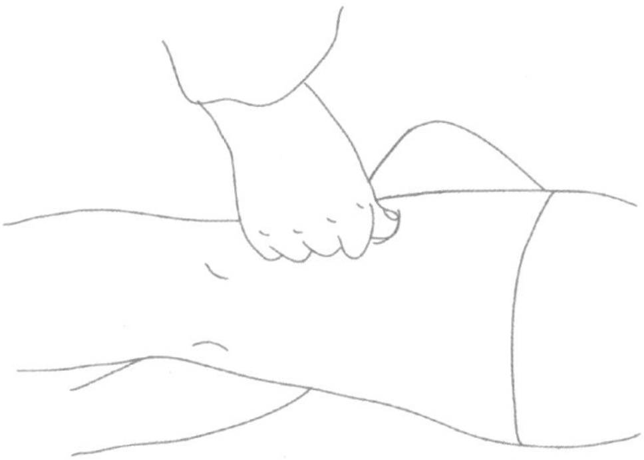

图19-90 指压风市穴

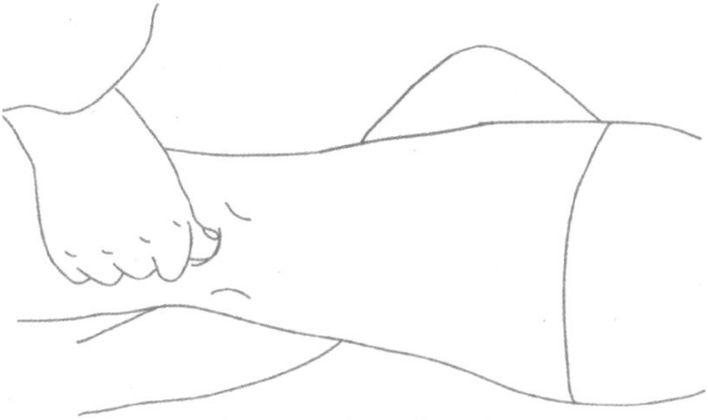

图19-91 指压委阳穴

◆ 步骤二

用于小腿部及膝部减肥。能疏通经络，加快脂肪分解，恢复皮肤弹性。

按压部位为血海穴、阴陵泉穴、承山穴、悬钟穴。被按摩者端坐，操作者用拇指指腹依次按压血海穴、阴陵泉穴、承山穴、悬钟穴，待局部有酸麻胀感后，再按顺时针、逆时针方向各揉10次。（图19-92、图19-93、图19-94、图19-95）

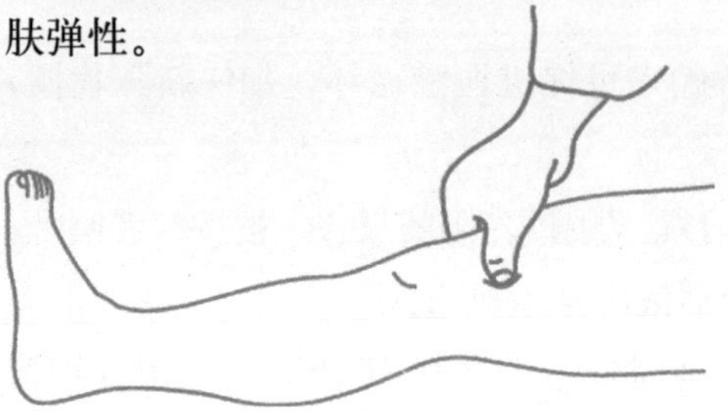

图19-92 指压血海穴

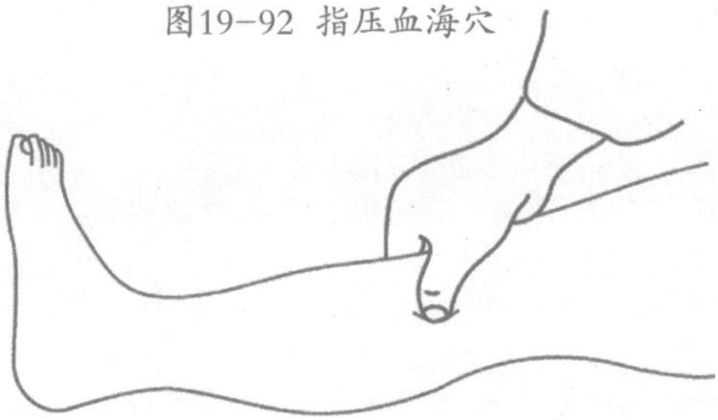

图19-93 指压阴陵泉穴

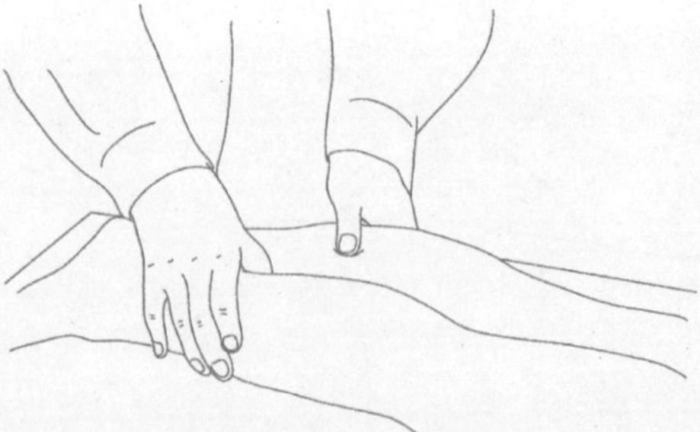

图19-94 指压承山穴

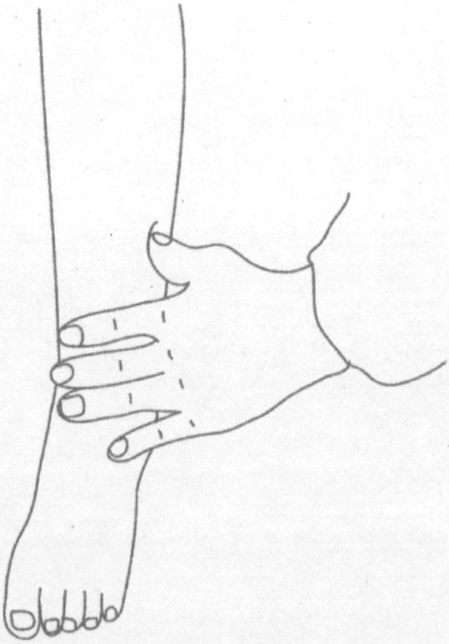

图19-95 指压悬钟穴

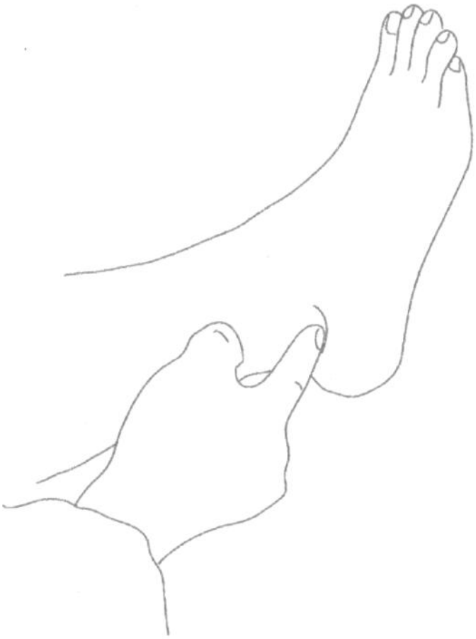

图19-96 指压昆仑穴

◆ 步骤三

用于脚踝部减肥。

按压部位为昆仑穴、丘墟穴、太冲穴、复溜穴。被按摩者仰卧，操作者立于侧面，用食指指端依次按压昆仑穴、丘墟穴、太冲穴、复溜穴，待局部有酸麻胀感后，再按顺时针、逆时针方向各揉10次。(图19-96、图19-97、图19-98、图19-99)

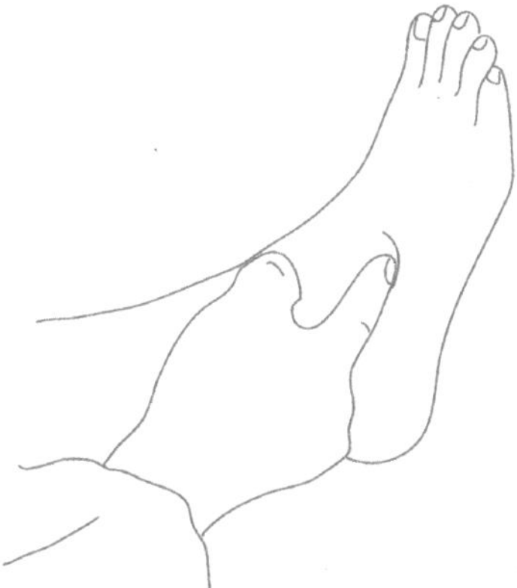

图19-97 指压丘墟穴

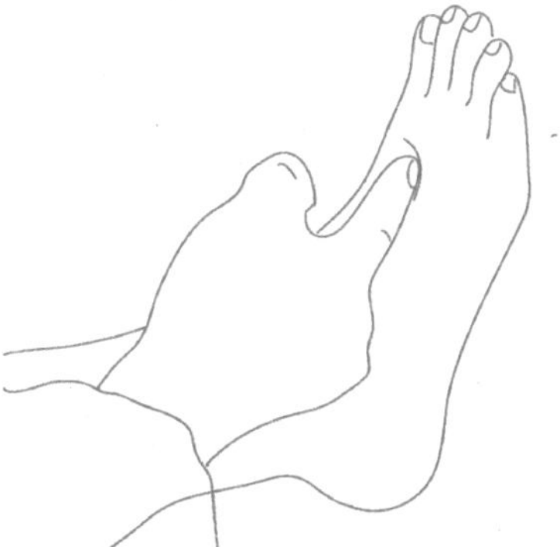

图19-98 指压太冲穴

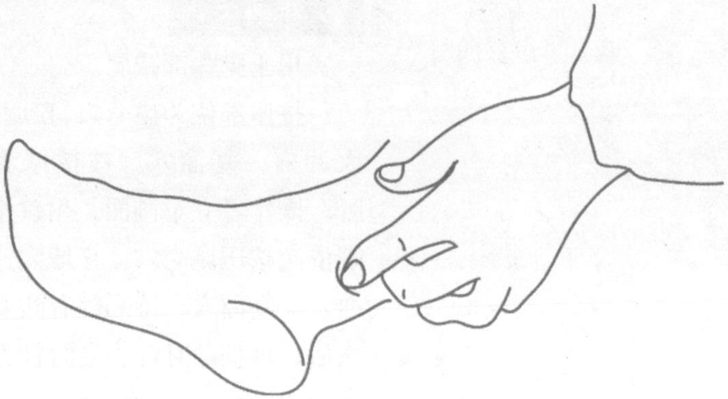

图19-99 指压复溜穴

【注意事项】

操作者要注意仪表修饰，讲究个人卫生，特别是指甲要修整圆滑，保持清洁。操作者按摩时要精力集中，规范操作，文明服务，要随时注意观察被按摩者的感觉和变化，如出现异常情况，要及时调整手法，采取防范措施。被按摩者要精神放松，与术者密切配合，遇有不适，及时向术者提出。被按摩者酒后、空腹、疲劳、精神紧张及饭后 1 小时内不能进行按摩。急性病、传染病及结核、溃疡等病患者禁用此方法。